제3의학

현대의학이 포기한 병을 고친다

한완석 지음

이제껏 정식으로 인정받지 못했던 '골격구조학'을 통한
골격관리를 의학의 새로운 학문으로 정착시키고 확산시키고 있는 인물

원인 모를 질병으로 고통을 겪는 사람들이
골격관리를 통해 질병으로부터 자유롭게 하는 신의학新醫學

느티나무가 있는 풍경

현대의학이 포기한 병을 고친다

제3의학

초판 1쇄 인쇄 | 2023년 8월 11일
초판 1쇄 발행 | 2023년 8월 15일

지 은 이 | 한완석
발 행 인 | 김희경
발 행 처 | 느티나무가 있는 풍경
편 집 | 윤동일
디 자 인 | 서홍식
인 쇄 | (주) 소문사

주 소 | 경기도 남양주시 가운로4길 6-8 302호 (다산동)
전 화 | 031-555-6405
팩 스 | 031-567-6405
출 판 등 록 | 제 399-2020-000042호

I S B N | 979-11-981489-9-5
가 격 | 28,000원

‘제3의학’의 길을 걷고 있는 사람이 있다.

한완석 원장이다.

척추, 즉 골격이 건강을 만들고

병을 만드는 원리를 찾은 사람이다.

골격이 답임을 확인시켜 준다.

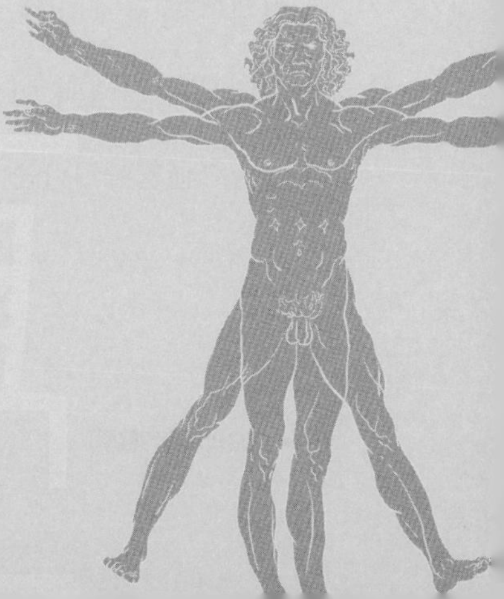

한완석 원장

한완석 골격균형연구원장.

배운 것은 타고난 사람을 넘을 수 없다. 인재는 변방에서 나오고, 세상을 바꾸는 진리는 배운 것에서 나오지 않고 깨달은 것에서 나온다. 선각자는 교육을 넘어선 창조의 영역에 있는 사람이다. 의학을 깨달은 사람이 있다. 사람의 몸을 읽을 줄 아는 사람이다. 바로 한완석 원장이다. 1951년 충북 제천군 한수면 불당골에서 태어났다. 다섯 살이 되던 해부터 의인醫人이었던 조부 한복리韓福履옹의 등에 업혀 산을 다니며 약초를 배웠다. 인연으로 맺어질 수밖에 없는 이력을 가졌다. 침과 전통의술에 의한 치료방법을 눈여겨 익혔다. 할아버지가 돌아가신 후 서울로 올라와 혼자 집에서 침술과 골격에 대해 공부했다. 20세 무렵부터 골절환자 등을 돌보기 시작해 인근에 소문을 떨치기 시작했다. 또한 독학으로 인체의 골격에 대해 오랫동안 연구하고 많은 임상을 거쳐 모든 병의 80% 이상은 골격의 이상에서 온다는 사실을 밝혀냈다. 서양의학에도 없는 골격균형학이라는 이론을 정립했다.

인체를 위한 연구로 만들어진 기구개발과 발명에도 놀라운 실적을 가지고 있다. '인체 척추질환 예방 및 악화방지를 위한 척추고정용 보조기구 및 이를 이용한 인체 척추 고정기술'과 '인체 척추보호용 베개', '인체 척추 보호고정용 기구', '세포재생 촉진용 봉합사 및 그 제조방법', '세포재생 촉진용 의료기구' 등과 '간장 보호용 및 혈액순환 촉진용 건강식품 조성물', '미백, 각질, 여드름 제거 및 검은 버섯 제거용 화장료 조성물', '암 예방 기능성 한방식혜 및 그 식혜' 등 40종이 넘는 특허와 디자인 상표 등을 출원, 등록했다. 이 중 '세포재생 촉진용 봉합사 및 그 제조방법', '세포재생 촉진용 의료기구' 등의 특허는 미국, 일본, 중국, 유럽을 비롯한 세계 각국에 출원 등록돼 생명공학 분야의 신세계를 열어가고 있다.

또한 저자는 2002년부터 미국 LA의 한의대 대학원생들과 박사급 한의사들을 대상으로 연간 3,4차례 골격학 강의와 실습으로 출장을 다니고 있다. 한국을 넘어 세계로 가고 있는 새로운 의학의 지평을 열고 있다. 또한 '골격학의 이론과 실제', '산모와 유아들의 골격관리' 등 골격학 관련 저서를 집필 중에 있다. 사람의 몸을 연구하고 있는 한류의 또 다른 영역을 열어가고 있는 사람이다.

■ 머리글

나는 어려서부터 할아버님이 고을의 의인으로 병자들을 고치는 것을 보고 자랐다. 그래서인지 몸이 아프거나 장애 탓에 고통 받는 사람들을 낫게 한다면 세상의 모든 걱정이 해결될 것이라고 생각했다. 몸이 아픈 문제를 꼭 해결하는 사람이 되고 싶다는 큰 꿈을 꾸었으며 이런 실력을 갖출 수 있다면 대통령도 부럽지 않을 것 같았다.

그 결과 나는 이 한 길에 모든 삶을 바쳤고 병원에서 더 이상의 방법이 없는 여러 가지 치료에 실패한 환자들이 모여드는 자리에 서있다.

발 없는 말이 천리를 간다는 속담처럼 소문은 온 세계를 향해 펴져 나갔다. 한국은 물론 의학이 가장 발달했다는 미국, 그리고 오랜 전통을 자랑하는 중의학을 보유한 중국 등 세계 곳곳에서 병원에서 치료할 방법이 없는 증상을 지닌 환자들이 나를 찾는다.

이것은 무엇을 의미하는가. 현대의학을 포함해 현재 지구상에 존재하는 모든 의술에 분명히 사각지대가 있음을 증명한다. 나는 의대나 한의대의 학문을 전공한 의사도 한의사도 아니다. 그러나 눈부시게 발전한 현대의학이 찾지 못한 사각지대로 환자의 병명을 찾는 학문 중에서 누락된 분야의 학문을 찾아냈다.

이것이 골격관리학이다. 보다 구체적으로 표현하면 골격구조를 기반으로 한 골격인술론이다.

그 동안 과학과 첨단의학이 연구해 온 골격에 대한 학문은 뼈에 금이 가거나 부러졌을 때의 치료법에 국한되었을 뿐, 예방의학으로써 골격 구조의 문제가 질환과 어떤 상관관계에 있는지는 밝히지 못했다. 모든 병에는 반드시 원인이 있다. 병을 고치기 위해서 마땅히 병의 원인을 찾아야 한다. 그래야 진행을 막을 수 있고, 진행을 막아야만 예방이 가능하며 이미 생겼던 증상도 사라지는 것이다.

현대의학은 인간의 표면적인 현상을 우선적으로 제거하는 것에만 역점을 두고 있기에 아프면 진통제를 투여하고, 열이나면 해열제를 투여하고, 설사를 하면 지사제를 투여하는 등 병의 대한 대증요법對症療法으로 고통을 멎게 한다. 병의 원인을 제거하기 보다 단지 증상을 없애는 것에 집중하다 보니 병의 진행은 계속되고 예방도 못하며, 피상적으로 치료가 된 것 같아 보일 뿐 다른 쪽의 부작용으로 질병이 악화되어 신음하는 안타까운 과정들이 되풀이되고 있다. 병을 고치기 위해 수술을 했다고 해도 병이 오게 된 원인 자체를 그대로 두었기에 이내 재발하는 경우들이 많은 것이다.

특히, 만성적인 질환과 고질적인 장애 등으로 고통 받고 있는 사람들은 병의 원인조차 모르고 진통제나 안정제에 의존한 채 참담한 삶을 살아가고 있다. 참으로 애절한 일이 아닐 수 없다. 사람들이 모인 자리에서 가족 중에 아픈 사람이 없는 가정은 손들어 보라고 하면 손을 드는 사람이 한 사람도 없다. 의학의 수준은 갈수록 높아가고 있고 의료보장 또한 나날이 발전되어 가고 있음에도 불구하고 왜 이렇게 아픈 사람들은 늘어만 가는가.

환자가 몸이 아파 병원을 찾는다는 것은 몸에 이상이 생겼다는 전조증상이다. 따라서 병원에서는 환자에게 당연히 아픔의 원인을 확인하고 어떤 이상으로 인한 것인지 알려줘야 하지만 대부분의 경우 아무 이상이 없다고 더 지켜보자고 할 뿐이다.

몸이 아파 병원에 갔는데 "검사결과 특별한 이상이 없다.""병이 있는 것은 아니다.""병명이 나오지 않으니 처방을 내릴 수 없다."는 말을 들을 때마다 얼마나 허탈할 것인가. 삶에 대한 간절함으로 지푸라기라도 잡는 심정으로 하루를 살아도 아프지 않고 싶다는 의지로 나를 찾아온다.

참으로 궁금하다. 환자들은 고통스러워하는데, 원인도 모르고 대책도 없다면 이 많은 증상들은 어떻게 할 것인가. 방법이 없다 하여 그대로 방치할 것인가 아니면 어딘가에 방법을 찾아서라도 그것을 연구해서 길을 찾아야 할 것인가.

병명도 모른 체 고통 속에 헤매고 있는 모든 증상들의 원인을 찾았다. 현대의학에서 한번쯤은 궁금하지 않겠는가. 좀 더 교만하게 말하면 만병의 근원이 무엇에서 시작되는 것인지를 알아냈다. 그것은 바로 골격구조이다. 골격이 근육과 신경, 인대와 함께 조화를 이루어 우리 몸을 지탱해주는 구조물이라는 진리를 터득하면서 모든 의문의 수수께끼가 풀렸다.

집이나 건축물을 지을 때 가장 먼저 주춧돌을 놓고 기둥을 세우듯이 우리 인체도 골격이 몸을 지지하는 주춧돌과 기둥이 되어 힘받이를 하고 여기서 근육과 신경이 온몸으로 퍼져 나간다. 따라서 힘받이인 골격에 변위가 오거나 변형이 생기면 몸 전체의 균형이 깨어지면서 건강의 균형도 깨어지게 된다.

쉬운 예로 집의 주춧돌이 밀려나면 집이 기울면서 벽은 금이 가고, 문은 닫히질 않아 삐걱거리는 소리를 내는 것과 같다. 삐걱거리는 소리는 집이 무너지고 있다는 신호이자 외침인 것이다.

우리 인체도 골격에 변위와 변형이 오면 갖가지 병증이 나타난다. 심한 두통이 온다거나 눈알이 빠질 것 같고, 만성피로와 숨이 차고 땀이 많이 나며, 손발이 차고 저리며, 쥐가 나고 어지러우며 몹시 메스껍다던지 하는 증상이 나타난다. 몸의 균형이 무너지고 있다는 분명한 신호다. 병원에서는 특별한 이상이 없다거나 신경성이다, 스트레스성이다, 알레르기 반응이다, 환절기 영향이다, 라고 수치에 의한 판단에 따른 약물을 처방해주는 경우가 일반적이다.

골격은 인체의 기초다. 골격 구조의 문제는 근육과 신경계, 인대뿐만 아니라 각종 장기에까지 큰 영향을 미친다. 뇌혈압과 뇌졸중에서부터 원인 모를 두통, 우울증, 공황장애, 목디스크와 척추디스크, 양 어깨, 골반, 무릎관절, 발목, 발가락의 이상은 물론 위장병과 간질환, 심장병, 무지외반증, 하지정맥, 신장병, 암, 아토피, 대상포진, 정맥류에 이르기까지 척추와 연관되지 않은 병이 없다.
우리 인체를 구성하고 있는 206개 뼈마디는 각각의 고유한 역할이 있다. 이상이 생기면 이들 뼈마디는 제각각 독특한 증상을 나타내기 때문에 206개의 뼈마디로 인한 질병들이 생기고 저마다 통증과 함께 고질적인 병으로 발전하게 된다. 특히, 어려서 특별한 증상 없이 본인도 모르는 상태로 변위 되거나 변형된 뼈는 뇌성마비와 소아마비등과 같이 성장과정에서 기형적인 발달을 가져와 평생 불구로 살기도 하고 난치병, 불치병의 포로가 되기도 한다.
골격관리의 예방의학이 반드시 필요한 것도 바로 이 때문이다. 골격구조를 정확히 이해함으로써 위에 열거한 여러 종류의 증상을 해결해 내었다. 우리 몸을 바르게 유지하며 장기들의 원활한 활동에 필수적인 골격이 이처럼 중요한 것이다. 현대의학에서도 꾸준히 해부학을 기본으로 생리학 등의 첨단 과학의료 분야로 발전해 오고 있다. 그러나 아직 의과대학내 교과목 중에는 골격이 바르지 못한 상태로 여러 질병을 발생시킬 수 있는 경우에 대한 부분이 없다. 뼈의 정 자세를 유지하는 것은 기본이고 그 다음이 바른 자세, 바른 먹거리다.
그렇다면 골격의 변위와 변형으로 인해 생긴 병들, 원인도 모르고 병명도 나오지 않아 이상이 없다지만 고통에 시달려야 하는 환자들은 어떻게 해야 할 것인가. 나는 평생 동안 골격문제들을 연구해 왔고 나름대로 골격구조학의 이론을 완성했다. 병원이 포기한 환자들의 골격을 관리하여 무수한 사람들을 고통의 굴레에서 벗어나게 해주었다. 환자들의 삶의 질이 달라졌다. 환자들을 치료한 사례가 많아 그들이 산증인이 되어주고 있다.

내가 바라는 것은 서양의학만이 동양의학만이 전부이며 절대적인 것이라고 단정하지 말고, 의료계의 발전을 위해 다양하고 폭넓게 문호를 개방하고 좋은 방법이 있다면 더욱 연구하고 협력하여 발전시켜 나가야 한다는 것이다.

나는 분명히 묻고 싶다. 의학과 의료의 사각지대에 빠져 있는 골격구조에 대한 인술을 찾아내어 연구하고, 연구 성과로 현대의학이 찾지 못해 치료를 포기한 환자들을 관리하는 것조차 왜 불법이라 하는지를.

첨단 의료기술로도 원인규명이 되지 않아 치료 방법도 나오지 않는 경우의 환자들은 평생을 환자로 진통제나 안정제에 의존하고 살아야 한다. 고통스러운 삶을 나의 가족이 살아가고 있다 해도 어쩔 수 없이 그들만이 안고 가야할 숙제로 남겨져야 하는 것인가. 한번쯤 진정한 의료인의 자세로 생각해 본다면 답이 나올 것이다.

과학은 제도권 사람들만의 몫이 아니다. 수십 년간 연구를 거듭하여 완성한 골격관리학이 우리나라 한국에서는 검증되지 않은 학문이라며 불법으로 치부하지만 골격관리학은 이미 해외에서 인정을 받고 있다.

선진국일수록 서양의학과 동양의학의 한계를 절감하고 제3의학 쪽으로 서서히 관심을 갖기 시작했다. 대체의학에 대한 연구가 활발하고 더욱 활성화하고 있다. 우리 대한민국도 세계적인 의료 추세를 실기失期하지 않았으면 하는 간절한 바람이다.

의료제도란 과연 누구를 위한 제도인가. 환자가 고통을 호소해도 병명이 나오지 않고, 증상이 완화된 듯 하다가도 병이 진전되고 악화되어 치료시기를 놓치는 의료제도가 진정으로 국민의 건강을 위해 존재해야 하는 의료제도인가. '건강'이라는 인간 최고의 가치를 지키는 일을 정책이라는 제도 속에 가두어 두면 안 된다고 생각한다. 한 개인의 주장이 아니라 인간의 생명과 직결된 막중한 문제라고 생각한다.

모든 만성질환이나 장애는 하루아침에 생긴 것이 아니고 신생아 때부터 시작된다고 보아야 한다. 신생아는 신체의 모든 부분이 완벽하게 자라지 않아서 매우 연약한 시기인데 충격을 받거나 부딪치거나 넘어지는 등 무리가 생기면서 문제가 발생하는 것이다.

첨단 과학시대의 병원에서 현대의학으로 해결하지 못한 한계를 절감한 환자들의 선택은 존중되어야 한다. 특히 병원에서 속 시원한 답을 듣지 못하고 평생을 고통과 함께 살아가야 하는 환자들의 경우는 더더욱 그렇다. 언제까지나 제도라는 이름으로 환자들에게 고통과 희생에 대해 강 건너 불구경 하듯 할 것인가.

가만히 주변을 돌아보라. 무릎이 아픈 어머님과 허리 아픈 아버님, 좌골신경통에 걸린 아내, 당뇨를 앓고 있는 나, 성장통을 겪고 있는 아들,

성인병에 걸린 조카 어제 만난 사람이 밤새 안녕하고, 무서운 난치병과 불치병들이 가족의 행복을 송두리째 앗아가고 있는 것 또한 오늘날의 현실이다. 그렇다면 아무런 이상이 없다, 원인을 모르겠다고 포기하기에 앞서 난치병과 불치병이 어디서 오는지 연구를 해야 하지 않겠는가. 거듭 강조하거니와 골격구조를 이해하고 바로 안다면 대책이 없다는 많은 질병들의 원인을 알 수 있다. 의학에 대한 고정관념을 버리고 현대의학에서 미처 연구하지 못했던 과목인 골격관리학에 대해 폭 넓게 받아들여 이제부터라도 오랜 세월 경험 속에서 완성한 골격관리학에 대하여 관심을 가질 필요가 있다고 생각한다.

우리나라 의료계가 현대의학의 사각지대인 골격관리학을 받아들인다면 세계의 난치병과 불치병 환자들을 상대로 의료관광의 메카가 되는 것은 물론 세계 도처에서 우리 선진 인술을 배우러 오는 유학생들이 넘쳐나고 줄기세포 이상의 획기적인 생명연장 기술로 발전시켜 나갈 수 있을 것이다.

석유자원도 없고 지하자원도 부족한 우리나라에서 이것을 대신할 수 있는 자원이 바로 조상대대로 내려온 우리 고유의 전통 인술이 아니겠는가. 우리 선조들의 훌륭한 전통의료를 전 세계로 보급할 수 있는 것 또한 국가 경쟁력을 높일 수 있는 확실한 방법이 아니겠는가. 전통의료를 한국의 의학으로 전 세계에 보급하는 일이 시급하다.

모든 의료계는 남다른 책임의식과 소명의식을 가지고 병으로 고통 받는 환자들을 치료하는데 있어서 한 치의 부족함이 없어야 한다. 이를 위해서 '의학'이다, '대체의학'이다를 따질 것이 아니라 병을 고칠 수 있는 방법이라면 어떤 것이라도 받아들여 난치병이나 불치병이 환자만의 숙제가 아닌 의술의 과제로 풀어가야 할 책임이 있다. 병든 사람을 질병에서 벗어나게 하는 일에 현대의학, 동양의학, 전통대체의학이 왜 구분되어 져야 하는가.

'과학'의 사전적 의미는 '보편적인 진리나 과학적 근거만을 목적으로 한 체계적인 지식'이다. 첨단과학이 지금까지 발견하지 못하고 수면 아래 묻혀 있던 골격인술, 골격고정용 기구, 세포재생 기술 등을 발견했고 연구했으며 근본적 골격관리학을 개발해냈다.

지금까지 만난 의사와 한의사, 대학교수, 생명공학 박사, 제약회사 회장님 등 많은 분들이 내 이론과 방법에 대해서 모두가 공감할 뿐 아니라 오히려 국책사업으로 발전시켜 나가야 한다고 이구동성으로 말했다. 이제 제도라는 명분으로 벽을 쌓아 생명의 존재와 가치를 소홀히 여기는 일들이 더 이상 있어서는 안 되며 역사의 장님이 되는 우를 범해서는 안 될 것이다.

골격 연구에 빠져 미치광이처럼 살아온 한평생, 고명하신 분들의 평가를 기다리면서 그 동안 뒤에서 아낌없는 격려와 성원을 보내주신 고객들과 의사, 한의사, 교수, 박사, 전통의학자들께 깊은 감사를 드린다.

2023년 8월 한완석

과학은 제도권 사람들만의 몫이 아니다.

수십 년간 연구를 거듭하여 완성한 골격관리학이

우리나라 한국에서는 검증되지 않은 학문이라며

불법으로 치부하지만 골격관리학은

이미 해외에서 인정을 받고 있다.

현장에 한완석 원장이 있다.

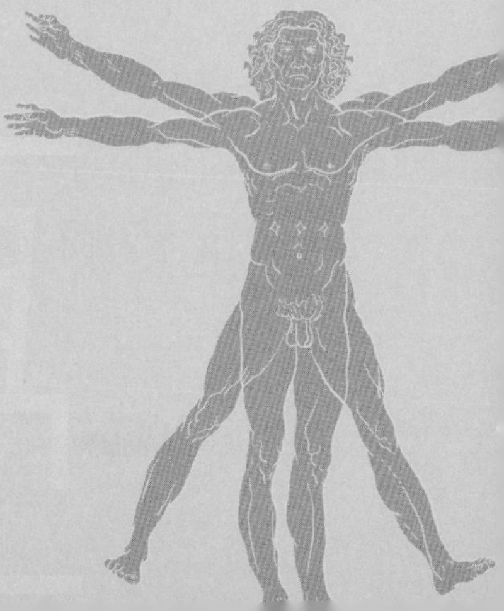

무엇이 진정 국민의 생명과 건강을 위한 길인가

예로부터 전해오는 우리나라 민중의학의 대표적인 의술로 '침'과 '뜸', '부항', '접골', '골격관리' 등이 있다. 이 외에도 종류가 부지기수로 많다. 모두가 다 효험이 있다고 말할 수는 없지만 그래도 이 분야에 종사하는 사람들은 나름대로 오랜 세월에 걸쳐 일가견을 쌓은 사람들이라고 할 수 있다.

문제는 정부가 전통의학을 제도권과 비제도권으로 엄격히 구분해 비제도권에 제약을 가함으로써 발전을 가로막고 있다. 전통의학을 하는 사람들이 단체를 결성하고 생존권을 위해 싸우고 있지만 제도권의 벽 앞에 한없이 무력하기만 한 것이 오늘의 현실이다.

침술만 하더라도 원래 종주국이 대한민국이다. 중국은 침술을 장려한 덕분에 중국의 침구사는 미국과 일본에서 자격을 인정을 해주고 있다. 한국의 침구사는 인정해주지 않는다. 이유는 우리 정부가 먼저 인정해주지 않을 뿐만 아니라 이른바 제도권에 속해 있는 사람들이 과학적 근거만을 내세워 말살하고 있기 때문이다.

나는 묻고 싶다. 과학적 근거를 주장하는 의료제도는 누구를 위한 것이며 그것을 주장해야 할 사람들은 진정 누구인가. 과연 아픈 이들을 위한 치료의 기득권은 누가 먼저 갖고 있었는가. 동네마다 거리마다 지켜 온 이름 없는 의인들의 것이었고 음지에서 묵묵히 아프고 병든 이들을 지켜 온 5천년 역사 속에 지켜온 사람들의 것이다. 그럼에도 불구하고 어느 날 갑자기 현대의학이 도입되고 발전하면서 그들을 제외한 채 의료제도를 만들어 기득권 세력을 만들었다.

중국에서 '신침神針'으로 불리는 김남수 옹만 하더라도 침을 놓으면서 뜸을 함께 했다는 사실이 알려지면서 누군가에게 고발당해 행정당국으로부터 장기간의 영업정지를 받아 큰 충격을 안겨주었다.

예부터 의인들이 침과 함께 뜸으로 사람을 고쳐 온 것은 수십, 수백 년을 이어온 우리 전통이다. 침은 현대의학이 더 이상 방법이 없다고 해 온 많은 환자들의 병을 호전시켰음에도 불구하고 뜸을 놓았다고 영업정지까지 시키다니 얼마나 어처구니없는 현실인가.

국어사전을 보면 '침구사鍼灸師'란 '침'과 '뜸'으로 치료를 하는 직업인이라고 나와 있다. 그런데 오랜 임상경험을 가진 의인이 침과 뜸을 사용한 것이 뭐가 잘못되었다는 것인가. 옛 의인들이 지하에서 통곡할 일이 아닐 수 없다.

'21세기의 화타'로 불리는 전북 군산의 장병두 옹도 의사와 병원에서 더 이상의 방법이 없다고 한 무수한 중증환자들을 고쳤지만 무면허 진료행위로 고발돼 법정에 서야 했다. 장병두 옹에게서 치료를 받고 병이 나은 전북 군산지역의 교수와 약사, 공무원 등 백여 명이 재판부에 대해 처벌하면 안 된다며 진정하고 선처를 호소할 정도로 의술이 뛰어난 분이다.

장병두 옹은 “내가 환자들을 치료한 것이 왜 죄가 되느냐”며 “감옥에 가더라도 환자는 치료할 것”이라고 말해 큰 감명을 안겨주기도 했다.

나도 이분들과 처지가 다르지 않다. 나 역시 제도권으로부터 불이익을 받지 않으려는 의지로 주어진 여건과 능력 안에서 국내외 가릴 것 없이 내가 취득할 수 있는 자격증이란 자격증은 모두 취득했다. 그러나 실질적으로 제도권의 두텁기만 한 벽 앞에서 도움이 되는 것은 없다.

침술만 하더라도 나는 세계침구사협회 회원으로 활동하고 있지만 국가가 인정하는 자격증은 따로 없었다. 다른 회원들도 마찬가지다. 우리나라에는 침구사 제도가 없어져 자격증을 취득하려고 해도 취득할 방법이 없었기 때문이다. 한국의 침구사들은 하나 같이 무면허 돌팔이가 되고 말았다. 정부가 이렇게 훌륭한 침술인들을 돌팔이로 만든 것이다.

정작 침의 종주국 대한민국에서 무면허라 치부하는 침구사들이 세계침구연합회WFAS의 어엿한 침구사로서 인정받고 있고, 동남아 각국에서도 한국의 침구사협회 회원들이 활발히 침구사로 활동하고 있으니 참으로 어처구니없는 일이다.

침술을 비롯한 우리의 전통의학을 정부가 앞장서서 말살한 것은 엄청난 착오이며 국가 전체적으로나 장래를 생각할 때 대단한 손실이 아닐 수 없다. 한 예로 만약 정부가 우리 침술을 지원하고 체계적으로 육성 발전시켰다면 머리와 손재주가 뛰어난 우리 한국인들은 이미 전 세계의 침술계를 제패하고도 남았을 것이다.

어디 이뿐인가. 한국인의 침술은 우리나라를 대표하는 으뜸 한류상품으로 자리 잡아 전 세계의 환자들이 앞을 다퉈 몰려왔을 것이 불을 보듯 뻔하다. 요즘 중국과 동남아인들에게 인기를 끌고 있는 성형수술에 비할 바가 아닐 것이다. 이렇게 뛰어난 우리 전통의학을 크게 장려하지도 못하면서 사장시키고 있으니 참으로 통탄할 일이 아닐 수 없다.

현대의학의 본산이라고 할 수 있는 미국도 2008년 말부터 군의관들에게 침술을 가르치고 군인들의 만성통증 치료를 위해 침술을 시술하도록 한다고 발표했다. 침술은 하루아침에 학습과 이론교육으로 배워지는 것이 아니다. 오랜 경험과 경륜을 통해 높은 경지에 도달하게 되기에 경력이 일천한 젊은 군의관들과 수십 년간 임상을 통해 경험을 축적한 민간 침구사들의 능력은 비교하기조차 힘들 것이다.

정책당국은 왜 이 귀한 자원을 활용하기는커녕 비제도권이라는 이유 하나만으로 사장시키고 있는지 답답하기만 하다. 다행이 이제라도 한국산업분류KSQ ISO9001:2015에 따른 국제공인자격 침구사로 자리 잡을 수 있게 되었다. 국가적으로나 개인적으로나 키다리 아저씨의 역할을 할 수 있어 침구 전반에 따른 기본 소양과 기초 지식을 갖춘 침구인들의 세계를 향한 활동무대가 기대된다.

침구사뿐만 아니라 접골사들도 마찬가지다. 현대의학은 뼈가 부러지고 금이 간 것 외에는 다른 방법이 없다. 처치방법도 단순하고 획일적이다. 예를 들어 뼈가 부러지거나 금이 가거나 인대가 늘어나면 깁스 외에는 다른 처방 방법이 없다. 깁스를 하면 통증과 부종은 가실 수 있겠지만 어긋난 인대와 뼈가 그대로 굳어져 평생을 어긋난 뼈로 살게 된다. 그래서 한번 삐끗해 본 사람은 자주 고장이 나게 돼 있는데 이런 한계를 어떻게 극복 할 것인가.

우리 옛 의인들, 선조들이 해 왔던 전통의 우수한 치료법들을 위정자들이 땅에 다 묻어버렸다. 허준이나 이제마 선생님 같은 분이 살아 계셨다면 통곡하고도 남을 일이다. 우리가 전통기술을 매장하지 않고 육성 발전시켰다면, 우리 선조들의 전통의학은 엄청난 발전이 있었을 것이다.

침구사와 마찬가지로 접골사들도 이젠 전국에 몇 분밖에 남아 있지 않다. 접골사들만 제대로 육성했더라면 소아마비나 뇌성마비, 오십견 환자들은 크게 줄어들었을 것이다. 의료비 지출도 크게 절감돼 국가경제에 기여했을 것이 틀림없다.

제도권과 비제도권으로 구분해 전통의 민중의학을 말살하는데 앞장서 왔으니 기가 막힐 일이 아닐 수 없다. 허준 선생은 의과대학을 나오지 않으셨지만 동서양 의료학 역사에 탁월한 업적을 남기셨다. 허준선생과 맥을 같이 하는 것이 바로 전통의학이다.

의사와 한의사 등 제도권에 있는 의료인 역시 환자가 될 수 있고, 가족들도 환자가 될 수 있으며 특히 그들의 의술로 치료되지 못하는 난치병과 불치병에 걸릴 수 있다. 이럴 경우 제도권의 의술 외에 또 다른 방법이 있다면 어떻게 할 것인가. 당연히 하나뿐인 고귀한 생명을 위해 그 방법을 찾는 것은 당연한 일이 아닌가.

이제는 보다 대승적인 견지에서 내 것, 네 것만 따질 것이 아니라 좋은 것은 받아들이고 발전시켜 인류를 구하는데 최선을 다해야 한다. 이것이 바로 생명을 다루는 사람들에게 부여된 고귀한 사명이자 인술仁術이기 때문이다.

목차

제2장 미국 한의사 세미나에서 인정받은 골격관리학

제3장 골격관리학의 임상 사례

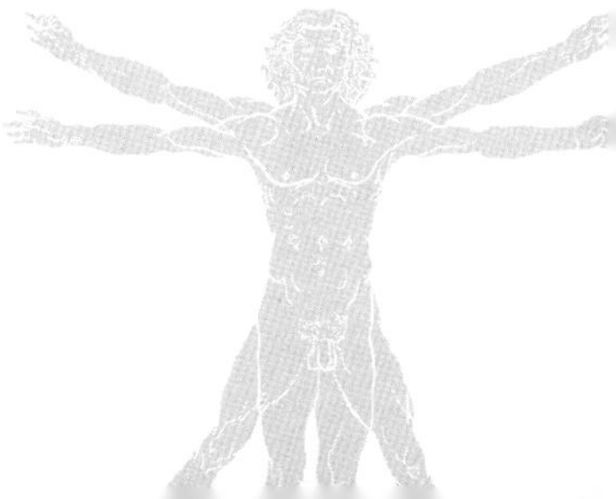

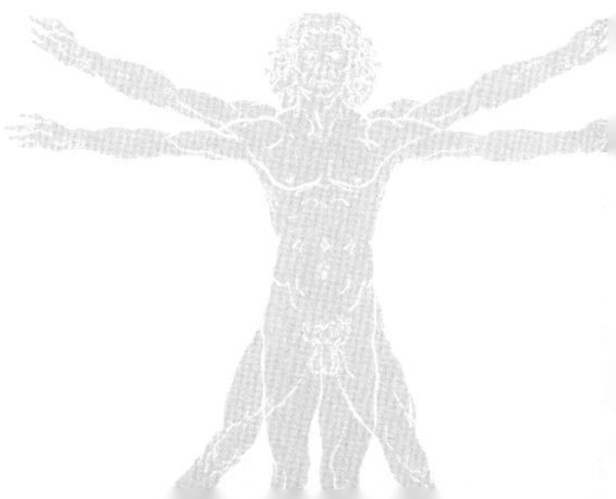

제4장 병을 이기는 약, 사람을 이기는 약

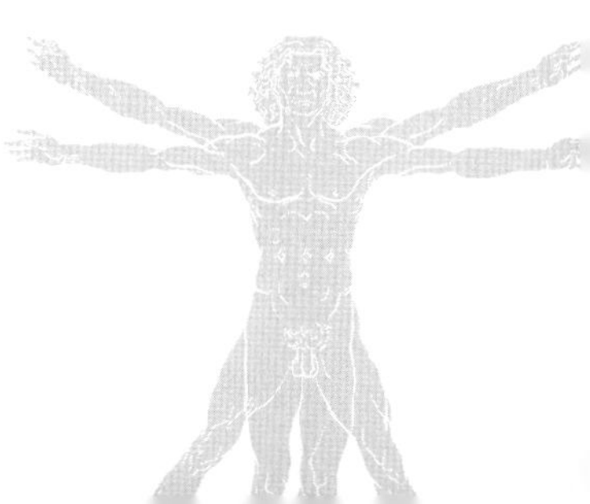

의료제도는 누구를 위한 것이며

그것을 주장해야 할 사람들은 진정 누구인가.

과연 아픈 이들을 위한 치료의 기득권은

누가 먼저 갖고 있었는가.

동네마다 거리마다 지켜온 이름 없는 의인들의 것이었고

음지에서 묵묵히 아프고 병든 이들을 지켜 온

5천년 역사 속에 지켜온 사람들의 것이다.

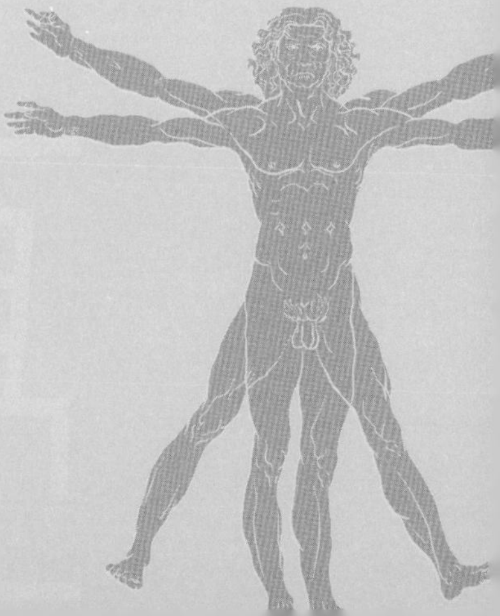

제1장 골격인술과 나의 삶

세계를 지배할 팔방미인

내가 태어난 곳은 사방으로 산이 병풍처럼 펼쳐지고 강을 끼고 있는 충북 제천군 한수면 불당골이다. 고향을 생각하면 나는 먼저 떠오르는 것이 있다. 오래 전에 세상을 떠나신 할아버님이다.

인근 동네 사람들은 할아버지를 의인醫人, 혹은 도사님으로 불렀다. 늘 하얀 도포에 두루마기 차림을 한 할아버님은 수염을 길게 기르고 계셔서 누가 보더라도 도사처럼 보였다.

당시 우리 집에는 아픈 사람들의 발길이 끊이지 않았다. 배가 아프거나 설사하는 사람에서부터 팔다리가 삐거나 부러진 사람, 상처가 곪은 사람, 뱀이나 독충에 물린 사람, 복통이나 폐병을 앓는 사람, 뜨거운 물에 덴 사람 등 온갖 환자들이 다 찾아왔다.

우리가 살았던 곳은 심심산골이었다. 병원이나 약국도 없던 시절이었다. 사람들은 몸이 아프거나 다치면 마땅히 갈 곳이 없었다. 자연스럽게 의인으로 알려진 우리 집으로 찾아왔다.

뿐만 아니라 할아버님은 몸이 아파 거동을 못하는 사람들을 위해 인근 동네에 왕진도 마다 않으셨다. 할아버님은 치료를 당신의 천직으로 알았다. 당신이 아니면 누구도 아파서 신음하는 사람들을 돌봐 줄 사람이 없었기 때문이었다.

할아버님은 몇 대째 독자셨다. 자식을 낳아도 번번이 잃었다. 아버지와 작은 아버지를 낳고도 행여나 잘못될까 봐 늘 전전긍긍하셨던 모양이었다. 몇 대째 독자라서 자손들에 대한 욕심이 많으셨던 할아버지는 내가 태어나자 완전하게 잘 크고 매사 완전하게 잘해서 성공하라고 내 이름에 '완完' 자를 넣으셨다. 이름의 끝 자는 주로 남자들이 쓰는 항렬자인 '석錫' 자를 쓴 또 다른 이유가 있다. 내가 태어났을 때 아들이기를 바랐던 할머니와 부모님들은 크게 실망하셨던 모양이었다. 하지만 이상하게도 할아버님은 달랐다고 하셨다.

"이 아이는 열 아들 부럽지 않을 만큼 능히 클 아이다. 대통령 이상으로 될 아이다. 이 아이가 잘 크면 세계를 지배할 팔방미인이 될 것이니 여아라고 절대 실망하지 말 것이며 절대로 밥하는 일이나 설거지, 빨래

같은 것은 시키지 마라."

이러시고는 사람들이 묻거든 여식을 낳았다고 하지 말고 남아를 낳았다고 얘기하라고 하셨다. 사진에도 보듯 머리도 남자아이처럼 깎았으며 내가 첫돌이 될 때까지 우리 가족들 외 에는 내가 딸이라는 것을 몰랐다고 했다.

실제로 할아버님은 족보에 나를 남자로 올려야 한다고 말씀하시며 아들이라고 소문을 낸 탓에 집안사람들은 물론 이웃들도 직접 보기 전에는 모두 나를 남자로 알았다.

그때 할아버님이 왜 그렇게 하셨는지는 전혀 알지 못한다. 하지만 할아버님이 내게 가졌던 큰 기대만으로도 나는 지금 내가 하는 일, 앞으로 내가 가고자 하는 길을 생각할 때 무엇인지 알 수 없는 사명감을 느끼곤 한다.

어린 소녀의 약초 수업

조부모님께서 내 나이 대여섯 살이 되던 해부터 가까운 산으로 약초를 채취하러 가실 때면 늘 나를 데려가셨다. 나는 할아버님을 따라다니는 것이 즐거웠다. 할아버님은 집 뒤에 땅굴을 파 놓고 해마다 감과 밤, 고염 등을 저장해 놓고 계셨다. 홍시를 저장하실 때 지푸라기를 켜켜이 쌓아 사이사이에 저장했는데 산에 따라 갈 때면 나를 위해 감과 밤 등을 싸서 들고 가셨다.

할아버님은 내 손을 잡고 걸어가다가 언덕이 나오면 등에 업고 가시고 산에 도착해서는 나무 밑에 앉아 가져온 과일들을 먹으라고 하시고 당신은 약초를 뜯거나 캐셨다. 약초들을 가져다 내 앞에 펼쳐 놓으시고

"완석아, 잘 봐 둬라. 이것은 구절초란다. 이것은 삽추싹 뿌리, 이것은 도라지, 더덕, 이것은 오이풀이다."

일일이 가르쳐 주셨다.

할아버님은 내게 동그랗게 생기고 가운데 구멍이 뚫려 노란 벌레가 살고 있는 '쐬기' 애벌레 집을 따서 먹이고, 메뚜기 개구리 뱀도 잡아 구워서 먹이셨다. 어린 나는 그것이 무엇인지도 모른 채 맛있게 받아먹곤 했다.

약초를 캐어 집으로 돌아오면 할아버님은 어떤 약초는 몇 번이나 찌고 또 쪄서 말리고 어떤 것은 살짝 불에 그슬리기만 하고, 어떤 것은 쌀뜨물에 담그고, 어떤 것은 아궁이의 재와 숯을 물에 섞어 휘저은 후 앙금이 가라앉으면 맑은 물만 따라서 그 물에 식초를 넣고 며칠씩 담가 놓기도 하셨다. 또 어떤 약초는 포대에 담은 후 맑은 개울물에 담그고 무거운 돌로 눌러 놓아 약초의 독성을 흐르는 물에 씻겨가게 하셨다.

할아버님은 찌고 말린 약초들을 쇠절구에 찧고 곱게 쳐서 보관해 놓고

환자에 따라 한 숟갈에서 두 숟갈, 어떤 경우엔 열 숟갈씩 먹도록 했다. 또 가루를 반죽해서 일일이 환丸으로 빚어 한지에 올려 고 윗목에서 말리곤 하셨다. 우리 집에는 늘 약초 냄새로 가득 찼다.

할아버지께서 환자들을 치료하는 방법은 참 독특했다. 할아버님은 뾰족하고 날카롭게 생긴 사금파리나 유리조각을 보면 주워 아이들의 손이 닿지 않는 돌담 틈이나 높은 선반 위에 얹어 두셨다. 그리고 상처가 곪은 사람이 오면 그것을 불에 그슬려 소독을 한 다음, 당신의 긴 수염에 쓱 닦아 그을음을 없애고 곪은 부위를 째셨다.

고름을 짜낸 후에는 약재가루를 환부에 붙여주고 절대 떼지 말고 손도 대지 말 것이며, 물로 씻고 싶으면 씻되 젖더라도 열어보지 말고 대 엿새 후에 오라고 하셨다. 그런 다음 대 엿새 후에 환자가 와서 보면 곪은 부위에 새살이 돋아나와 어느새 상처가 다 아문 것을 볼 수 있었다.

할아버님은 침술에도 대단한 식견을 갖고 계셨다. 침은 주로 발목을 삔 사람들이나 풍을 맞은 사람, 급체急滯를 한 사람들에게 놓으셨다. 침은 모두 할아버지가 직접 가시가 있는 아카시아 나무와 보리수나무 등으로 만든 것들이었다. 할아버님은 아주 간혹 특별한 경우는 대나무를 가늘게 쪼개고 갈아 바늘처럼 만들어서 불에 살짝 그슬린 후 얼른 광목천으로 싹 훑으셨다. 이렇게 하면 침이 진짜 바늘처럼 금방 매끈해졌다.

나는 할아버님이 대나무침을 만드는 모습을 신기한 듯이 지켜보곤 했는데 그럴 때마다 할아버님은 말씀하셨다.

"완석아, 딴 공부할 생각 말고 이것을 잘 봐 두거라. 사람의 몸에는 함부로 쇠를 대서는 안 되는 법이란다. 쇠를 써서 쇳독이 오르면 곪을 수가 있느니라. 이 다음에 커서 어른이 되면 꼭 이런 대갖치로 침을 한 번 만들어 보거라."

어린 나는 아무 것도 모른 채 할아버님의 말씀을 귀담아듣기만 했다. 할아버님이 만드신 대나무 침은 길이가 짧은 것은 5cm 정도 길다란 것은 7~8cm가 되지 않았나 싶다. 할아버님은 대나무침을 이 사람 저 사람에게 반복하여 사용하시지 않았다. 한 번 사용하면 아이들이 혹시 찔릴까 반드시 불에 태워 없애셨다.

어려서부터 할아버님의 이런 모습만 보고 배워 나는 소꿉장난을 해도 병원놀이, 침놓는 놀이만 했다. 어린 나이에도 몸이 불구인 사람들만 보면 꼭 고쳐주고 싶다는 생각밖에 없었다. 날마다 침 놀이를 하는 내게 할아버님은 말씀하셨다.

"완석아, 사람의 병을 고치는 데는 침의 역할도 크다. 나중에 커서 인체의 신비를 알고 침만 열심히 연구해도 세계에서 제일가는 의인의 자리에 오를 수 있다. 너는 병으로부터 만인을 지킬 수 있는 재주만을 열심히 공부하거라."

철없는 어린 나에게 할아버님은 무슨 뜻으로 말씀을 하셨는지 모르겠다. 나는 그 말씀을 아직도 생생하게 기억하고 있다. 그때부터 내 곁에서 한시도 침이 떠나본 적이 없다. 할아버님이 그렇게 하셨던 것처럼 언젠가 대나무침도 개발해 볼 생각을 하고 있다.

내가 할아버님께 사람 살려내는 방법들을 배우고 익힌 것은 대 여섯 살 때부터였다. 비록 어린 나이였지만 나는 지금도 할아버님께서 하신 말씀 하나하나를 잊지 않고 기억하고 있다. 아니 할아버님의 말씀과 내게 보여주신 모든 행동은 한 시도 내 뇌리를 떠나지 않고 지금의 나를 만들었다.

할아버님이 내게 남기신 것

근처에 약국도 병원도 없었고, 할아버지는 환자들을 돌보느라고 늘 바쁘셨다. 심지어 십 리 이상 떨어진 곳까지 가서 환자를 보기도 하셨다. 너나 할 것 없이 가난했다. 돈이 없어서 가을 추수가 끝나면 농산물로 감사 인사와 사례를 했다. 할아버님은 생전에 당신의 일을 자식들의 누군가 잇기를 바라셨다. 그래서 어린 내게도 그렇게 가르쳐 주신 것 같다.

"이 늙은이가 약초 캐러 산을 오르내린다는 것이 너무 힘들다. 누가 내 뒤를 이어서 이 일을 했으면 좋겠다만…"

아버지와 작은아버지는 할아버님의 뒤를 이으려 하지 않으셨다. 이웃의 누군가 굶으면 쌀독을 털 정도로 남을 돕길 좋아하셨던 아버지는 말씀하셨다.

"할아버지는 그렇다 하시더라도 명색이 청주淸州 한씨韓氏 양반으로서 돈을 받고 병을 치료하는 의인의 일은 하고 싶지 않다"

아버지는 서울로 올라가셨다. 할아버님이 돌아가시자 나도 할머님과 함께 고향을 떠나 아버지가 살고 계신 서울로 올라왔다. 만약 할아버님이 더 오래 사셨더라면 나는 곁을 떠나지 않고 더 많은 것을 배웠고, 더 많은 영향을 받았을 것이다.

할아버님이 내게 하신 '세계를 지배할 팔방미인', '병으로부터 만인을 지킬 수 있는 재주만을 공부하라'는 말씀은 아직도 귓가에 쟁쟁하고 그런 사람이 되기 위해 끊임없이 공부하고 연구하며 살아왔다

사람을 놓고 연구하면 답이 나온다

나는 틈만 나면 종이 위에 사람의 머리와 몸통, 팔다리를 그리면서 인체의 구조와 신비함에 대해 끝없는 연구로 상상의 나래를 펼치고 있었다. 특히 밖에 나갔다가 몸이 한쪽으로 기울거나 다리를 저는 사람, 곱사등을 한 사람을 보면 모양새를

생긴 그대로 그려 놓고 몇 날 며칠 많은 고민을 했다.

왜 똑같은 사람인데 이 사람은 몸이 한쪽으로 기울었을까. 왜 이 사람은 한쪽 다리가 길고 다른 한쪽 다리는 짧을까. 왜 이 사람은 키가 작고 등이 굽었을까. 무엇이 문제일까. 문제점을 찾아내어 고쳐주거나 바로잡아 주면 정상이 되지 않을까 하는 깊은 의문에 빠져 밥 먹는 것도 잊곤 했다.

또 저런 사람들은 외형적인 데에서 올까, 내면적인 데에서 올까, 내면적인 데서 오는 거라면 살 속에 든 뼈일까, 힘줄일까, 신경일까. 골똘히 생각하면서 미궁 속에 빠지는 날들이 무수히 반복됐다.

인체의 구조에 대한 본질적인 의문의 해답은 우리 전통 의학에서도 현대의학에서도 골격관리의 예방의학에 대하여는 명확히 밝혀지지 않았다. 당시의 어린 내가 찾아내리라고 꿈을 꿀 수 없는 현실이었다.

나는 어린 마음에도 어딘가에 문제의 답이 분명히 있을 것이며 내가 꼭 그것을 찾고 말겠다는 야심찬 생각뿐이었다. 엉뚱한 나였다. 같은 또래들과 어울려 다니며 노는 것보다 인체 연구에 많은 시간을 쏟았다.

할아버님은 내게 늘 이렇게 말씀하셨다.

"사람을 놓고 연구해 보면 답이 나오느니라."

실제로 할아버님은 환자가 찾아오면 안색과 혈색, 입 안, 몸의 골격과 뼈, 팔 다리 등을 유심히 관찰하신 후에 병을 읽고 처방하셨다. 예로부터 환자를 보기만 하는 것으로 질병을 알 수 있는 의사가 최고의 의인이라는 말이 있다. 할아버지는 진맥보다는 관찰만으로 환자의 병을 정확히 읽어내셨다. 할아버님은 그렇게 하실 수 있었지만 아무 것도 아닌 어린 내가 무슨 의사라도 된 양 아픈 사람을 앉혀 놓고 연구할 수는 없는 노릇이었다.

어느 여름날이었다. 나는 우연히 다리를 저는 한 아이가 반바지 차림으로 걸어가고 있는 것이 눈에 띄었다. 순간 내 눈은 아이의 다리에 멈췄다. 아이의 다리는 양 쪽 모두 비정상으로 한 쪽은 굵고 짧았다. 다른 한 쪽은 길었는데 저는 다리가 가늘었다.

"아, 저거다"

그림으로만 그리던 정상과 비정상의 골격과 외형의 형태를 가까이에서 내 눈으로 직접 목격하기는 그때가 처음이었다. 나는 흥분을 억누른 채 아이를 뒤따라가며 다리의 생김새와 걷는 동작 하나하나를 유심히 관찰했다. 그리고 마음 속으로 그 동안 내가 생각하고 의문을 품어왔던 것과 비교해 보며 알 수 없는 강한 확신에 빠져들기 시작했다.

현대의학의 의서醫書에도 중요하게 다뤄지지 않은 골격에 대한 집요한 연구가 어린 나이부터 이렇게 시작됐다. 나는 이것이 의서에 나와 있는지 안 나와 있는지도 모르는 나이였고, 설령 알았다고 하더라도 그보다 먼저 단지 인체의 골격에 대한 알 수 없는 호기심과 궁금증, 몸이 기울어지고 다리를 절며 허리가 굽은 불쌍한 사람들을 내 힘으로 고쳐주고, 그래서 돈을 벌고 명예를 얻어 세계의 건강을 지배하는 사람이 되고 싶다는 당돌한 생각뿐이었다. 어린 내가 어떻게 이런 생각까지 했는지 모르지만 이상하게도 나는 자신이 있었다. 그리고 꼭 그렇게 될 거라는 확신에 차 있었다. 지금도 마찬가지다. 내게 그런 기회가 반드시 올 것이다.

환자는 교과서처럼 아프지 않는다.

골격의 구조에 대해 눈을 뜨기 시작한 나는 시간이 흐르면서 저는 다리를 가진 사람은 발의 모양도 정상이 아니라는 사실을 발견했다. 왜 다리를 저는지 연구하다 중요한 원리를 한 가지 터득하게 되었다. 골격은 척추, 다리, 발이 각각 따로가 아니었다. 척추에 문제가 생기면 다리에 문제가 생기고, 다리에 문제가 생기면 발까지 잘못된다는 사실을 깨닫는 순간 머릿속이 환해졌다. 인체의 모든 구조가 이해되기 시작했다. 내 나이 열세 살이었다.

나는 뛸 듯이 기뻤다. 어린 마음에 내가 하는 연구를 계속 발전시켜 나간다면 세상의 모든 불구자들을 다 고칠 수 있겠다는 생각이 들었다. 내 머릿속에는 온통 인체와 골격구조밖에 없었다. 저녁에 잠자리에 누우면 천장에는 사람의 골격과 뼈가 그려졌다

나는 동네 병원을 자주 찾곤 했다. 병원에 가면 벽에 인체 해부도가 걸려 있었다. 의사 선생님의 책상 위에는 뼈의 모형이 세워져 있었다. 나는 해부도를 보면서 뼈의 구조와 생김을 유심히 살펴보고 뼈가 몇 개인가 숫자도 낱낱이 세어보곤 했다. 진찰을 받으면서도 내 눈길은 뼈의 모형에서 떠나지 않았다. 그걸 보기 위해서 자주 병원에 진찰 받으러 갈 수는 없는 일이었다. 일단 접수를 해 놓고 기다리는 척하며 구경하다가 내 차례가 되면 얼른 빠져나오기도 했다.

열여덟 살이 되던 해 어느 날, 나는 의료기 판매상 앞을 지나가다 자리에 얼어붙은 것처럼 멈춰 섰다. 진열대 너머로 사람의 뼈 모형이 있는 것을 발견했다. 의사들만 뼈 모형을 가질 수 있는 줄 알았다. 의료기 상에서 팔고 있었다. 너무 기쁜 나머지 얼른 집으로 뛰어갔다. 돈을 준비해 모형을 사가지고 집으로 돌아왔다. 그때의 설레는 마음이란 말로 형언할 수 없었다. 모형을 하나하나 낱낱이 살피며 관찰하기 시작했다.

"아, 이렇게 생겼구나! 이런 원리구나!"

오랜 시간 동안 상상 속에서 그려왔고 병원 벽에 걸린 해부도나 의사 선생님 책상 위에 놓인 모형만을 눈동자가 빠질 만큼 보다가 직접 만져가며 살펴보니 감동이었다. 인체의 골격이 어떻게 형성됐는지 비로소 실감할 수 있었다. 물론 모형이라서 흉추와 요추 등 각각의 뼈가 어떤 크기의 각도로 얼마만큼 돌아갈 수 있는지, 가동점은 알 수 없었지만 골격과 뼈의 구조에 대해 더 깊은 이해를 할 수 있었다. 나는 마치 의사라도 된 듯 자신감이 충만했다.

뼈와 골격에 대한 연구와 더불어 나는 열세 살 때부터 침에 대한 연구도 병행했다. 할아버지께서 진흙으로 사람의 형태를 만든 후 싸리나무로 인체의 갈비뼈 등을 가르쳐 주셨다. 나는 할아버님이 가르쳐 주신 대로 침을 놓아보고 싶어서 돈을 모아 침구 세트를 샀다.

그때 나는 예전에 할아버님이 여기다, 저기다 하시면서 내게 가르쳐 주셨던, 침놓는 자리를 생생하게 기억하고 있다. 할아버님은 특히 응급환자에게 놓을 자리와 절대 놓아서는 안 될 급소 자리는 몇 번이나 반복해서 가르쳐 주셨다.

몇몇 군데 할아버님이 가르쳐 주신 침놓는 자리는 요즘 침술서에서도 찾을 수 없다. 오래 전 드라마 허준을 보니 할아버님이 가르쳐주신 침자리 한군데가 나오는 것을 보고 깜짝 놀랐다.

침을 사자마자 나는 할머님에게 연습을 하기 시작했다. 당신의 손녀가 세계인의 건강을 책임지는 팔방미인이 될 거라는 강한 믿음을 갖고 계셨던 할머님은 기꺼이 온몸을 내주셨다.

"아이고, 애야, 아프다 아파 !"

"아파도 참어, 할머니."

날이면 날마다 하도 여기저기 침을 찔러대자 할머님은 아파서 도저히 안 되겠다며 하얀 광목을 씌운 커다란 베개를 만들어 주면서 여기에 사람의 모양을 그려 놓고 연습을 하라고 하셨다. 베개에 사람의 몸과 뼈, 신경까지 그려 놓고 날마다 침놓는 연습을 했다. 침을 놓을 때마다 할아버님의 말씀을 떠올렸다.

"완석아, 침을 놓는 자리가 있다고 하더라도 환자마다 다르다. 가령 배가 아파서 온 사람이라도 아픈 원인에는 여러 종류가 있단다. 그것을 잘 진단해서 찾아 상태를 정확히 알고 자리를 잡아야 한다. 이것이'실전의 침'이란다."

할아버님은 '실전實戰의 침' 이 가장 중요하다는 말씀을 자주 하셨다. 실전이란 교과서와 다르다. 환자 역시 교과서에 나온 대로 아파서 찾아오지 않는다.

나의 침놓는 솜씨도 제법이었는지 할머님은 몸이 조금만 불편해도 나를 부르셔서 침을 놓게 했고 아버지도 어디가 안 좋을 때면 간간이 내게 침을 놓아 달라고 하셨다. 어린 내가 이렇게 침을 놓으니까 사람들은 놀라 입을 다물지 못했다.

"참 신기하네… 별나다 별나!"

"별의 별 꼬라지를 다 보네."

심지어 내게 신이 들려서 그런 거라고 말하는 사람들도 있었다. 어린 나이 임에도 불구하고 뼈를 연구하고 침까지 놓은 것을 보면 선천적으로 어떤 재능을 타고 태어났기 때문인지도 모른다. 나 뿐만이 아니라 지금 나와 함께 일하고 있는 큰아들과 딸, 막내는 물론 사위까지도 마찬가지인 것 같다. 특히 고등학교에 다닐 때부터 뼈와 골격의 중요성과 관리를 가르친 내 아이들은 재주와 관심이 남 달라서 하나를 가르쳐주면 열을 알았다. 막내아들 같은 경우는 학교에서 팔다리가 빠지거나 발목이 삔 아이들이 생기면 도맡아 즉석에서 관리해 주었다. 선생님들이 '희한한 녀석' 이라고 불렀을 정도였다.

난 욕심이 많았다. 뚱딴지같은 소리일지 몰라도 머릿속에는 항상 더 많은 것을 배워 할아버님보다 더 훌륭한 의사가 되서 세계 모든 사람들의 건강을 지켜주는 사람이 되겠다는 당차고 야무진 꿈을 꾸었다.

돼지 뼈로 대신한 골격관리학 실습.

스물한 살이 되어 나는 결혼을 했다. 당시로서 비교적 이른 결혼이었다. 나는 모든 면에 있어서 남보다 빨리 가고 싶었다. 내가 가야 할 목표가 있어 얼른 목표에 접근하고 싶다는 조바심에서 결혼도 그렇게 빨리 했는지 모르겠다.

결혼으로 안정된 가정을 이룬 나는 골격과 뼈에 대한 본격적인 연구를 시작했다. 모형을 보고 공부를 했지만 모형은 어디까지나 모형이었고 실물이 필요했다. 그렇다고 의대생들처럼 시신을 해부해서 골격과 뼈를 볼 수는 없는 일이었다. 궁리 끝에 동물의 뼈를 택하기로 했다.

나는 마장동 도축장으로 가서 원형이 그대로 살아있는 돼지 등뼈를 사서 들고 집으로 돌아왔다. 골격과 뼈의 마디마디 구조, 나열 상태, 인대의 형성과 가동점의 각도 등을 샅샅이 관찰하며 연구했다. 그대로 푹 삶아 뼈를 추려내서 소독을 해 맞춰가는 작업을 했다. 방바닥에 한지를 깔아 놓고 뼈의 마디마디를 맞춰가며 경추에서부터 흉추, 요추, 골격과 뼈가 어떻게 형성돼 있고 각각의 뼈는 어떤 역할을 하는지 연구했다. 뼈들을 붙였다 떼었다를 반복했다. 잘못된 형태도 만들어보고 정상적인 형태와 비정상적인 형태를 비교 연구했다. 벗어나고 어긋났을 때의 위치와 각도 등도 면밀히 관찰했다. 발톱까지 붙어있는 앞다리와 뒷다리, 머리를 통째로 사다가 같은 방법으로 관찰했다. 삶아서 소독한 후 뼈를 조립하며 연구하는 과정을 반복했다.

갓 결혼한 새색씨가 집에서 날마다 뼈만 붙들고 연구하고 있으니 남편은 기가 차서 어쩔 줄을 몰라 했다.

"돌았구먼! 미쳤어! 의사가 되려면. 의대를 가야지, 집에서 그게 무슨 짓이야?"

남편은 내가 하는 일에 불만이 많았다. 하루 종일 찾아오는 환자들에게 시달리고 집에 와서는 밤잠도 안자고 갖가지 연구를 하고 실험을 거듭하여 특허출원을 하고, 여러 가지 제품을 만들어서 이 사람 저 사람 다양한 통증을 호소하는 사람들에게 다 나누어 주는 나에게 정신 나간 짓을 한다고 화를 내기 일쑤였다.

남편과 싸운 적도 많았다. 나는 애초부터 나만의 목표가 분명 했었다. 무엇이라고 하던지 상관하지 않았다. 누가 뭐라고 해도 나는 내 길을 가련다. 앞으로 건강만큼은 세계를 지배할 인물인데 뭐가 무서워 내 길을 못 가겠느냐. 이런 배짱이 있어 조금도 흔들리지 않았다. 돼지의 뼈로 골격을 연구하다 놀랍게도 모든 병들이 눈에 보이기 시작했다. 인체의 모든 병은 뼈와 밀접한 관계가 있다는 확신이 깊어졌다.

집밖에서 아이 우는 소리가 요란하게 들려 나갔다. 서너 살 된 앞집 아이가 길에서 넘어졌는지 한쪽 팔을 움직이지 못하고 축 늘어뜨린 채 마구 울고 있었다. 아이의 엄마는 어쩔 줄을 모르고 아이의 팔을 주무르고 있었다. 그럴수록 아이는 더 요란하게 울어 댔다. 내가 보기엔 팔이 탈골된 것 같았다. 나는 급히 달려가면서 외쳤다.

"팔을 주무르지 마세요!"

아이에게 다가가 손을 들어보라고 했더니 들지를 못했다. 팔을 만져본 결과 관절이 가동점을 이탈한 상태였다. 내가 팔의 관절을 관리했다. 아이가 금방 울음을 멈췄다. 울 때는 울음을 달래기 위해 엄마가 무엇을 줘도 받지 않더니 엄마 손에 있는 것을 얼른 빼앗았다. 애 엄마가 놀란 얼굴로 나를 보며 말했다.

"아니, 새댁이 이런 일도 해요?"

내가 그 동네로 이사를 간지 얼마 되지 않았다. 동네사람들의 얼굴도 잘 모를 때였다.

"신기한 일도 다 있네?"

"새댁이 재주도 좋아!"

어느 순간부터 나는 동네에서 '뼈를 보는 사람'으로 통했다. 아는 사람들의 소개 소개로 팔이 빠지거나 발목을 삔 사람들이 수시로 찾아오기 시작했다. 나는 팔이 빠져 흔들흔들 하는, 발목을 삔 사람이든 그 자리에서 다 정상으로 만들어서 돌려보냈다.

같은 병도 사람에 따라 천차만별

뼈를 다루는 데는 어떤 공식적인 학문이나 이론보다는 무수히 연습했던 임상들이 많이 작용했던 것 같다. 팔이 빠져 흔들거리는 사람, 발목을 삔 사람, 척추 디스크, 견통 환자 등 각각 다른 상황 별로 찾아 환자를 관리 할 때마다 신기하게도 내 머릿속에는 인체의 해부도가 파노라마처럼 그려졌다. 병은 똑같은 병이라도 백인백색百人百色으로 사람마다 다르다. 매번 강조하듯 사람은 교과서처럼 아픈 것이 아니다. 체질과 기질에 따라 다르게 아프고, 병이 만들어진 원인과 부위에 따라 대처해야 하는 방식도 다르다.

환자를 대하면 나는 환자의 병이 어디서 왔으며 어떻게 진행되어 왔는지, 그리고 병을 고치기 위해서는 골격과 뼈, 근육, 신경의 균형을 어떻게 맞춰야 하는지 연구했다. 전후좌우의 모든 광경이 머릿속에 선명하게 그려졌고 순간 내 손길은 저절로 환자의 몸으로 갔다. 물론 필요할 때는 침도 사용했지만 무면허 침구사라는 명분의 단속이 심한 탓에 굳이 침을 쓰지 않았다. 경험과 임상에 의한 나만의 방법으로도 호전되었다. 걷지 못하고 나를 찾아온 환자가 스스로 걸어 나갈 때면 나는 환희에 넘쳤고 내가 하는 일에 더할 수 없는 매력과 보람을 느꼈다.

사실 뼈를 만진다는 것은 무척 신중해야 한다. 지금도 그렇지만 발목을 다친 사람들을 보면 가장 먼저 뼈에 금이 갔는지 안 갔는지부터 확인한다. 지금이야 의료보험도 있고 당장 병원에 가서 엑스레이를 찍어보면 알겠지만 당시는 접골원을 찾거나 동네의 뼈 맞추는 사람을 찾아가는 것이 대부분이었다.

이런 환자는 간단한 방법만으로도 뼈에 금이 갔는지 부러졌는지 알 수 있다. 뼈에 금이 가거나 부러진 사람은 인대가 튀어나온 사람보다 더 많이 아파한다. 환자가 심한 엄살을 부리는 일도 있다. 엄살까지 읽어낼 수 있는 미세한 관찰과 촉진을 통해서 정확하게 판단할 수 있다.

팔이 빠지거나 발목이 삔 것, 디스크에 걸린 것은 어떤 충격으로 인해 관절이 제 위치를 벗어나면서 인대가 변형된 것을 말한다. 골격과 뼈가 평소 완전한 상태에서 어느 한 순간 벗어난 것이 아니다. 대부분 이미 어떤 문제로 인해 불완전한 상태였다가 갑작스러운 충격이 가해지자 '가동점可動點' 을 벗어나 탈골 된 것이라고 볼 수 있다.
따라서 제 위치를 벗어난 탈골 부위를 관리해 주면 문제된 뼈는 보상작용으로 인하여 낫게 된다. 이것을 통달하여 알아내기까지는 많은 실전 경험이 있어야 만 정확한 원인을 찾아낼 수 있다.
한계점인 가동점을 이탈한 뼈는 반드시 문제가 생긴다. 그렇다면 가동점이란 무엇인가. 인체의 모든 골격은 상하 좌우 전방위로 움직이게 되어 있다. 움직일 수 있는 한계점이 정해져 있다. 운전을 하거나 동승하고 가는데 뒤에서 오던 차가 추돌하는 바람에 충격으로 머리와 목이 급격히 뒤로 꺾였다가 다시 반사적으로 앞으로 젖혀지며 다시 원 위치로 오게 된 사람의 경우를 생각해 보자. 외관상으로는 멀쩡하다. 통증으로 치료를 하지만 호전은커녕 계속 고통을 호소하는 경우가 있다. 보험회사 측에서는 당연히 가짜 환자로 내몰며 실랑이가 벌어진다.
"범퍼에 상처도 안 난 가벼운 사고인데 너무 하는 거 아니냐?"
"정말 아프다. 아프니까 아프다고 하는데 왜 내 말을 못 믿느냐?"
병원에서 몇 번이나 엑스레이를 찍고 MRI를 찍어도 목뼈가 부러 지지 않아 아무 이상이 없다고 나온다. 문제는 이때부터 생기기 시작한다. 가벼운 상황이 환자를 진짜 장애로 진행되게 한다. 환자의 고통은 계속되고 그대로 방치하다 보면 서서히 힘이 빠지기 시작하면서 급기야 고질증으로 진행된다. 증상이 진행되다 보면 심한 경우 환자에게 전신마비까지 올 수 있다. 아무 이상이 없다는 진단결과를 내린 순간부터 서서히 진행된 마비가 결국은 고치기 힘든 장애로 발전한다.

사실 차량에 탑승하고 있다가 교통사고를 당한 환자들이 앓고 있는 후유증은 대부분 목 디스크와 척추 디스크, 견통, 만성두통, 만성위장병 등으로 병은 병원에서 찾지 못하는 진단과 처방이 만든 것이며 또, 병들이 발전해 만병의 근원이 되기도 한다. 교통사고 후유증이 무섭다.

여기서 가장 중요한 사실은 가동점을 한 번 이탈한 뼈는 절대 자신의 힘으로 제 자리에 돌아가지 못한다는 것이다. 뒤에서 오던 차가 추돌했을 때 고개가 뒤로 젖혀졌다가 앞으로 젖혀지고 다시 원 위치로 돌아온다는 것은, 내 의지와 전혀 무관하게 무거운 머리가 앞뒤로 급격히 젖혀지며 목뼈에 갑작스러운 충격을 준 것이다.

머리는 제 위치에 왔다고 할지라도 목뼈와 인대는 충격으로 인해 한 번 늘어나거나 밀려나옴으로 비정상 상태에서 원 위치로 돌아올 수 없다. 제 힘으로 원 위치로 돌아갈 수 없는 뼈는 어긋난 상태가 지속되고, 근육과 신경이 협착되어 눈으로 보이지 않는 기형으로 고착되어 간다. 고착된 부위는 피가 제대로 돌지 못해 순환장애가 생기면서 통증이 유발된다.

20대 초반부터 돼지 뼈를 놓고 연구하면서 우리 인체의 골격과 뼈 역시 가동점의 한계가 있다는 것을 확인했다. 즉, 관절이나 뼈가 어느 정도까지 넘어가거나 돌아가야 제 자리로 다시 돌아올 수 있으며 어느 정도를 넘으면 탈골 되어 문제가 생기는 것에 대한 각도와 범위를 찾아냈다.

눈에 보이는 증상보다 더 무서운 후유증

가만히 정좌하고 앉아 고개를 한쪽으로 최대한 돌릴 수 있는 만큼 돌려보자. 목이 돌아갈 수 있는 각도가 가동점이다. 허리 또한 마찬가지로 최대한 돌아갈 수 있는 각도가 가동점인 것이다. 가동점을 이탈한 뼈는 인대가 밀려나오거나 늘어나는 등 반드시 문제를 만든다.

마찬가지로 높은 선반위에 있는 물건을 집으려고 할 때 손이 닿지 않는데 발뒤꿈치를 들고 바둥바둥 아슬아슬하게 잡든지 하면 이미 가동점을 넘어서 인대가 늘어날 수 있다.

정말 중요한 것은 가동점을 넘어서 인대가 늘어나 있음에도 사람들은 사실을 알지 못하고 있다는 점이다. 차에 타고 있다가 추돌사고를 당했을 때도 마찬가지다.

"괜찮겠지 뭘."

추돌사고를 당하고 충격을 입었을 때 당장 눈에 보이는 상처가 없거나 특별한 증상이 없으면 대부분 괜찮다고 판단하는데 위험천만한 일이다. 어딘가 조금 삐근하다는 느낌에 고개를 좌우로 돌려 보고, 몸도 비틀어 보고, 앞뒤 좌우 흔들면서 기지개를 켜보는 사람도 있다. 문제는 가동점을 벗어나 나빠진 상태를 더 나쁘게 만든다는 점이다. 이와 같은 상태에서 갑자기 무거운 것을 들거나 높은 곳에서 뛰어내리거나, 줄넘기 등을 해서 심한 충격을 주면 어느 순간 삐걱하면서 변형돼 있던 뼈가 기다렸다는 듯이 이탈한다.

만약 발목이 삐어 병원에 가면 엑스레이를 찍어본 후 인대가 늘어났다고 깁스를 한 후 목발을 짚게 한다. 근본적인 원인을 치료하지 않고 움직이지 못하게 고정시켜 보상작용이 제대로 되지 않아 당연히 문제가 남게 된다. 즉, 뼈가 어긋나 진행된 부기는 시간이 가면 가라앉지만 이후부터 수시로 삐고 삐걱거리게 된다.

현재 병원에서 하는 방법은 이것 외에 다른 것이 없다. 물리치료를 하거나 한방에서 침으로 다스리기도 한다, 문제는 원인을 먼저 치료하지 못한다는데 있다. 예전에 탈골은 접골원에서 다 도맡아 했다. 오랜 경험에 의해 조치 및 관리를 해왔고 효과 역시 만족스러웠다. 접골원도'국민건강'이라는 대승적인 차원에서 발전되었어야 했는데 정부가 앞장서서 모두 무면허자로 만들어 단속하다 보니 거의 다 없어지고 말았다.

오히려 면허제도를 만들어 발급하고, 체계적인 교육을 하는 기관을 육성하였다면 대한민국의 의료체계가 세계적인 표본이 되었을 것이다.

그렇지 못해 현대의학의 사각지대가 생긴 것이라 생각한다. 인대가 튀어나오거나 늘어난 환자를 관리하면 손쉽게 고칠 수 있는 환자임에도 불구하고 원인을 찾지 못하고 있는 안타까운 현실이다.

인대가 끊어진 것과 튀어나온 것의 차이

물론 뼈가 부러지거나 금이 간 사람들은 당연히 깁스를 해야 한다. 그렇지 않은 환자들까지 깁스부터 하는 것은 옳지 않다. 특히 인대가 변형으로 문제가 되어 뼈가 끊어진 것으로 오진하는 사례도 적지 않다. 나의 경우는 일단 2분 정도 관리해서 짚고 왔던 목발을 의지하지 않고 걷게 한다. 정말 신기한 것은 관리를 하면 언제 그랬냐는 듯이 부기도 빠지기 시작한다는 사실이다.

연구와 경험에 의하면 충격으로 한 번 원래의 위치를 이탈한 뼈는 제자리를 잡는다 해도 다시 이탈되어 제자리를 완전히 잡을 때까지 관리해 줘야 한다. 물론 걷지 않고 가만히 누워 발목을 보호한다면 빨리 나을 수 있다. 걸을 수가 있어 걷고 활동해 위치가 다시 벗어날 경우 뼈를 당분간 관리해 줘야 할 필요가 있다.

발목을 삔 적이 있는 경험자들에게 들어보자. 한 번 삔 발목은 어떻게 치료를 하든지 걸을 수는 있다. 제대로 치료가 되지 않은 경우 부자연스럽고 불편하며, 자주 삐끗하는 후유증을 지니고 살아가게 된다.

증상이 진전되면 뒤꿈치가 아프다든가 발등이 아프다던가, 발바닥의 가운데가 움푹 들어간 부분이 심하게 아프면서 엄지발가락 옆의 둥근 뼈가 밀려 나올 수 있다. 병원에 가면 발뒤꿈치와 발등, 발바닥이 아픈 것은 족저근막이라는 병이다. 치료방법은 신통치 않다. 내 방법으로 관리를 하면 개선시킬 수 있다. 또한 엄지발가락 옆에 밀려나온 둥근 뼈는 무지외반증이라고 하며 뼈를 깎아내는 수술을 권유한다.

뼈를 깍아내는 수술 이전에 관리를 해야 한다. 그렇지 않으면 발가락의 모양이 들쭉날쭉한 기형이 된다. 결국 우리 인체의 기능을 원상으로 회복시키기 위해서 물리적인 요법을 사용하면 안 된다. 이렇게 하면 우리 인체가 가지고 있는 본래의 기능인 자연치유력은 퇴보하고 만다.

나는 오래 전부터 나름대로 골격과 뼈에 대해 열심히 연구한 결과 문제가 있는 뼈와 정상적인 뼈를 구분할 수 있다. 문제가 있는 뼈는 어느 부위를 막론하고 해결할 수 있다. 처음에는 단순히 뼈가 탈골 된 사람들을 관리를 하다 보니 신기하게도 병의 전부가 보이기 시작했다.

시간이 지날수록 내 머릿속에는 인체의 모든 골격과 뼈, 신경 등이 어떻게 유기적으로 움직이고 있는지 각각의 구성과 역할, 그것들의 문제가 가져오는 증상과 진행 과정, 치료 방법 등이 선명하게 그려지기 시작했다. 인체의 모든 병은 뼈와 관계가 있고 뼈의 이상에서 온다는 놀라운 사실을 깨우치게 되었다.

발목이 삔 경우를 보자. 발목에 가해진 갑작스러운 충격으로 인해 발목 관절과 아킬레스건에 변형이 생겼다. 심한 통증이 오고 붓게 되며 발로 바닥을 내딛을 수도, 힘을 줄 수도 없게 된다. 문제는 발목뼈가 한 번 삐끗하면 발목 한 곳만 이상이 오지 않는다. 발목이 충격을 받게 되면 위로 무릎관절과 고관절, 엉치인 장골, 항문 위의 선골, 허리뼈인 요추까지, 아래로 발가락 등 최소한 여덟 군데 이상의 뼈에 변형이 생긴다.

대부분의 사람들은 발목을 삐었다고 하면 발목관절만 본다. 발목을 삐는 순간 다른 뼈들도 똑같이 각도를 넘어간다. 그 여파가 상하 골격 전체에 미친다. 사람이 발목 삔 것은 집에 비유하면 어떤 커다란 물체가 느닷없이 기둥 밑 부분을 꽝! 하고 치는 것과 같다. 이렇게 되면 집은 어떻게 되겠는가. 엄청난 충격으로 인해 곳곳에 균열이 일어나게 되며 이때부터 서서히 기우는 과정으로 들어간다.

우리 인체도 발목을 삐었을 때 즉각 제대로 된 조치를 하지 않으면 이미 변형된 골격의 이상으로 인해 각종 병이 진행되기 시작한다. 또 한 번 삔 발목은 자주 삐게 된다. 발목관절에 국한된 얘기일 뿐만 아니라 경추와 요추 등 우리 인체를 구성하고 있는 모든 뼈가 다 마찬가지다. 내 골격관리학은 바로 여기서 시작됐으며 이것이 바로 요체다. 그렇다면 도대체 골격이 왜 그렇게 중요한가.

골격은 인체의 근간이자 기틀

골격骨格이란 우리 몸을 지탱하고 체형을 형성하는 기관이다. 골격은 체중과 자세를 지탱하게 만들며 내장기관을 보호하는 역할을 하고 있다. 골격이 바르지 못하면 인체는 규칙적인 가동이 불가능하다. 척추동물은 모두 골격에 수직이나 좌우로 사용하는 기본적인 공통점이 있다. 사용범위를 벗어나게 되면 골격의 가동 기틀이 변하게 되어 많은 질병의 원인이 된다.

우리 인체의 골격은 모두 206개의 뼈로 구성되어 있다. 척추脊柱는 경추, 흉추, 요추 등의 척추골로 결합되어 있다. 흉곽은 늑골 등으로 구성되어 심장이나 폐 등을 지지 하고 보호하는 역할을 한다. 또한 골반은 엉덩이 뼈인 관골과 유기적으로 결합되어 있다. 즉, 골격의 대부분은 관절로서 움직이고 있다. 뼈와 뼈 사이를 서로 연결해 주는 조직이 인대靭帶이다. 인대는 관절을 안전하게 가동하게 하거나 제한하는 강한 섬유성의 조직이다. 두개골의 경우, 골격의 결합부분이 톱니처럼 되어 있어 톱니바퀴를 맞춘 듯이 봉합으로 결합돼 있고, 좌우의 치골恥骨이나 척추골 사이에 연골조직이 골격과 골격을 결합시키고 있다.

인체는 206개의 뼈가 하나하나 유기적으로 연결되어 체형을 이루고 있다. 집의 기둥이 하나만 기울어져도 집 전체가 기울어지고, 우산대가 휘거나 살이 하나 빠지면 엉성한 채로 올바른 제 기능을 하지 못하는

것처럼 뼈 하나만 문제가 생겨도 균형이 깨져 몸 전체에 영향을 주게 된다

특히 뼈가 중요한 이유는 모세혈관과 신경이 지나가는 근육筋肉이 뼈에 바로 붙어 연결되어 지지되고 있기 때문이다. 근육은 구조나 기능면에서 여러 형태로 나뉜다. 먼저 손과 발, 가슴, 배 등 피부 바로 밑의 뼈와 뼈 사이에 붙어있는 골격근骨格筋과 심장벽을 이루고 있는 심근心筋, 위나 방광, 자궁 등의 벽을 이루고 있는 내장근內臟筋이 그것이다.

보통 말하는 살이나 근육이 골격근이다. 골격근은 자율신경이 전달해 주는 자극, 즉 의지에 의해 움직이는데 비해 심근이나 내장근은 의지와 관계 없는 자율신경의 신호에 따라서 움직인다. 또 심근과 내장근은 아무 신호를 받지 않고 자동으로 수축을 되풀이하는 성질이 있다. 인체는 뇌나 신경이 쉬고 있는 수면 중에도 혈액을 순환시켜 생명을 유지하게 만들고 방광은 오줌을 만들어 낸다. 근육은 수축되는 기능을 지니고 있다. 수축의 속도는 골격근이 가장 빠르고 다음이 심근이며, 내장근은 매우 느리게 반응한다.

관절은 골격근의 수축으로 움직인다. 우리 몸에는 크고 작은 골격근이 많이 있어서 빠르고 다양한 운동을 할 수 있다. 근육들은 하나하나가 수많은 근세포의 다발로 이뤄져 있다. 한 개의 근세포를 근섬유라고 하며 우리 온몸에 분포되어 있다.

모세혈관의 역할은 매우 중요하다. 심장과 동맥을 거친 혈액은 모세 혈

관을 통해 온몸의 조직에 산소와 영양을 공급하고, 조직 속에서 발생한 탄산가스와 불필요한 물질들을 모아 정맥을 거쳐 다시 심장으로 되돌려 보내진다. 한 마디로 인체를 구성하고 있는 모든 세포는 모세혈관으로 인해 생존하고 있다.

근육 속에 들어있는 신경神經은 몸과 주위에서 일어나는 각종 변화를 감지하고 종합해서 적절한 반응을 일으키는 기관으로 수많은 신경 세포로 구성돼 있다. 특히, 중추신경中樞神經은 신경 기관 가운데 신경 세포가 모여 있는 곳으로 척수가 여기에 해당된다. 중추신경은 신경섬유를 통해 몸 안으로 들어오는 자극을 느끼고 통제하며 근육과 분비선 등에 전달하는 매우 중요한 기관이다.

증상은 206개의 뼈마디마다 각각 발생

지금까지 골격의 구성과 골격근의 역할, 근육 속에 들어있는 모세혈관과 신경의 중요성을 설명했다. 모든 기관이 유기적으로 연결돼 인체의 생존과 건강을 도모하고 있다는 것을 강조하기 위해서다. 즉, 뼈는 우리 몸의 근간을 이루는 기둥이자 골조며 인체의 모든 활동은 뼈에 연결된 골격근이 좌우하고 골격근을 이루는 근육 속에 모세혈관과 신경이 있다. 어떤 특정한 뼈의 위치가 가동점을 벗어나면 연결된 근육의 위치도 변형이 오며 당연히 모세혈관이나 신경도 정상적인 자기의 역할을 하기가 힘들어진다.

특히 인체의 기둥이나 다름없는 척주脊柱를 구성하는 척추에 이상이 온다면 몸은 전체적으로 기울거나 꺾이고 심한 경우 움직일 수가 없게 된다. 문제는 척추뿐만 아니다. 척추가 제자리에서 벗어나면 뼈에 붙어있는 골격근과 각종 장기臟器까지 위치에 변형이 생기며, 장기의 기능장애와 각종 분비선에 장애를 일으켜 만성병을 부르는 원인이 된다. 앞서 얘기했듯이 우리 몸은 유기체이기 때문에 어느 한 부위의 뼈에 이상이 오면 담당 부위만 문제가 생기는 것이 아니라 몸 전체에 문제가 생긴다.

예를 들어 발가락뼈나 발목뼈에 이상이 오면 엉덩이와 허리, 목, 머리뼈까지 이상이 오기도 한다. 몸 전체가 기울어진다든지 해서 체형과 체격에 변형이 생기고 이로 인해 골격근과 근육, 혈행, 신경, 분비선 등에 이상이 생겨 원인을 모르는 병이 진행된다.

뼈가 진정 중요함에도 현대의학에서는 뼈에 대한 심도 깊은 연구가 없다. 우리 인체의 머리뼈와 척추, 골반은 물론이고 양어깨와 양 무릎, 양 발목의 6대 관절 등 206개의 뼈는 문제가 생기면 각각의 증상을 나타낸다. 문제가 있는 뼈에서 나름의 증상이 시작된다. 한 군데서 한 가지의 증상만 나타나는 것이 아니라 몇 가지의 병이 유발될 수 있다.

어느 보험회사가 사람이 걸릴 수 있는 병을 분석해 놓은 것을 보니 불의의 사고까지 포함해 모두 6,556가지에 달했다고 한다. 병의 가짓수도 정말 엄청나다. 많은 병 가운데 원인을 몰라 병원에서 포기한 대부분의 병들은 뼈와 관계가 있다. 그럼에도 불구하고 대부분의 의사들은 컴퓨터가 인식하지 못하는 것에 대해서는 판단이 어렵다. 의대 교과과정에 골격인술이 누락되어 있어 가르치는 사람도 없고 배울 기회도 없었기 때문이다.

내가 그동안 환자들을 관리 하면서 틈틈이 메모한 내용들을 보면 거의 모든 병들은 뼈로 인해서 발생되었다.

1. 몸이 기울어지는 증상
2. 뼈에서 소리가 나는 증상
3. 손발이 차고 다리에서 쥐가 나며 이명이 들리는 증상
4. 식은땀이 나면서 손발이 차거나 열이 나는 증상
5. 어깨가 무겁고 피곤하며 나른한 증상
6. 식욕이 떨어지면서 뒷목이 뻣뻣해 지는 증상
7. 머리가 아프고 속이 메스꺼운 증상
8. 이명과 안구의 피로증상
9. 눈동자가 돌출하거나 눈이 뻣뻣해지며 목이 굵어지는 증상
10. 소화가 잘 안 되고 힘이 없고 변비가 오는 증상
11. 편골(편두통), 가슴이 두근거리고 답답한 증상

12. 폐활량이 부족해지면서 숨이 차고 힘이 없어지는 증상
13. 좌측 가슴에 압박이 오고 두근거리는 증상
14. 만성피곤에 의욕이 없고 식욕이 부진한 증상
15. 피부가 거칠어지고 얼굴에 뾰루지와 잡티가 생기는 증상
16. 발톱이 두꺼워지고 허옇게 부서지면서 가려움증이 동반되는 증상
17. 엄지발가락 옆 마디가 밀려 나오는 증상
18. 주부습진
19. 아토피 및 피부염
20. 전신 가려움증 및 두드러기
21. 축농증, 알레르기 비염
22. 중이염, 잇몸질환, 구강염
23. 위 아랫입술의 색깔이 다른 증상
24. 만성변비
25. 설사를 자주하는 증상
26. 며칠에 한 번 변을 보는 증상
27. 소변을 한 시간 전후로 자주 보는 증상
28. 소변을 하루에 서너 번 보는 증상 (두 시간 전후로 보는 것이 정상)
29. 소변의 색상, 거품
30. 대변과 소변에서 지독한 냄새가 나는 증상
31. 구강에서 지독한 냄새가 나는 증상
32. 발뒤꿈치가 많이 아픈 증상

33. 발등이 아픈 증상

34. 발바닥이 아픈 증상

35. 발목이 아픈 증상

36. 무릎관절이 아픈 증상

37. 만성두통 어지럼증

38. 만성 위장병

39. 위산 과다

40. 위하수

41. 장하수

42. 만성장염

43. 대상포진

44. 꼬리뼈 통증

45. 엉치(골반) 통증

46. 척추 디스크 증상

47. 등의 통증

48. 어깨 통증

49. 목디스크 증상

50. 눈언저리의 갈색 증상

51. 눈언저리가 멍든 것처럼 보이는 증상

52. 짝귀 증상

53. 귀의 높낮이가 맞지 않는 증상

54. 목 기둥선의 위치가 다른 증상

55. 목이 길고 얼굴이 작게 보이는 증상

56. 목이 가늘고 얼굴이 큰 증상
57. 목 길이가 짧으면서 밑 부분은 노송나무처럼 굵은 증상
58. 콧구멍 짝짝이 증상
59. 들창코 증상
60. 앞가슴이 새가슴
61. 어깨의 높낮이가 다른 증상
62. 어깨 한쪽은 앞으로 밀려 나오고 한쪽은 뒤로 들어간 증상
63. 좌골신경통
64. 다리를 벌리고 걷게 되는 증상
65. 무릎이 구부러지지 않는 증상
66. 무릎이 무거운 증상
67. 무릎에 물이 찬 증상
68. 무릎의 통증
69. 무릎이 많이 부어있고 색이 푸르딩딩 자주색 증상
70. 잇몸이 푸르딩딩 해지는 증상
71. 치질
72. 전립선 이상
73. 발기부전 증상
74. 발기 후 수축이 안 되는 증상
75. 조루증
76. 생리통
77. 생리불순
78. 불임

79. 난산 조기출산
80. 임신 중 하혈 유산
81. 조기유산
82. 부인병
83. 냉증 가려움증 외
84. 냉대하
85. 뇌수막
86. 늑막염, 복막염, 폐수막
87. 복수
88. 신장 부종
89. 동맥경화
90. 고지혈증
91. 뇌의 꽈리증상
92. 뇌혈증
93. 사지마비
94. 전신마비
95. 뇌성마비
96. 소아마비
97. 성장통
98. 뇌종양
99. 몸이 많이 붓는 증상
100. 손과 손톱 색깔이 푸르딩딩한 증상
101. 입술이 자주색으로 변하는 증상

102. 입술이 검은색으로 변하는 증상
103. 입술이 밀가루 바른 것처럼 허연 증상
104. 입술이 트는 증상
105. 입술이 건조해 자주 찢어지는 증상
106. 눈알이 노란 증상
107. 눈알이 새파란 증상
108. 혈색이 없는 증상
109. 음성 변조증
110. 손발바닥이 노란색
111. 손발바닥에 홍조증
112. 손발바닥이 희거나 검거나 빨갛고 피부가 얇아지거나 두꺼워지는 증상
113. 얼굴비대칭 증상
114. 눈썹 좌우 높낮이가 안 맞는 증상
115. 짝눈
116. 손톱에 반달이 없고 두꺼워지는 증상
117. 발가락이 안쪽으로 꼬부라진 증상
118. 누우면 발등이 다리와 일자가 되는 증상
119. 강직성 척추염
120. 골수염
121. 백내장
122. 녹내장
123. 경기

124. 망막증

125. 안구건조증

126. 안구출혈

127. 입안건조증

128. 혀 짧은 발음

129. 안구가 눈물이 글썽글썽

130. 손발바닥 굳은살, 티눈, 사마귀

131. 급성배앓이

132. 설사

133. 장이 꼬였다는 증상

134. 하혈

135. 기미

136. 주근깨

137. 검버섯

138. 박가락 사이가 벌어짐

139. 위아래 입술이 좌우측으로 삐뚤어지는 증상

140. 눈을 껌뻑껌뻑하는 증상

141. 사시

142. 콧등 실핏줄, 씰룩거림

143. 혈변 증상

144. 혈변 곱똥 증상

145. 혈뇨 증상

146. 가래

147. 혈객담
148. 혓바늘
149. 인중의 짧음
150. 인증 협착증
151. 볼택이 주머니
152. 구내염
153. 손발마디 통증, 틀어지거나 구부러짐
154. 설태
155. 하늘이 노랗게 보임 증상
156. 한순간 어지러움 증상
157. 어지러운데 한쪽을 볼수 없는 증상
158. 주걱턱
159. 사각턱
160. 눈곱이 심하게 끼는 증상
161. 비문증
162. 턱에서 딱딱 거리는 소리가 나는 증상 악관절 통증
163. 혀가 자주 깨물리는 증상
164. 턱이 빠진 증상
165. 사마귀
166. 발목이 자주 접질리는 증상
167. 평발
168. 발의 중심부인 오목한 부분이 아픈 증상
169. 발가락이 뒤틀린 듯한 증상(급성족구마비)

170. 칼발

171. 오리발

172. 손목이 아픈 증상

173. 손가락이 저린 증상

174. 눈이 터질듯이 아픈 증상

175. 머리가 콕콕 쑤시는 증상

176. 손발톱이 까맣게 변하는 증상

177. 손톱이 두꺼워짐

178. 손발톱에 까만 줄이 생기는 증상

179. 손발이 저림

180. 신물이 오르내림

181. 편식 하거나 소화력 나쁨

182. 트림에서 냄새가 남

183. 엉치가 뒤로 빠진 증상.

184. 두통 앞, 뒤, 좌, 우 (두통 치료 방법이 4가지 형태로 구분)

185. 심한 통증

186. 무언가가 먹고 싶음

187. 비만

188. 피부건조

189. 무좀

190. 눈이 충혈

191. 먹어도 살이 안찌는 증상

192. 코피

193. 눈과 입의 밸런스

194. 눈꺼풀 틱장애 등이다.

195. 혀에 백태가 끼고 뇌압이 오르는 증상

196. 불면증 등이다.

경우마다 원인도 다르고 처방이 달라지는데 몇 가지만 설명 하겠다.

첫 번째. 몸이 기울어 진 증상

몸이 기울어진다는 것은 몸에 이상이 생겼다는 증거다. 그런데 몸은 기울어 졌지만 아픈 증상이 없다고 말하는 사람도 있다. 이것은 아픈 증상이 질병으로 나타나거나 통증이 유발되기 직전의 상태를 의미한다. 서서히 진행되어 결국 심각한 영향을 끼칠 수밖에 없다.

몸의 기울어짐이란 크게 나눠 4가지로 분류한다.

(1) 몸이 좌측으로 기울어진 것

(2) 몸이 우측으로 기울어진 것

(3) 앞으로 기울어진 것

(4) 뒤로 기울어진 것

증상은 아주 미약해서 일반 사람들의 눈에는 잘 보이지 않고 유심히 관찰 해야 만 알 수 있다. 그리고 이런 사람들은 초기에는 어디가 딱히 아프기보다 평소 몸이 천근만근 무겁거나 피곤을 자주 느끼며 의욕이 저하되어 있다. 시간이 지나면 기울어진 유형에 따라 잠복돼 있던 증상과 통증이 한 가지씩 돌출하게 된다.

(1) 몸이 좌측으로 기운 사람은 폐와 심장 , 신장, 비장의 기능에 이상이 있다는 증거이다.

(2) 몸이 우측으로 기운 사람은 폐나 간, 위의 기능에 이상이 있다.

(3) 몸이 앞으로 기운 사람은 위가 좋지 않으며 두통과 만성피로, 이명, 편도선이 붓는 증상이 있다. 이런 사람일수록 감기에 자주 걸리는 것 같다고 얘기 하는데 실제로는 아니고 감기가 든 것처럼 보일 뿐이다.

(4) 몸이 뒤로 젖혀진 사람은 생리기능에 이상이 있다.

몸이 좌우 앞뒤로 기울거나 젖혀진 사람의 진단과 치료는 현대의학의 영역 밖에 있다. 치료법은 균형을 잃은 골격 문제를 해결해야 한다. 각각의 유형이 사람마다 달라 어느 부위의 어떤 뼈를 중점적으로 잡아서 처치해 주느냐가 중요하다.

두 번째. 뼈에서 소리가 나는 것

우리 몸은 소리에서부터 문제가 시작된다. 한 예로 피로할 때 목을 돌리면서 비틀면 순간적으로 오도독, 하는 소리와 함께 근육이 이완되면서 편하게 느껴진다. 잠시뿐 오도독 하는 소리가 났다는 것은 목뼈가 어긋나 있다는 것을 의미한다. 골격의 이상을 알리는 신호라는 것을 알아야 한다.

목뼈뿐만 아니라 발목과 무릎, 허리 등 모든 뼈가 마찬가지이다. 오래 앉아 있다 일어나면 무릎에서 오도독하는 소리가 나는 사람이 태반이다. 이것을 병이라고 하면 믿을 사람이 과연 얼마나 될까. 대체로 뼈나 관절의 55~60%가 나빠졌을 때 소리가 난다. 참고로 어린아이들이나 젊은 사람들의 뼈에서도 소리가 난다.

우리 인체의 골격과 활동반경이 어떻게 이뤄졌는지 한 번 상상해 보자. 문짝이나 선풍기의 경우, 분리 돼 있는 부위는 나사못인 피스로 전부 잠그고 조인다. 피스는 좌든 우든 잠그는 방향이 있고 풀리는 방향이 있으며 조립된 문짝이나 선풍기도 열리는 방향이나 돌아가는 방향이 있다. 우리 몸은 뼈에 나사는 없지만 기본적으로 척추에 머리와 손발을 비롯하여 모두 다 연결되어 있다. 뼈는 문짝이나 선풍기와 마찬가지로 정해진 각도와 방향으로만 작동하게 되어있다.

사람들은 무리를 해서 최대한 작동 할 수 없는 방향으로 억지로 운동을 하려고 한다. 몸에 좋은 운동법인 것으로 알고 있다. 내 이론으로는 절대 하지 말아야 할 행동이다. 작동이 원활한 부분은 써야하지만 가동범위를 벗어날 만큼은 절대 쓰지 말아야 한다.

교감신경과 부교감신경, 자율신경의 역할이다. 사람들은 다들 뇌와 대화가 막혀있다. 기계가 고장 나면 어떻게 고쳐야 하는지를 아는 기술자가 있다. 인체는 고장 원인을 찾아내는 기술을 가진 의술인이 없어 현대의학이 못 찾은 것이다.

뼈에서 소리가 나는 증상에 대한 치료법으로서는 뼈와 인대, 근력, 세 가지를 관리해야 한다. 1차로 가동점을 확인하고 2차, 3차의 시술에 들어가는데 먼저 환자의 뼈가 어떤 상태인지, 뼈가 약한지, 골다공증인지, 석회질로 변해 경직돼 있는지를 확인 후에 시술에 들어가야 한다. 다음 뼈의 중심과 가동의 여지를 감안해서 조금씩 시간을 두고 관리해줘야 한다. 한 예로 발목의 경우, 한꺼번에 뼈를 바로 잡을 수 있다. 어느 뼈가 가동범위를 넘어갔는지 정확히 알고 순서대로 잡아야한다. 한꺼번에 잡으려 하면 발목과 무릎에 큰 충격이 온다. 따라서 발목과 무릎, 고관절의 상태를 파악한 후 순차적으로 3단계 정도의 시술을 해야 한다.

세 번째. 손발이 차고 다리에서 쥐가 나며 이명이 들리는 증상

손발이 차고 다리에서 쥐가 나고 이명이 들리는 것은 동시에 일어나기도 하지만 단계별로 전이 되면서 서서히 진행되기도 한다.

(1) 첫 번째 손발이 차면서

(2) 다음으로 식은땀이 나고

(3) 다음으로 저리고 이명이 들리는 증상이 있으면 뇌졸중 전조로 본다.

증상이 있는 경우는 수전증을 불러오며 궁극적으로는 중풍이 오게 돼 있다. 즉 풍의 전조증상이다.

1단계, 손발이 찬 이유다. 뼈의 변위變位로 혈행血行에 정체현상이 생겼다고 본다. 혈행에 장애가 오면 우리의 몸도 자연히 냉冷하게 된다. 식욕과 입맛이 떨어져 음식을 잘 먹지 않게 되며 음식이 들어가지 않으면 영양소가 부족해 악순환이 계속될 수밖에 없다.

특히 요즘 사람들이 먹는 음식은 서양식 퓨전음식으로 정제된 설탕과 정제된 소금, 기름, 조미료 등이 많이 들어 있다. 이런 음식을 먹다보니 산성화가 되어 문제가 되고 있다. 따라서 손발이 차고 식욕이 없는 것은 탁한 피에 원인이 있다.

부인병과 냉대하, 손발냉증 등의 원인은 체온의 균형이 깨진데서 온다.

막연하게 병을 고친다고 가서 온욕을 하기도 한다. 의미가 없다. 냉증은 그대로다.

나는 이런 환자에게 변위된 뼈를 관리해주면서 옛 전통음식을 먹도록 권하고 있다. 쌀밥에 김치를 죽죽 찢어 걸쳐먹게 하거나 장아찌 나물을 반찬으로 먹게 한다. 쌀밥을 물에 말아 김치를 얹어먹는 것도 입맛을 살리는 한 방편이다. 한 마디로 입맛을 살려줘야 밥을 많이 먹고 피가 되고 살이 돼야 건강을 되찾을 수 있다.

2단계, 식은땀은 왜 나는가. 사람의 체온이 정상이면 체온에 따라 피도 정확한 온도로 흐름이 이뤄져야 한다. 뼈의 변위로 인해 피가 탁해지면 몸 안의 수분도 정상적인 순환이 되지 못하고 밖으로 나오게 된다. 이것이 식은땀이다.

더울 때나 힘들게 일할 때는 더운 땀이 나온다. 냉기를 동반한 식은땀이 나온다는 자체가 모든 기능이 비정상적이라는 것을 의미한다. 깜짝 놀란 경우에 식은땀이 나오는 것은 자연스럽게 돌던 피가 순간적으로 경직되면서 덩달아 수분의 흐름도 경직돼 밖으로 나오기 때문에 생기는 현상이다.

3단계, 손발이 저린 이유다. 뼈의 변위로 피의 흐름이 원활하지 않아 혈관과 근육이 협착 됐다는 신호다. 손발저린 증상으로 나타난다. 한 예로 다리를 오래 괴고 앉아있으면 복사뼈로부터 골반과 발목 동의 무게가 혈관을 누르게 된다. 이렇게 되면 혈행이 고르지 못하니까 저림 현상이 나타난다. 이런 현상이 아니고 멀쩡한 상태에서 몸 부위의 어딘가가 저리다는 것은 병이 이미 와 있다는 강력한 적신호다. 저림 현상은 오래 서 있거나 잠을 잘 때도 나타난다. 치료방법은 골격의 상태를 확인 후에 3단계의 순서로 골격의 변위를 관리해주고 좋은 식습관을 유지해야 한다.

뼈와 골격에 대한 연구 결과 어렸을 때부터 보았던 각종 불구자들, 뇌성마비와 소아마비, 지체부자유, 사지마비가 어디에서 오며 어떻게 해야 해결할 수가 있는지 답이 보였다. 뿐만 아니라 신경과 혈행 이상에서 오는 두통과 성장통, 고혈압, 당뇨, 비만, 소아성인병 등도 마찬가지였다. 무엇보다도 난치병과 불치병을 예방할 수 있다는 것은 기본이다.

나는 연구를 바탕으로 오랜 세월에 걸쳐 병원에서 포기한 각종 병을 앓고 있는 환자들을 관리해오며 내 방법이 틀리지 않았음을 확인했다. 서로 다른 환자들에게 증상에 따라 내 이론을 바꾸어가며 적용해 봐도 효과는 똑같았다. 골격구조를 알면 세상에 바로잡지 못할 병이 없었다. 병원에서 포기한 질병들과 원인을 알 수 없는 병 역시 마찬가지였다.

선천성 뇌성마비 등의 불치병 어디서 오는가

그렇다면 선천성 뇌성마비와 같은 불치병을 한 번 보자. 우리의 주변을 돌아보면 뇌성마비에 걸려 고생하는 어린아이를 많이 볼 수 있다.

태어날 때 한 번 뇌성마비에 걸리면 평생을 불구로 살아야 하니 본인은 물론 부모나 가족들의 고통도 말할 수가 없다. 뇌수막은 뇌를 둘러싸고 있는 얇은 막으로서 바이러스가 뇌 척수액 공간으로 침투해 생기는 급성 무균성 수막염이 뇌수막염으로 알려져 있다.

뼈를 연구하다 보니 뇌수막염을 비롯한 선천성 불치병 등 많은 병들이 아기가 탄생하는 과정 즉, 출산할 때부터 생기는 뼈의 문제로 귀결되는 것을 발견할 수 있었다. 자궁 속의 태아는 삼신할머니 덕분인지 몰라도 육손이나 육발, 구순구개열 외에는 선천적으로 기형이 없다고 본다. 문제는 엄마의 자궁에서 나오는 순간부터이다.

머리는 무겁고 목에 힘이 없는 상태에서 태아는 머리를 가누지 못한 채 세상에 태어나게 된다. 이때 엄마의 골반이 잘못되어 있거나, 난산이었거나, 출산기구에 의해 머리에 손상을 입게 되면 문제가 생긴다.

따라서 아기가 태어나면 머리나 목을 다치지 않았는지 적어도 3개월이 되면 검사를 해야 한다. 이는 매우 중요하다. 제왕절개를 해서 낳았다고 하더라도 출생 이후 육아과정에서 문제가 있다면 결과는 마찬가지다. 아기는 태아일 때 자궁 속에서 구부리고 있다가 태어나면 백일 동안 누워있게 된다. 아기의 골격이 형성되는 가장 중요한 시기가 이때의 백일이다.

즉, 다리를 쭉 펴고 기지개를 켜고, 뒤집고, 목뼈에 힘이 생겨 머리를 드는 과정을 거치면서 골격의 구조가 올바르게 자리 잡아 간다. 백일 안에 뒤집지를 못하거나 머리를 들지 못하는 아기는 일단 문제가 있다. 만약 이 시기에 이것을 못하면 행동발달에 장애가 오고 지능에도 문제가 생긴다.

이런 아기일수록 자신의 문제를 호소하기 위해서 밤낮없이 울어 대거나 토하고, 잠을 못 자는데 무조건 젖꼭지부터 물려 무마시키는 엄마들이 많다. 2년이나 3년이 지나 이상 징후가 그대로 고착되면 선천성 뇌성마비와 사지마비, 지체부자유라든가 고혈압, 당뇨, 두통, 성장통, 비만 등의 유아 성인병이라는 판정을 받게 된다. 아기는 출생한지 3개월이 되면 골격 검사를 하는 것이 중요하며 이상을 발견하면 충분히 바로잡을 수 있다. 이것이 무병장수의 시작이다.

나는 아기의 골격검사는 3개월과 6개월, 9개월, 세 차례를 받도록 하는데 처음 3개월은 아직 뼈가 제대로 형성되지 않아 물렁물렁한 상태이기 때문에 나 역시 손을 대지 않는다. 서서히 근육이 만들어지기 때문에 6개월째 들어서면 관리를 시작하고 근육과 인대가 완성되는 9개월째에 마지막으로 잡아주면 아무 이상 없이 잘 자라게 된다.

특히 산모도 출산 후 골반이 변형된 상태를 그대로 방치하면 반드시 문제가 생긴다. 아기에 대한 수유가 끝나면 유방의 관리도 필요하다. 그렇지 않으면 유방종이나 유방암이 생길 수 있다. 흥미로운 것은 아기가 밤낮없이 울고 토하고, 설사하고, 변이 푸르고, 꼬집은 것처럼 울고, 잠을 못 자는 등의 증상이 나타나지만 바르지 못한 뼈의 상태에 따라 각각 다른 증상으로 나타난다. 뼈를 모르고 골격관리학을 모르면 이런 병을 알지도 못 하고, 원인을 몰라 고칠 수도 없다. 오십견이나 목뼈, 디스크, 무릎, 발목관절, 팔꿈치 등도 마찬가지다.

오십견은 왜 생기고 어떻게 바로 잡나

아픈 사람들을 관리하고 골격관리학에 대한 연구를 계속하면서 사람들이 앓고 있는 각각의 증상들은 국소적인 원인으로 오는 것이 아니라는 것을 깨달았다. 만성적인 어깨관절의 통증과 운동장애를 호소하는 오십견 하나만 하더라도 어깨에만 문제가 있는 것이 아니다. 어깨에 침이나 파스를 백 날 맞고 붙여도 낫지 않는다. 어깨만의 치료로는 절대 낫지 않는다.

오십견의 출발은 발목 위의 복숭아뼈가 있는 곳에서부터 시작한다. 요추와 흉추, 어깨까지 관리를 해서 골격과 인대를 관리 해줘야 치유가 된다.

물론 사람마다 차이가 있어 정확한 원인을 파악하는 것이 중요하다.

뼈는 인대에 의해 지지된다. 뼈가 변형되면 인대가 변형되고 마찬가지로 인대가 변형돼도 뼈가 같이 변형된다. 오십견의 경우, 인대가 변형돼 생긴다. 인대의 변형은 신경의 변형을 가져오며 혈관의 피가 원활하게 순환되지 않게 된다. 즉 오십견의 원인은 바로 이 순환장애에서 온다.

순환장애는 인체 일부에 대한 물리적인 치료나 약으로 해결할 수 없다. 진통제는 통증만 억제하는 것이지 근본적인 치료가 되지 않는다. 따라서 오십견을 치료하기 위해서는 복사뼈부터 요추와 흉추, 어깨에 이르기까지 뼈와 인대를 관리해서 신경이 제 기능을 할 수 있도록 관리해야 한다. 그래야 비로소 혈관이 넓어져 피가 잘 순환되면서 통증이 말끔히 사라진다.

원리를 모르는 병원에서는 오십견을 고칠 수가 없다. 또 침을 놓는 다거나 사혈을 하기도 하는데 이것 역시 해결할 수 없으며 아무리 물리치료를 받아도 도움이 되지 않는다.

디스크의 경우는 골격의 균형이 깨져 뼈가 중심을 잃은 것이다. 우리 인체는 머리를 받쳐주는 목뼈인 경추 일곱 마디, 그 밑으로 이어지는 흉추 열두 마디, 그 밑의 요추가 다섯 마디 등 모두 24마디의 뼈가 상체를 형성하고 있다. 디스크를 유발시키는 가장 중요한 요소는 바로 다리다.

다리의 문제는 우리가 걸음마를 시작할 때부터 생긴다. 예를 들어 주저

앉을 때 어른들은 바닥에 팔을 뻗쳐 충격을 분산시키지만 아이들은 그대로 엉덩방아를 찧고 만다. 엉덩방아를 찧으면 골반에 변형이 오기 시작한다. 아기들의 경우 뼈와 살이 무르니까 변형이 더 잘 올 수밖에 없다. 이 외에도 아기일 때는 어른들이 만드는 병이 많다. 가령 키가 빨리 크라고 무릎관절을 꾹꾹 눌러주는 쭉쭉이를 한다든가, 기어가는 아기의 한쪽 발을 쭉 잡아당기기도 하는데 이때부터 골격에 문제가 생기기 시작한다.

아기가 충격을 받아 쓰러지면 가장 무거운 머리부터 찧게 되고 갑자기 엉덩방아를 찧으며 주저 앉으면 요추와 12번 흉추 사이가 좁아져 협착이 온다. 방치한 채 계속 자라게 되면 골반이 뒤로 붙으면서 벌어지고, 고관절에 이상이 생기며 아기라도 팔자걸음을 걷게 된다. 골격의 보호가 중요한 것인지 모르고 사람들은 어렸을 때 거의가 다 이렇게 자란다. 어느 정도의 차이만 있지 골반에 문제가 있으며 살아가는 동안 이로 인한 후유증을 경험하게 된다.

심한 경우 여자는 생리기능에 이상이 생겨 불임과 생리불순, 생리통, 남자는 발기부전과 수축, 조루, 정력감퇴, 전립선 문제 등의 증상이 나타난다. 또 충격으로 인한 요추의 변형은 협착증과 분리증, 뒤틀어짐, 다섯 마디 안으로의 함몰, 후만, 통증 등을 유발한다.

문제는 눈에 보이지 않는 증상이 안에 쌓여 있다가 어느 날 갑자기 무거운 것을 든다든지, 높은 곳에서 뛰어 내린다든지, 장거리 운전 등을 하게 되면 변형된 요추가 상체의 무게를 받치지 못해 점점 삐딱해지면서 원래의 동작이 나오지 않게 된다.

증상은 하루아침에 디스크로 나타나는 것이 아니라 장기간에 걸쳐 서서히 진행된다. 그러다 비뚤어지고 어긋난 상태에서 힘을 쓸 경우 중심이, 제대로 잡히지 않고 기울어진 쪽으로 더 기울어지기 때문에 급기야는 삐끗하면서 척추 뼈마디가 어긋난다. 척추의 뼈마디 사이에서 쿠션작용을 하는 연골이 밀려 나오고,뼈가 어긋나 수액이 제대로 흐르지 못해 터지며, 뼈가 기울어진 쪽은 신경이 줄어들거나 좁아져서 피의 순환이 되지 않는다.

병원에 가면 밀려난 연골을 수술해서 잘라내며 척추의 나열이 삐뚤어진 것을 보고 벌어진 부분의 뼈가 닳았다고 얘기하기도 한다. 내 이론에 의하면 다스크로 인한 척추의 변형은 얼마든지 원상태로 회복시킬 수가 있다. 디스크는 오십견과는 반대로 어깨에서부터 흉추와 요추, 발목 위의 복사뼈까지 뼈를 바로잡아 내려간다.

이때 퇴행성, 강직성으로 뼈가 굳고 석회질이 쌓여 있는 사람이나 부러지기 쉬운 아이들의 뼈는 일정 시간 준비 작업을 한 후 관리를 해야 무리가 없다. 골격을 바로잡아주면 신경도 혈관도 정상의 위치를 되찾고 혈액순환이 원활해지기 때문에 통증도 깨끗하게 사라진다. 그럼에도 디스크 때문에 수술을 하는 등 온갖 방법을 다 써 봐도 낫지 않고 고생하는 사람이 많은 까닭은 증상의 원인을 아픈 부위에서 찾아 해결하려는 치료방법 때문이다.

복수腹水도 골격을 바로잡으면 빠진다.

복수腹水는 우리 인체의 오장육부 가운데 간과 심장, 비장, 신 장, 폐 등의 오장이 다 나빠졌을 때 복합적으로 나타나는 마지막 증상이다. 복수가 척추의 변형으로 인해 이들 장기에 장애가 오면서 진행된 병 가운데 마지막 증상으로 간주한다.

복수는 이처럼 바르지 못한 골격으로 인해 발생된 것으로 평소 소화가 잘 안 되고 피곤하며, 부어 있는 사람은 일단 의심해 볼 필요가 있다. 부어 있는 사람이 물을 많이 마시면 더 붓는다고 물을 적게 먹기도 한다. 잘못된 생각이다. 필요한 만큼의 충분한 수분을 공급해 주지 않으면 체내 수분의 균형이 깨어져서 신장에 무리가 오고 더 붓게 되는 악순환을 부른다.

복수는 우리 인체의 하수구가 막힌 것이다. 집으로 치면 싱크대나 샤워장의 하수구가 막혀 물이 잘 빠져나가지 않는 것과 같다. 병원에서는 복수를 신장의 문제로 보고 물리적인 방법으로 물을 빼낸다. 일시적인 방편에 불과해 금방 또 차고 만다.

물은 우리 몸 어느 곳이든 찰 수 있으며 폐에 차면 폐수막, 늑막에 차면 늑막염, 복막에 차면 복막염이며 뇌에 차면 뇌수종이 되는데 중요한 것은 어느 위치에 찼든지 빨리 빼내야 한다. 복수가 찬 환자는 거의 몸에 힘이 없고 숨이 차는 것이 특징이다. 따라서 가장 먼저 폐활량부터 정상이 되도록 척추를 바로잡아 숨을 잘 쉬게 해주는 것이 중요하다.

다음 문제가 된 장기가 제 기능을 되찾을 수 있게 관련된 척추를 관리한다. 즉 막힌 물이 제대로 흘러갈 수 있도록 길을 터준다다. 또 여기에 장기의 기능을 강화하는 제품을 먹으면 복수가 빨리 빠진다. 몸에 물이 찬 환자는 문제가 어디에서부터 진행 되었느냐에 따라 조치하는 순서와 방법이 다르고 또 늑막염과 복막염을 조치하는 방법도 하늘과 땅 차이만큼 판이하다.

복수가 찬 환자는 내 방식에 의해 10분에서 20분 정도 관리를 해주면 서서히 안정권으로 들어가 숨이 차던 고통이 편해지는 것이 확인되고, 두세 시간 후부터는 확실히 호전되기 시작한다.

앞서 설명했듯이 복수는 오장이 나빠졌을 때 나타나는 증상이다. 장기의 기능들을 정상으로 가동 될 수 있도록 만들어야 하며, 골격부터 바로잡아야 한다. 골격이 이렇게 중요하다.

몸이 아프면 대부분의 사람들은 가장 먼저 병원을 찾아가 진찰을 받는다. 병원에서는 불치병이 아닌 한 환자가 앓고 있는 병이 무엇인지 병명을 말해주고 거기에 적합한 치료를 하고 약을 처방해준다. 문제는 치료를 받고 약을 먹음에도 불구하고 병을 쉽게 고치지 못하는 환자가 부지기수로 많다. 그렇다면 병명이 나와서 치료를 했다고 하더라도 통증이 계속되어 고통스러울 때는 어떻게 할 것인가.

더 기가 막힌 것은 몸이 아파 찾아온 환자에게 병원에서는 이상이 없다, 병명이 없다고 말할 때이다. 당장 몸이 아파 죽겠는데 이상이 없다고 한다면 답답함을 어찌할 것인가. 사람이 아픈데 이상이 없다는 것은 있을 수가 없는 일이다. 세상에 원인 없는 결과가 어디 있단 말인가.

'아니 땐 굴뚝에서 연기가 날 수 있는가?'

그렇다면 원인과 대책이 없는 증상의 해답은 과연 무엇인가. 나는 환자가 찾아오면 가장 먼저 병원은 가 봤느냐고 묻는다. 병원에서 못 고친 병이라면 한의원에 가봤느냐고 묻고 안 가봤다면 무조건 가라고 한다. 이곳저곳 다 다녀보고 할 수 있는 것은 다 해본 후에 그래도 안 되면 오라고 한다. 그래야 나만의 해답을 줄 수가 있다.

쉽게 표현한다면 우리 인체를 집으로 비유하여 발바닥에서 무릎 아래까지를 1층, 무릎에서 허리 아래 까지를 2층, 허리 위에서 머리 까지를 3층으로 분류할 수 있는데, 집이 1층과 2층에서 기울 수도 있고 3층부터 기울 수도 있다. 각층 마다 기울어지는 것도 위치와 원인에 따라 다르다.

환자 가운데 허리는 아프지 않으면서 어깨와 등이 아픈 사람이 있고, 목이나 등은 전혀 아프지 않으면서 허리만 아픈 사람도 있다. 또 무릎만 아픈 사람, 발가락만 아픈 사람, 손가락만 아픈 사람 등등 아픈 부위와 증상이 제각각 다르다. 디스크라고 해서 모든 사람이 일관성 있게 아프지 않다.

그럼 앞서 말한 6,556가지의 다양한 병 가운데 병원에서 고칠 수 있는 병은 과연 어디까지일까. 첫 번째로 환자는 아픈데 아무 이상이 없고 병명이 안 나올 경우병원에서 '당신은 아프다고 하지만 원인을 찾을 수 없다' 며 다른 방법을 찾아보도록 권고하는 것이 옳다. '스트레스성'이다, '신경성'이다, 라며 정신적인 문제로 단정 짓는 경우가 많다.

두 번째로 이상이 발견되어 수술, 주사, 약, 물리치료 등의 방법을 다 사용했음에도 환자가 계속 통증을 호소해도 과학적 수치가 나타날 때까지 지연시킬 것이 아니라 다른 방법을 찾아보도록 하는 것이 옳다. 병은 병원에서 고칠 수 있는 병이 있고 한의원에서 고칠 수 있는 병이 있다. 병원에서도 한의원에서도 못 고칠 때는 어떻게 할 것인가.

나를 찾아온 환자들은 모두 병명이 있다

통증이나 고통이 없다면 문제가 없겠지만 통증을 해소해주지 못하면 환자는 아무도 도와주는 이 없는 혼자만의 숙제를 안고 고통 속에 살아간다. 우리나라에서 현행 제도상 병은 병원이나 한의원에서 다 고쳐줘야 한다. 그 역할을 다 하지 못해 경험자들이나 구전口傳에 의존해 스스로 자신이 살길을 찾아 대체의학을 찾는다.

나를 찾아오는 환자들 역시 입소문을 듣고 오거나 효과를 체험한 사람들의 소개로 찾아 오는 것이 대부분이다. 병원에서 이상이 없다는 진단을 내리거나 포기한 환자들이 대부분이다. 골격의 이상으로 병이 온 사람들이어서 나는 정확한 병명을 진단할 수 있고 확실한 치료방법이 보인다.

나는 병원에서 고칠 수 있는 병은 전혀 다루지 않는다. 통증으로 고통스러워하는 데도 병원이 원인을 몰라 치료가 안 되는 환자만 맡는다. 걷지도 못하고 업히거나 기어서 들어온 환자가 단 한두 번의 관리로 몸이 좋아지고 통증이 사라져 만족감을 표현할 때 나는 더할 수 없는 보람을 느낀다.

무릎에 물이 찬 환자가 걷지도 못하고 업히거나 부축을 받고 겨우 들어왔다가 나에게 관리를 받고 자기발로 걸어 나간다면 믿을 수 있겠는가.

하지만 그러한 일은 종종 일어난다. 나를 찾는 사람들은 눈으로 목격하기에 나를 믿게 된다. 내가 하는 말이 아니라 나를 거쳐 간 수많은 환자들이 하는 말이다. 며칠이 지나면 몸이 아픈 또 다른 가족들을 데리고 온다.

한 번은 허리가 몹시 아픈 50대 초반의 여성이 소문을 듣고 나를 찾아왔다. 나는 그녀에게 병원에 가봤느냐고 물었더니 고개를 저으며 말했다.

"저는 병원에 안 갑니다."

"왜요?'

"고등학교 다닐 때 큰 병에 걸렸는데 병원에서는 아무 이상이 없다고 했어요. 그때 제 병을 고치느라고 엄마가 너무 고생을 하셨거든요. 그 후로 저는 병원에 아예 가질 않습니다."

그리고 그녀는 허리의 통증이 너무 심하다는 말 외에 말 한 마디가 없었다. 관리를 받으면서도 좋아졌다든가, 나빠졌다든가 하는 말 한마디 없이 다른 환자들을 관리하는 것만 물끄러미 쳐다보다가 가는 것이 전부였다.

나는 그녀가 원래 말수가 없는 사람으로만 생각을 하고 최선을 다했다.

그렇게 관리를 받기 시작한지 두 달이 지나 그녀가 내게 말했다.

"원장님, 고백할 것이 하나 있어요."

"뭔데요?"

"원장님을 처음 소개받을 때 소개한 사람이 이런 말을 했어요."

"무슨 말인데요?"

"원장님은 어떤 병이든지 귀신 같이 잘 고치시는데 한 사람이 다니면 가족 전부가 안 다닐 수 없게 만드는 악령신이 들린 분이니 조심해야 된다구요. 그래서 두 달 동안 말도 안 하고 원장님만 지켜 본거예요."

"하하하…"

나는 기가 막혔다.

"그래, 악령이 씌인 것 같아요?"

"아니요! 절대 그렇지 않아요. 제가 두 달 동안 다녀보니 아픈 사람들을 안 데리고 오려 해도 안 데리고 올 수가 없겠네요. 왜냐하면 고질병이던 제 허리가 다 나았거든요."

그녀는 다음날부터 몸이 아픈 가족들을 데리고 왔다. 이 여성뿐만이 아니라 골격원에 가면 집 장롱 속을 한 번 열어보라고 말하는 사람도 있다고 했다. 장롱 속에 신을 모셔 놨으니까 그렇게 신통방통하게 잘 낫는다는 것이다. 나는 신내림을 받지도 않았고 악령신이 들린 것도 아니다. 단지 모든 병의 원인은 80%이상이 골격의 문제에서 오는데 골격을 알고 있을 뿐이다. 현대의학은 모르고 나는 알고 있어 병원이 포기한 환자들을 낫게 할 수 있는 것이다.

한낱 아녀자의 주제넘은 소리가 아니다. 동서양의 의학에서 외면당한 수많은 환자들의 입이 증명하고 있다. 나는 언제나 당당하다.

거듭 강조한다. 골격은 우리 인체를 지지하는 버팀목이며 집으로 친다면 기둥과 대들보, 서까래, 문틀이다. 집이 기울어 벽에 금이 갔는데 미장으로 때우고 벽 색깔에 맞춰 페인트만 바른다든지, 또 문틀이 내려앉아 문이 잘 닫히지 않는다고 문을 깎아내면 계속 더 큰 문제를 가져온다.

제대로 된 건축업자라면 보이지 않는 기둥 밑이나 천장 속까지 뜯어내 원인을 찾고 기울어진 기둥과 대들보를 바로잡아야 한다. 비대칭을 대칭으로 만든다고 한쪽을 깎아낼 것이 아니라 비대칭을 가져온 쪽의 근본적인 문제를 해결하면 정상적인 대칭으로 복원이 되는 것이다.

모든 병의 원인과 시초는 골격과 뼈의 문제로부터 시작되고 골격을 알면 모든 병이 다 보인다. 골격 이상에 의한 병의 원인은 인체를 3단계로 분류해 보면 쉽게 찾을 수 있다. 즉, 먼저 1단계로 허리 아래의 골격에 이상이 있는 사람은 허리와 무릎관절, 생식기능, 생리통, 생리불순, 불임, 냉대하, 자궁후굴, 전립선, 발기부전, 발기수축, 조루 등의 병이 온다.

또 2단계로 허리에서 어깨 아래의 골격에 이상이 있는 사람은 만성위장병, 어깨 통증, 신우염, 신트림에 생목이 오르고 배에 가스가 차고 몸이 붓고 변비가 심하고 비장, 신장, 간, 폐와 관련 된 병이 온다.

그리고 3단계로 어깨 위에서 머리, 얼굴로 올 수 있는 증상들이다, 예를 들어 두통, 시력저하, 안압, 이명, 불면증, 귀울림, 축농증, 잇몸질환, 와사증, 기형적인 얼굴, 비대증, 우울증, 노이로제, 의처증, 정서불안, 뇌졸중, 중풍, 전신마비, 알콜중독, 뇌수막염 등의 병이 온다.

건강을 지키는데 골격과 뼈가 중요함에도 불구하고 아직 세상에는 골격관리학에 대한 본격적인 연구가 없다. 실제로 골격과 뼈를 다루는 학문은 어떤 의학책에도 없다. 전 세계에서 의학이 가장 발달했다는 미국에도 없다. 현대의학에서 인체해부학과 정형외과 정도가 전부다. 그래서 미국의 한의대들이 나를 교수로 초빙하겠다고 제안하고 있고 여러 차례 대학 강단에서 특강을 하기도 했다.

그럼에도 불구하고 내 골격관리학은 비제도권이라는 이유로 내 조국 한국에서 인정받지 못하고 있고 나는 돌팔이의 신세에서 벗어나지 못하고 있다. 십여 년 전 나는 골격원 창문에 '한완석 대체의학 골격균형 연구원' 이라고 써 붙였다 얼마 안 가 떼어내고 말았다. 의료계에서 '대체의학' 이라는 말을 사용하고 대학에 '대체의학 학과' 까지 생겼기 때문이다.

나는 내 골격인술이 대체의학이라는 범주 속에 섞여 아무렇게나 취급받는 것을 결코 원치 않는다. 그래야 할 이유가 없다. 내 골격관리학은 현대의학이 빠뜨린 매우 중요한 인체의학의 한 분야로서 의학자들이 반드시 공부하고 연구, 발전시켜나가야 할 필수학문이다. 병든 인류를 살리고 국가와 세계를 살릴 학문이다.

병원이 포기한 환자의 80% 이상은 낫게 한다.

답은 골격에 있다.

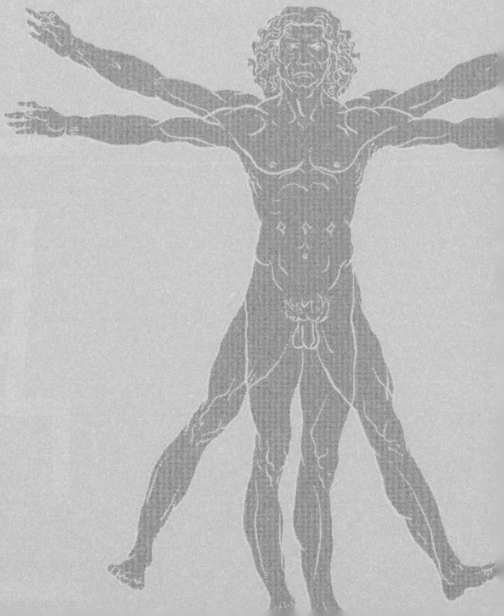

제2장 미국 한의사 세미나에서 인정받은 골격관리학

내 골격관리학을 받아 줄 곳이 어디인가

내가 미국에 처음 간 것은 1995년 겨울이었다. 나는 중학교 3학년이던 막내아이를 현대의학의 메카인 미국에서 고등학교 과정부터 유학을 보내야겠다는 생각을 하고 있었다. 사전조사가 필요했다. 그보다 더 미국을 가고 싶었던 이유는 주제넘은 욕심일지 몰라도 내가 정립해온 골격관리학을 미국에서는 인정받을 수 있는지 알고 싶은 간절함이었다.

내 나라, 내 조국인 대한민국에서는 만병의 근원이자 현대의학이 밝혀내지 못한 질병의 원인을 알 수 없는 많은 병들이 골격의 이상에서 온다고 아무리 외쳐도 인정하는 이가 없었다. 내가 골격을 관리하여 병원에서"더 이상 방법이 없다"라고 한 많은 사람들의 병을 낫게 하고 또 이것을 학술발표를 하고 싶어 해도 관심 가져주는 이가 없었다.

대체의학 분야에 관심을 갖고 있고 실력과 능력이 인정되고 있는 미국의 대학에 가서 내 골격관리학을 학문으로 받아줄 수 있는지 직접 확인해 보고 싶은 것이 솔직한 바람이었다. 아무런 연고도 없고 영어도 서툰 내가 미국에 혼자 간다는 것이 쉽지 않아 기회를 기다리고 있던 중에 마침 관리를 받고 있던 환자 한분이 LA에 살고 있는 50대 중반의 친척을 내게 소개했다. 내게 전화를 걸어 20대 후반인 자신의 아들이 소화가 안 돼 밥을 먹지 못하고 있고 특히 원인을 알 수 없는 극심한 만성 두통에 시달리고 있다고 말했다.

더욱이 수시로 팔다리가 저리고 쥐가 나고 통증이 심해서 유명하다는 병원은 다 다녀봤지만 아무리 진찰을 받아 봐도 이상이 없다는 진단만 나온다고 했다. 그녀는 내가 미국에 오기만 하면 숙식에서부터 가이드까지 모든 것을 책임질 테니 제발 방문해 달라고 애원하며 간청했다. 아들의 유학문제도 알아봐야 했던 터에 좋은 기회인 것 같아 비행기에 몸을 실었다.

LA공항에 도착하자 마중 나와 초조하게 나를 기다리던 그녀는 자신의 집으로 안내해 아들을 살펴봐 달라고 부탁했다. 아들이 앓고 있는 병을 확인하고 관리하는 것은 식은 죽 먹기보다 쉬웠다. 관리를 시작하자 아들은 그토록 아프고 무겁던 머리가 너무 맑아졌다면서 신기해서 어쩔 줄 몰랐다. 아들의 증상은 하루가 다르게 호전되어 밤에 잠도 잘 잤다고 가족 모두 너무 좋아했다. 결혼을 앞두고 있는 아들의 여동생도 허리가 아프다며 확인해 달라고 했다.

그녀의 골격을 살펴보았다.

"아가씨는 골반에 큰 문제가 있지만 현재 증상이 돌출되지 않은 상태일 뿐입니다. 지금부터 관리해 주지 않으면, 결혼해서 출산할 때 잘못하면 하반신 마비와 같은 병이 올 수 있어요. 한국으로 와서 일정기간 동안 꼭 관리를 받은 후에 결혼하는 것을 추천합니다."

진정으로 당부했지만 당사자인 그녀나 엄마는 건성으로 듣는 눈치였다. 당장 골반의 문제로 질병이 나타나지 않았으니 귀담아듣지 않았다.

일주일간 머물면서 아들을 관리해 주고 나머지 시간은 그 엄마의 안내로 몇 군데의 고등학교를 돌아다니며 막내아들의 유학에 대해 점검해 보았다. 나의 욕심은 고교 때부터 골격에 관한 공부를 시켜 골격치료의 전문가로 만들고 싶었다. 이 분야의 공부를 가르치는 고등학교가 있다면 졸업 후 같은 계통의 전공을 할 수 있는 대학에 진학하게 해 합법적으로 인정되는 골격치료 전문가로 만드는 것이 나의 간절한 바램이었다.

하지만 미국의 고등학교 가운데도 내가 원하는 것을 가르쳐주는 학교를 찾을 수 없었다. 차라리 한국에서 내가 데리고 있으면서 골격인술을 가르치며 고등학교에 보내야겠다는 생각에 유학을 포기했다.

미국 병원들도 못 고치는 하반신 마비

아들의 유학 문제를 포기한 나는 그녀의 안내로 LA에 있는 한의대를 찾아다니기 시작했다. 물론 통역도 그녀가 다 도맡아주었다. 찾아간 대학들마다 반응이 시큰둥했다. 그리고 첫마디가 침에 관한 질문부터 했다.

"침을 놓으십니까?"

"아니요, 저는 침이 아니고 골격 전문가입니다."

"골격요? 우리 학교에도 골격 교정을 전문으로 가르치는 카이로프랙틱Chiropractic 학과가 있습니다만 카이로프랙틱으로 어떻게 병을 고칩니까?"

"그 카이로프랙틱과는 근본적으로 다릅니다. 골격 구성의 원리를 알고 변위 되거나 변형된 골격을 관리하여 고정시켜주면 병원에서 고치지 못하는 원인모를 병은 대부분 호전시킬 수 있습니다."

"그게 카이로프랙틱과 뭐가 다릅니까? 말도 안 되는 소리입니다."

"카이로프랙틱이 아닙니다. 나는 오로지 골격인술입니다."

"그럼 여기 있는 우리 모두 허리 다리 안 아픈 사람 없으니 우리 치료 좀 해 주고 가세요."

이런 사람들과 더 이상 얘기를 나누는 것은 의미가 없고 시간낭비라는 생각이 들었다.

'카이로프랙틱은 원래 병을 치료하는데 있어서 약이나 수술을 거부하는 자연치료법으로 1895년에 미국의 D.D 파머가 창시한 의학의 한 분야다. 현재 미국 내에 카이로프랙틱을 전문으로 가르치는 대학이 20여 개가 있다. 영국과 캐나다, 오스트레일리아에도 있다. 대학을 졸업하면 일정 시험을 거쳐 개업자격을 주지만 우리나라에서는 논란이 많아 공인되지 않고 있다.

내 골격인술과 카이로프랙틱은 약물투약이나 수술을 하지 않고 척추구조와 신경계 기능의 상관관계를 다루고 있다는 점에서는 유사한 것 같으나 본질적인 내용에는 큰 차이가 있다. 한 마디로 카이로프랙틱은 척추의 비정상적인 배열을 교정하고 신경이 눌리는 부분에 필요한 관리를 하여 관절, 근육, 인체내의 감각 수용체를 자극하여 통증을 없애거나 줄여주는 것이라 알려져 있지만 내 골격인술의 개념은 변위되거나 변형된 골격을 바로 관리하여 제자리에 '고정固定'시켜 병의 근본 원인을 없애는 것은 물론 사전에 방어해서 병에 걸리지 않도록 하는 것이다.

결국 미국의 대학에서 교육하고 양성하는 카이로프랙틱과 내가 주장하는 골격인술의 차이점을 학문적으로는 알릴 수 없었지만 언젠가는 내 골격인술 요법을 인정해 주는 대학이 있을 거라는 확신에는 변함이 없었다.

귀국 한 이후에도 끊임없이 골격관리학에 대해 연구하고 그 연구를 바탕으로 각종 특허를 계속 출원했다. 1999년 초의 일이었다. 4년 전 미국에서 날 안내하고 아들을 관리해 주도록 부탁했던 여성에게서 다급한 전화가 왔다.

"그때 원장님이 우리 딸에게 결혼 전 미리 몸을 관리 받지 않고 아기를 낳으면 하반신 마비가 올 수 있다고 하셨는데 말씀 그대로의 일이 벌어졌어요. 어쩌면 좋아요?"

세월의 흐름 속에 미처 잊고 지낸 사이 딸이 결혼을 하고 임신해서 출산을 했는데 아기를 낳자마자 몸을 움직이지 못해 대소변을 받아내고 있었다.

"병원에서는 뭐라고 그래요?"

"사위가 큰 병원 의사여서 병원에 입원시켜 온갖 치료를 다 해봤지만 고칠 방법이 없대요."

"그러면 어찌하시려구요?"

"죄송하지만 미국으로 오셔서 딸애를 치료해 주실 수 없을까요? 제발 부탁드립니다."

때마침 미국에서 한의 세미나 일정이 잡혀 있었다. 하루하루 일정이 빠듯했지만 간곡한 애원을 모른 척할 수가 없었다. 하루만 관리하기로 하고, 이튿날 미국을 향해 출발했다. LA공항에 도착하니 밤이었다. 나는 마중 나온 어머니의 차를 타고 딸의 집으로 향했다.

그녀의 상태를 살펴보니 골반 뼈가 얼마나 많이 이탈된 상태인지 말도 못할 정도였다. 그녀는 옴짝달싹도 못하고 침대에 누워있었다.

"아이구, 그러니. 그때 내 말에 관심을 가졌어야지."

"죄송해요, 원장님. 이렇게까지 될 줄은 전혀 상상도 못했어요."

"미리 치료를 받았다면 좋았을 텐데 지금은 치료시기를 놓쳐서 치료 받을 때 많이 아플 수밖에 없으니 각오해야 합니다."

나는 즉시 이탈된 뼈를 관리하기 시작했다. 어찌나 크게 비명을 지르는지 밤의 적막에 잠긴 동네가 떠내려갈 정도였다. 무슨 일인가 하여 집집마다 불을 켜기도 했고 사람들이 집 앞까지 몰려와 웅성거리기도 하였다.

일단 가동점을 벗어나 버린 뼈를 관리해야 한다고 파악해 골반과 고관절을 2회 정도 관리를 했다. 꼼짝 못하던 몸을 뒤집기 시작했다. 기는 것조차 힘든 그녀에게 화장실을 가기 위한 방법을 하나하나 알려준 뒤 잠시 후에는 엉금엉금 기어서 화장실까지 다녀왔다. 옴짝달싹도 못하던 사람이 불과 10여 분 만에 화장실까지 다녀오자 사람들이 깜짝 놀라며 신기해서 어쩔 줄을 몰라 했다.

이튿날 4회 관리를 포함해 모두 6회를 관리했다. 상태는 더욱 좋아졌고 일어나 앉는 방법까지 가르쳐주었다. 그녀의 어머니는 이삼일만 더 머물며 딸을 치료해 줄 수 없겠느냐고 애원했지만 한국에서 기다리고 있을 환자들로 더 머물 수가 없었다. 따님이 안정이 되면 한국으로 와서 차분하게 치료를 받는 것이 필요하다고 말하고 그날 오후 비행기로 돌아왔다.

그 후 20일 정도가 지나서 여성과 남편이 나를 찾아 서울에 왔다. 미국에 방문했을 때 골반의 상태는 처녀였지만 골반변위가 일어난 상태였다. 지금은 출산으로 인한 골반변위의 상태가 더 심해졌다. 두 사람은 골격원 근처에 원룸을 이용하며 두 달간 하루 3회씩 관리를 받았다. 두 달 후 말끔하게 좋아져 활짝 웃는 얼굴로 씩씩하게 미국으로 돌아갔다. 관리를 받고 간 이후로 그녀는 더 이상 아프지 않고 건강하게 살고 있으며 또 한 번의 출산도 거뜬히 해냈다. 40대 초반이 된 그녀는 지금도 미국에서 해야 하는 일이 있을 때마다 많은 도움을 주고 있다.

이후에 다시 LA를 방문했다. 현지 대학에 내가 연구한 골격관리학을 소개하고 또 서울에서 고교를 졸업한 막내를 현지 한의대에 입학시키거나 편입시키는 방안을 알아보기 위해서였다. 일찍부터 나는 큰아들과 사위, 딸 등 가족에게 골격치료법의 이론과 실기를 가르쳐 왔고 막내 역시 고교 3년 동안 계속 데리고 있으면서 밤낮없이 열심히 가르쳤다. 그래서 골격원을 찾는 많은 사람들은 큰아들을 '큰선생', 막내를 '작은선생'이라고 칭하면서 두 아들의 실전기술 역시 나날이 발전하여 인정받고 있다.

또한 미국에 오면 본인의 학교를 꼭 방문해 달라고 요청하면서 나에 대한 호기심과 기대가 무척 큰 목소리였다. 물론 학교도 방문하겠지만 아울러 내가 연구한 골격관리학을 소개할 수 있는 대학이나 기관을 주선해 달라고 부탁했다. 그녀는 흔쾌히 수락하면서 며칠 후 현지 한의대 모 총장님과 모임이 예정돼 있는데 날짜에 맞춰 미국으로 와 줄 수 있느냐고 물었다.

나는 주저 없이 그녀가 찾던 책을 사서 약속된 날짜에 미국으로 갔다. 그리고 얼굴도 모른 채 그녀가 오라는 장소로 찾아갔더니 몇 명의 한국 여성들이 앉아있는 게 보였다. 내가 다가가자 그들은 기다리고 있었다는 듯 반갑게 맞아주었다.

“안녕하세요? 한국에서 온 한완석입니다.”

“어서 오십시오. 반갑습니다.”

그러자 총장님이라는 분이 내게 물었다.

“골격을 바로잡아서 병을 고치신다구요?”

“네. 저는 병원에서 더 이상 치료 방법이 없다는 진단을 받고 찾아온 환자들을 관리하면서 실제로 낫게 하고 있습니다. 제가 이렇게 설명해도 다들 믿어주지 않아 혹시나 인정받을 길이 있을까 해서 왔습니다.”

그러자 그 분은 말했다.

“세상에 못 고치는 병이 얼마나 많은데 그런 병을 고친다는 분을 왜 안 믿습니까? 저희는 대체의학을 100% 믿고 인정합니다. 미국에도 골격 치료술이 있긴 한데 다른 방식인가요?”

"여러분이 알고 있는 기존의 방식이나 상식이 아닌 새로운 방법입니다."

"그래요? 무슨 병을 고칠 수 있습니까?"

"기존 의료라인에서 포기한 환자, 고치지 못하는 환자들에 대해 겸손하게 말씀드리면 60%이상, 교만하게 말씀드리면 80%이상을 낫게 할 수 있습니다."

"그 말이 사실이라면 당연히 노벨의학상 감입니다. 하지만 그것을 어떻게 믿을 수 있습니까?"

"실전에 들어가 보면 바로 알게 될 것입니다."

"좋습니다, 박사님. 그럼 어떤 환자가 자신 있습니까?"

처음 만난 자리에서부터 그녀는 나를 스스럼없이 박사님이라고 불렀다. 나는 그것을 학력을 떠나 전문가의 위상을 존중하고 존경한다는 미국식의 합리적인 사고로 받아들였다.

"어떤 환자든지 다 볼 수 있습니다."

"좋습니다. 환자는 다양하게 많습니다."

하룻밤 사이에 사라진 식은땀

그날 저녁 총장님은 내가 묵고 있는 호텔로 두 명의 환자를 데리고 왔다. 그 중 한 명은 30대 초반인 남성으로 오랫동안 만성 복통에 시달리고 있었다. 즉 배가 아픈 것도 아니고 안 아픈 것도 아니고 살짝 살짝 아프기를 반복하는 병이었다. 이 증상은 병원에서 고치지 못하는 병이다.

또 한 명은 30대 후반의 남자로 가만히 있어도 대변이 줄줄 흐르는 병을 가진 환자였다. 그런가 하면 총장님도 문제가 있었다. 60대 중반인 그녀는 심장이 안 좋고 쉽게 피로하고 팔다리가 늘 아프다고 했다. 나는 세 사람을 관리해서 돌려보냈다.

이튿날 아침이 되자 세 사람이 다시 호텔로 찾아왔다. 나는 만성 복통에 시달려왔던 남성에게 물었다.

"밤새 변한 게 없어요?"

그러자 그는 기다렸다는 듯이 말했다.

"원장님 신기하게도 변한 게 있어요!"

"식은땀 나는 것이 없어졌죠?"

"아니 그걸 어떻게 아셨어요? 그렇지 않아도 여기에 오는 도중 하도 신기해 차 안에서 얘기했습니다. 평소 늘 손에 땀이 찼었는데 뽀송뽀송해요. 이것 좀 보세요."

그 남성은 내게 손을 펴 보이며 신기하다는 듯이 말했다. 또 다른 남성도 대변이 줄줄 흐르던 게 멈췄다고 했다

"총장님은요?"

"저도 몸이 너무 편합니다."

세 사람 모두 내게서 두 번째 관리를 받았다. 관리가 끝나자 총장님이 식은땀이 없어졌다는 남성을 가리키며 내게 살짝 말했다

"박사님, 저 젊은이가 아직 총각인데 결혼을 안 하려고 해서 가족이 속상해하고 있어요. 왜 그럴까요?"

"다 이유가 있지요."

"뭔데요?"

나는 그녀에게 귓속말로 말했다.

"생식기능에 문제가 있지요. 그걸 관리를 해 주어야 눈에 아가씨가 아가씨로 보일 겁니다. 제 말 뜻 이해하시겠어요?"

"아…!예~~!"

후일담이지만 그 후로 내게 몇 번 더 관리를 받은 이 남성은 예쁜 여자를 만나 결혼해서 잘 살고 있다. 그 날 관리를 모두 끝낸 후 총장님이 말했다.

"박사님의 실력은 제가 눈으로 다 확인했으니 학교 측과 협의해서 언제 한 번 정식으로 초청을 하겠습니다. 초청하면 응해 주시겠습니까?"

"당연히 오겠습니다."

미국 출장을 마치고 부푼 마음을 안고 한국으로 돌아왔다. 장차 내 골격관리학이 언제, 어떻게 받아들여질지는 모르겠지만 한국에서는 무면허 돌팔이로 취급받고 있는 내게 미국의 한의사들의 모임인 세미나에서 인정받고 초청하겠다는 자체가 너무 고무적이고 희망적이었다.

사실 내가 정립한 골격관리학에 대해 누구보다도 큰 자부심을 갖고 있었다. 상대가 누구든 내 학문을 인정해주는 곳과 인정받는 방법이 있다면 지구 끝 어느 곳이라도 갈 수 있다는 마음뿐이었다.

귀국한지 얼마 되지 않아 이력서를 보내 달라는 전화가 왔다. 나는 척추요법교정사에서부터 카이로프랙틱, 활기도, 스포츠마사지, 세계침구사, 민간의학사 등 취득한 각종 자격증들이 적지 않았다. 내가 자격증을 취득한 것은 내가 이론적으로 알지 못하는 학문에 대한 호기심과 배움에 대한 욕구가 강해서이기도 하다. 중요한 것은 내 생존을 위한 몸부림이기도 했다. 이것이 아니었다면 많은 시간과 정열을 바쳐가며 각종 자격증을 얻기 위해 매달릴 필요가 없었다. 내 골격관리학은 이미 모든 것의 상위개념에 있었다.

남이 할 수 없고 현대의학이 빠뜨린 학문으로 병원이 포기한 환자들에게 재생의 기쁨을 안겨주면서도 비제도권이라는 이유로 인정받지 못하고 있다. 제도상의 규제로 노심초사 하는 아픔과 고통, 그리고 숨막히는 답답함을 누구라서 알아줄 것인가. 내가 해외로 눈을 돌릴 수밖에 없었던 것은 이렇게 처절한 몸부림 때문이었다. 소위 제도권에 의해 말살된 우리의 선조로부터 계승된 전통의학의 현주소다.

병원이 포기한 환자들이라 할지라도 비주류 사람이 고쳐서는 안 된다는 학벌일변도의 사회문화가 만들어낸 비극이다. 나는 골격관리학에 대한 연구내용과 특허 중심으로 작성한 이력서를 보냈다. 곧바로 현지 한의사와 박사과정에 있는 사람들을 대상으로 한 세미나 초청장이 왔다. 그 때가 2002년 겨울이었다.

네 시간의 강의가 열 시간으로 이어져 공항에 대기해야 했던 일

LA에 도착해 주최 측이 마련한 강연회장에는 20여 명의 수강생들이 나를 기다리고 있었다. 강연회장 안에는 한의학을 전공하는 대학원생들과 한의학박사, 한의사 20여 명이 나를 기다리고 있었다.

박사들이 자신의 전공분야에 대해 끊임없이 공부하고 연구해서 해마다 그 실적을 보고 해야 해 대부분 기존의 학문보다 새로운 학문에 대해 관심이 높다고 했다. 제외되어 있었던 의학서에도 없는 골격관리학에 대해 강의를 한다고 하자 큰 관심을 갖고 모였다.

나는 인체에 있어서 골격의 중요성을 강의하기 시작했다. 강의가 무르

익기도 전에 한 50대 남자가 손을 들더니 빈정거리는 어투로 말했다.

"우리 집에는 아들 며느리들이 한의사고 나도 의사여서 의사가 다섯 명이나 되지만 그런 말도 안 되는 이론은 듣도 보도 못했습니다."

이 말은 대놓고는 못하지만 '너는 돌팔이' 라는 뜻이 강했다. 그래서 내가 말했다.

"그 질문은 강의의 본질에서 벗어난 것 같습니다. 강의내용에 대해서만 맞는 것과 아닌 것을 냉철하게 판단하시고 그것에 한해 질문이나 반박을 하십시오. 사적인 질문이 있다면 나중에 시간을 드릴 테니 그때 말씀해 주시면 되겠습니다."

그러자 다른 수강생들이 내게 말한 그 사람을 나무라기 시작했다.

"세상에 못 고치는 병이 수두룩한데 집안에 의사가 백 명이 있으면 뭘 합니까?"

"아까운 시간을 낭비하지 말고 강의나 들어봅시다! 박사님, 계속 하세요!"

수강생들의 질타가 이어지자 그는 더 이상 말을 못하고 듣기만 했다.

이론 강의에 이어 실전교육에 들어갔다. 아무리 좋은 이론도 실전에서 통하지 않으면 인정받기 힘들기 때문이다.

나는 몇 명의 수강생들을 강단에 불러 세워놓고 골격이 지닌 문제점과 증상, 해결방법 등을 제시했고 또 실제로 건강상 문제가 큰 수강생들은 즉석에서 관리해 주었다. 그러자 바로 눈앞에서 탄성이 튀어나왔고 하나같이 놀라워했다. 지금까지 알지 못했던 세계를 처음 접한 충격은 내가 생각했던 것 이상이었다. 특히 처음 나를 비난하려 했던 그 남자는 주눅이 들어 어쩔 줄 모르는 기색이 역력했다.

4시간으로 예정됐던 강의는 저녁식사 시간을 넘기고 무려 열 시간이나 계속됐다. 긴 시간 동안 자리를 뜬 수강생이 단 한 명도 없었다. 그야말로 센세이션이었다.

그날 밤 비행기 시간에 쫓겨 강의를 끝내자 우레 같은 기립박수가 쏟아졌다.

"언제 또 박사님의 강의를 들을 수 있습니까?"

"총장님, 이 강의를 계속 들을 수 있게 해 주십시오!"

"강의를 계속 들으려면 교육비를 얼마나 내야 합니까?"

"정기적으로 모셔다가 꼭 듣는 방법을 모색해 주십시오."

수강생들의 요구가 빗발치자 총장님이 말했다.

"이 문제는 무엇보다도 박사님이 시간을 내주셔야 하고, 시간이 된다고 하더라도 수업료와 비행기 값 같은 문제를 해결할 수 있도록 모든 것을 조율해야 하니 기다려 주십시오."

이런 광경을 지켜보는 순간 나는 대통령이 된 것 같은 기분이었다. 미국의 한의학 박사, 한의사들이 이처럼 내 학문을 인정해 준다는 사실에 가슴이 한없이 뿌듯하기만 했다. 더구나 나의 강의를 이수 했다는 수강증을 교육부에 제출해야 한다는 사실이 나를 기쁘게 했다.

시간이 많이 지체되어 서둘러 공항으로 떠나야 했다. 주최 측에서는 오래 전에 음식을 다 준비해 놨으니 잠깐 드시기만 하면 된다면서 한사코 나를 고급식당으로 이끌고 갔다. 나는 도저히 사양할 수 없는 분위기라서 식당으로 가서 앉았다. 처음 나를 비방하려 했던 남자가 내게 무슨 말을 하고 싶었는지 쭈뼛거리면서 앞좌석으로 왔다.

잠시 후 그 질문자는 아주 공손히 사과를 했다. 그러나 속이 후련하지만은 않았고 허전함과 무언가 쓸쓸했던 것이 사실이다.

의학의 한계 극복은 제도권만의 전유물이 아니다

그 후에도 서너 차례씩 초청을 받아 미국으로 건너가서 지난번과 동일한 대상으로 강의를 했다. 그때마다 수강생들의 반응은 여전히 폭발적이었다. 나는 내 강의를 경청하는 사람들이 고마웠고 날 기다려주는 사람들에게 감사하는 마음이었다. 박사과정 수강생들은 하나 같이 진지했으며 틈틈이 메모해 갔다. 한국에서는 상상조차 힘든 일이다.

사실 과학이든 의학이든 학문과 기술은 아무리 발전해 나가도 언제든 한계가 드러나기 마련이다. 한계에 도전하고 극복하기 위해 노력하는 것이 과학자들이나 의학자들의 몫이다. 우리나라에서 한계를 극복하는 연구와 인술을 제도권으로 인정된 졸업장과 자격증을 가진 사람들만이 독점하고 있다. 그렇지 않은 사람이 결과를 제시하면 돌팔이로 치부하고 매도하는 것이 현실이다.

의학은 고귀하고 존엄한 인간의 생명과 직결된 문제다. 인간의 병을 치료하고 생명을 보호하는 일을 제도권의 현대 의학에서 찾아내지 못한다면 그 밖의 누구라도 찾아야만 한다. 인간의 존엄한 생명 앞에 무엇을 따지고 망설여야 한단 말인가.

미국 한의대의 환대 속에 나는 결코 혼자만이 아니라는 사실을 깨달았다. 사실 골격관리학의 외길을 걸어오면서 나는 과분하게도 너무 많은 분으로부터 크나큰 사랑을 받았다. 의사와 한의사, 박사, 교수 등 이른바 제도권 안에 몸담고 계신 분들이 직접 관리를 받고 효과에 놀라 아낌없는 성원을 보내 주셨다.

내가 주장해온 골격관리학이 비제도권이라는 이유로 인정을 받지 못하고 있는 점을 마치 자신의 일처럼 하나 같이 안타까워하셨다. 이 분들 가운데 특히 K대 박 교수님의 관심과 성원을 잊을 수 없다. 지금도 자주 소통을 하는 사이다. 이 교수님은 내가 정립한 골격관리학을 누구보다 앞장서 인정해 주시고 또 남들에게도 자랑스럽게 소개하신다.

2004년 여름, 교수님은 특히 바쁘신 와중에도 14쪽에 달하는 '골격구조 연구원의 발전전략' 이라는 기획안까지 꼼꼼하게 구성해서 건네 주셨다.

당시 허리가 아파 나를 찾아와서 관리를 받았던 교수님은 당신도 관리 효과를 실감하고 뇌수막염에 걸린 12개월 된 아기가 관리 받는 모습을 보고 감동을 받은 나머지 나를 위해 기획안을 만들어 주셨다.

관리를 받는 동안 짬짬이 나와 많은 얘기를 나눈 교수님은 내가 관리하는 방법의 명칭을 내가 예전부터 사용해 왔던 '골격구조치료법'으로 분류하고 개념을 체계적으로 정리해 주셨다.

교수님께서 본인이 관리를 받은 후 있었던 일이다. 어느 집이든 몸이 아픈 가족은 있을 수 있는데 약사인 교수님 여동생이 심각한 상태였다. 피부암 말기로 일체 식구들에게 알리지 않은 채 혼자 병마와 싸우다가 죽기 전에 오빠한테만 알린다면서 울먹였다고 한다. 엄청난 고통과 통증을 아무에게도 알리지 않았던 사연은 고3 아들 때문이었다. 병원에서 준 약을 먹고 통증을 못 이겨 참을 수 없어서 약사인 본인이 약을 한 줌씩 먹었다. 고통을 이길 수 없어 이젠 떠나야 되는가 보다, 라고 생각해 오빠에게 전화를 했다.

"이 노릇을 어찌하면 좋은지?"

땅이 꺼지게 한숨을 쉬셨다.

최대한 빨리 동생과 함께 방문하길 권했다. 방문 후 나도 깜짝 놀랐다. 증상은 몸의 군데군데 부위가 딱딱하게 뭉쳐 있었고 어느 부위는 물렁물렁한데 증상은 엄청나게 심했다.

"관리를 나에게 맡기신다면 하겠는데 내가 주장하는 안전관리 수칙이 있는데 잘 지켜주셔야 합니다."

"뭔데요?"

"드시던 약을 끊으셔야 합니다."

"다른 것은 다 지킬 수 있지만 약만큼은 끊을 수가 없습니다. 약을 먹어도 통증이 심한데 약을 끊으면 고통을 견딜 수가 없습니다."

"그러시다면 나도 관리를 안 하겠습니다."

"왜요?"

"자신 있으니 약을 끊으라고 하는 겁니다. 관리를 시작하면 바로 통증이 멎게 될 것이니까요."

"그럼 일단 약을 먹다가 관리 받으면서 덜 아프면 약을 끊으면 안 될까요?"

"안됩니다. 시작하면 바로 약을 끊어야 합니다. 약을 안 먹어야 낫는지,안 낫는지 알 수 있습니다. 약을 안 먹어야 고칠 곳을 찾을 것 아닙니까?"

"약을 먹어도 아픈데 안 먹으면 얼마나 아플까 걱정이 되요."

"일단 나를 믿고 약을 끊읍시다. 대신 관리 시작하고 통증 있으면 새벽 1시든 2시든 전화하시고 골격원에서 만날 것을 약속합니다. 전화를 켜놓고 자겠습니다."

어렵사리 약을 끊기로 약속을 하고 관리를 해서 보냈다. 퇴근 후 은근히 걱정되어 잠들기 전에 전화기 볼륨을 크게 해 놓고, 깜빡 잠이 들었다 깨어보니 새벽 6시였다. 전화가 오지 않은 것을 보니 잠을 잘 잤는지, 아니면 통증을 못 견디고 약을 먹었는지 궁금했다.

골격원에 출근해서 첫 번째 환자로 들어오는데 얼굴이 편해 보였다.

"밤에 어땠어요?"

"원장님과 약속대로 약은 먹지 않았고요. 밤에 살짝 두 번은 깬 것 같은데, 통증이 많이 줄어서 그대로 잘 잤어요. 이제는 원장님 믿고 약을 끊겠습니다."

피부암 말기였던 교수님 여동생은 나의 관리를 받은 후 늘 복용하던 약을 중지했고 건강을 되찾아 본업인 약국을 현재도 계속 잘 운영하고 있다.

고마운 것은 내가 먹던 약을 끊자고 한 것에 대하여 과학적으로 임상실험까지 마친 검증된 약을 끊고 흔쾌히 나를 믿고 따라 준 사실이다.

미국에서 인정받고 역수입합시다

그러던 어느 날, 지인의 소개로 이름만 들어도 누구나 알만한 제약회사 회장님이 나를 찾아왔다. 이분은 오랫동안 어깨 통증으로 고생하고 있었다. 이렇게 유명한 분들은 어지간해서는 날 찾아오지 않는다. 국내외의 좋은 병원 다 찾아가 보고 좋다는 약은 다 복용해보고, 침이나 뜸 다 해보고 그래도 안 되니 마지막으로 나를 찾는다. 회장님은 처음 만난 자리에서 내게 이렇게 말씀하셨다.

"당신이 병을 잘 고친다는 말을 듣고 오긴 했는데 솔직히 큰 기대를 하지는 않습니다. 만에 하나 내 병을 고쳐준다면 당신하고 병원을 하나 사서 같이 하리다. 내 약속하지요."

그냥 듣기에도 그 분의 말씀은 진심인 것 같았다. 회장님은 자신이 의사들을 많이 알고 있으니 내 실력만 입증되면 의사들과 함께 병원을 차려서 같이 아픈 사람 구하는 일을 하자는 제안이었다.

회장님의 병이야 얼마든지 낫게 만들 자신이 있지만 과연 이분의 말씀대로 일이 이뤄질지에 대해서는 솔직히 의문이었다. 마음 한 구석 어딘가에서 믿고 싶었고 내게 이런 제안을 해주는 분이 있다는 것만으로도 감사와 감동이었다.

관리 받기를 1회 2회 3회... 횟수가 늘어가자 회장님의 만성적인 어깨통증은 거짓말처럼 씻은 듯 사라지기 시작했다. 회장님의 놀람과 감탄은 말로 표현하기 힘들 정도였다

"원장님! 내 몸이 너무 좋아졌어요. 세상에! 이런 일이 있을 수 있다니!"

회장님은 내가 미국을 오가면서 강의를 하고 있다는 것과 그들이 인정

하지 않는 나라 한국에 있지 말고 미국으로 와서 뜻을 펼쳐보라고 독려하고 있다는 사실을 알고 있었다. 내 관리효과에 확신을 가지신 회장님은 날 붙잡으며 말했다.

"한 원장, 미국에 가지 마시오! 힘들게 먼 거리를 강의하러 다닐 필요도 없소. 당장 병원을 하나 사서 나와 함께 치료를 못 받고 고통 속에 방황하는 환자들을 구해 봅시다. 이름난 의사들도 얼마든지 모셔올 테니 다른 생각하지 말고 나만 믿으시오."

병원이 포기해 절망과 고통 속에 한숨짓는 환자들을 구해내는 일이야말로 내 꿈이요 숙원이었다. 유명한 제약회사 회장님이 자신감 넘친 목소리로 강력하게 말씀하시기에 은근히 적지 않은 기대를 품고 있었다.

회장님의 관리를 두어 달쯤 하고 있을 때 아침 일찍 골격원에 오셔서 바삐 서두르시면서 말씀하셨다.

"원장님, 그동안 내가 찾던 병원이 나왔습니다! B병원이 경매로 나왔다는데 의사들과 함께 그걸 응찰하러 가려고 하니까 빨리 나부터 관리 좀 해 주시오."

B병원이라고 하면 웬만한 사람은 이름만 들어도 다 알만큼 서울의 중견병원이었다. 나는 기다리고 있던 환자들께 양해를 구하고 회장님부터 먼저 관리를 해드렸다.

"어떤 일이 있더라도 그 병원을 내가 꼭 경매 받아올 테니까 기다리시오. 나하고 같이 꼭 그 병원을 합시다. 알았지요?"

마치 원하는 대로 모든 일이 다 이루어진 듯 잔뜩 들떠서 가셨다. 이튿날 찾아온 회장님의 모습은 크게 낙담한 표정이었다. 한동안 침묵을 지키던 회장님이 힘없이 말 했다.

"아, 한 원장…! 미안합니다…"

그렇게 기세등등하던 분이 힘없이 들어오시는 모습에 뭔가 일이 잘 안 된 것이구나, 라는 생각이 들었다.

"왜요, 회장님?"

"한국에서는 병원 못하겠습니다. 우리나라 병원, 아니 의사들, 대책이 안 섭니다."

"그게 무슨 말씀이세요?"

"응찰하러 가기 전에 의사들과 만났어요. 이러한 원장님이 있는데 서로 힘을 합치면 병으로 죽어가는 환자를 많이 구제할 수 있으니 같이 병원을 하자고 말입니다."

"그런데요?"

"한 마디로 안 된답니다. 자기들 하고만 한다면 찬성이지만 대체의학하는 사람과 같이 한다고 하면 서로의 주장하는 바와 이론이 다르기 때문에 절대로 안 된다네요. 환자보다 자기들 체면과 밥그릇 걱정부터 하다니 세상에 이런 법이 어디 있습니까?"

회장님은 분개한 얼굴로 어쩔 줄을 몰라 했다.

"그래서 내가 그 사람들한테 말했지요. 당신들이 못 고친 어깨를 이 분은 고쳤지 않느냐? 그러니 그 좋은 인술로 사람들을 구하고 당신들도 배워서 고치면 얼마나 좋겠느냐? 내가 병원을 살 테니 같이 하자고 설득을 했지만 절대로 그렇게는 하지 않겠다는 겁니다.”

명색이 유명 제약회사 회장님이 이렇게 말씀하실 정도니 나 같이 힘없는 아녀자가 아무리 외친들 무슨 소용이 있겠는가.

“미안합니다. 한 원장…”

그러시면서 회장님은 비감한 어조로 말씀하셨다.

“한 원장, 힘들고 어렵더라도 미국으로 가시오! 미국에서 먼저 인정받고 거기서 원장님의 인술을 한국으로 역수입합시다. 안 그러면 한국에서는 계란으로 바위치기입니다.”

미국 세미나에서 돌풍을 일으킨 한국의 돌팔이

제약회사 회장님뿐만 아니었다. 내게 이렇게 말하는 사람이 참 많았다. 이런 분들이 있어 나는 어떤 힘든 상황에서도 포기할 수가 없었다. 제도라는 벽 앞에서 좌절하기에 앞서 해야 할 일이 너무 많았다. 골격관리학의 보급과 오갈 곳 없는 환자들의 구제, 거기에 수많은 특허의 관리와 해당 제품의 개발, 또 ‘제품’

이라고 이름 붙인 개발해 놓은 제품들을 상품으로 개발하는 일 등 하고 싶은 일과 해야 할 일들이 산적해 있다.

나는 남에게 실력과 능력을 인정받기 위해 학문을 연구하고 특허를 내고 제품을 개발한 것이 아니다. 병든 사람에게는 너무 절실한 것들이고 다른 사람들이 연구하지 않은 것들이어서 했을 뿐이다.

환자들에게 실질적으로 도움이 되게 하려면 제도권에서 충분한 검증을 하고 타당성이 있으면, 학문은 가르치고 특허나 제품 등은 환자들에게 공급할 수 있도록 해야 한다. 내가 바라는 것은 이것뿐이고 내 목표다. 제도라는 틀 안에서는 인정하지 않을 것이고 여전히 돌팔이라고 할 것이 뻔한 일이었다. 좋은 의술을 내가 태어난 내 고국이 아닌 타국에 먼저 보급해야 하는 현실이 가슴 아프지만 내 조국의 '제도'가 이렇게 할 수 밖에 없도록 만들었다.

미국뿐만 아니라 중국, 일본에서도 간혹 초청을 하곤 한다. 가끔 중국에서 요청이 있을 때면 가서 만성두통에 시달리는 사람, 위가 안 좋아 늘 속이 메스꺼운 사람, 지체 장애자 등을 관리하는데 그들은 내 손을 '신神의 손' 이라고 한다. 얼마 전에는 변을 잘 보지 못해 항상 복통으로 고생하는 엄마와 세 살 된 아이를 관리했다. 끝나자마자 변기 가득 대변을 봐서 사람들을 놀라게 했다.

중국은 한국과 달리 의료기술만 인정되면 중국인 의사를 두고 얼마든지 환자를 치료할 수 있다고 했다. 실제로 중국 위생국을 방문했다.

"골격 인술요법과 내가 개발한 제품으로 병원을 설립하고 환자들을 고쳐도 되느냐?"

주무 관리에게 질문했다.

"어떤 방법이든 거짓이 아닌 한, 실전을 보여주고 확인된다면 최대한 협조하겠습니다. 사람을 살려 내는 소중한 인술이니까요. 우리 중국은 화타 선생 같은 분이 계셨습니다. 누구든 의술이 뛰어난 분이라면 그분의 학문과 치료법을 인정합니다."

중국은 이렇게 하는데 왜 우리나라는 꽉 막혀있는가. 가까운 나라 일본에서도 많은 사람들이 찾아오고 있으며 이들 중에도 역시 큰 효과를 보고 놀라 일본에 골격원을 차리자고 제의하는 사람도 있었다. 어떤 일본인은 일본 잡지에 본인이 직접 우리 골격구조 연구원을 소개하는 글을 내기도 하였다. 나를 찾는 여러 나라의 외국인들 모두를 일일이 기억할 순 없지만 나를 인정해주는 것에 그치지 않고 스스로 홍보대사를 자처하고 적극적인 이들이 고맙기만 하다.

2004년의 일이다. 심한 디스크를 앓고 있는 한 대학생이 골격원에 기어 오다시피 방문했다. 증세가 어찌나 심한지 택시도 기어서 타고 내릴 때도 기어서 내렸다고 했다. 병원에서 치료를 하면 할수록 낫기는커녕 더 나빠지자 인터넷을 뒤져 어렵게 찾아온 대학생이었다.

학생은 너무 가난해 관리비조차 낼 수 없었다. 나는 이 학생을 아들처럼 생각하며 정성껏 관리해 회복시켜주었다. 학생은 무척이나 고마워하며 어떻게든 도움이 되겠다는 생각으로 인터넷에서 대체의학자 양성에 관한 글을 찾아 내게 건네주었다.

그 글은 대체의학으로 유명한 모 의대 박사님이 쓴 것이었다. 우리나라도 이제는 민간요법사들이 음지에서 수고한 공로를 인정해 주고 제도권에서 이를 받아들여 흡수 활용해야 한다는 내용을 담고 있었다. 글 내용 맨 아래 박사님의 휴대폰 번호가 있어서 전화를 했더니 외국 출장 중이라며 돌아오시면 연락을 드리겠다는 응답이 왔다.

며칠이 지나자 비서에게서 전화가 왔다. 모 병원 내에 대체의학 대학원이 설립됐으니 관심이 있으면 와서 등록을 하라는 것이었다. 그래서 지정한 날에 가보니 많은 사람이 와 있었다. 박사님과 마주 앉자 나에게 박사님이 물었다.

"무엇을 하는 분입니까?"

"골격관리학을 연구했고 골격 구조 관리로 병원이 포기한 환자들을 치료합니다."

"그럼 우리 대학원에 평생회원으로 가입하시지요."

"아니 그 보다도 민간요법사의 자격으로 대체의학 대학원에 입학을 할 수 있습니까?"

"입학은 안 됩니다."

"자격조건이 무엇인데요?"

"의대를 나온 사람만 됩니다."

"그럼 입학도 안 되는데 평생회원으로 등록하면 무슨 일을 합니까?"
"연구원 지위를 드리겠습니다."
"연구원들이 이 대학원에서 할 일이 무엇입니까?"
"여기 학생들은 전부 의사들이니 의사들에게 가르쳐 주면 됩니다."
"그럼 교육시간은 어떻게 됩니까?"
"매월 둘째 주 월요일에 1시간씩 하면 됩니다."
"박사님! 여기 와서 수업 받는 의사나 박사님들은 공부를 몇 년 정도 하신 분들입니까?"
"의사가 되기까지 보통 12년에서 13년 정도 공부를 했습니다."
"그래요? 저는 50년 넘게 골격관리학을 연구했습니다. 그런데 한 달에 한 시간씩 1년에 열두 시간 배워서 환자들을 돌볼 수 있을까요?"
"의사들이 배워서 못 고치는 환자가 있다면 원장님이 이 병원, 저 병원 다니면서 고쳐주시면 되지 않겠습니까?"
나는 답답해서 더 이상 말을 할 수가 없었다.
"박사님, 저는 골격원으로 찾아오는 환자들만 관리하기도 벅차서 밥 먹을 시간도 화장실 갈 시간도 부족할 지경입니다. 환자를 고치러 이 병원 저 병원으로 돌아다니면 길에서 시간을 다 허비할 텐데 과연 하루에 환자를 몇 사람이나 볼 수 있겠습니까? 박사님 제안은 합당치 않기 때문에 저는 그냥 돌아가겠습니다."
그러자 박사님은 일단 회원으로 등록해 놓고 가라고 요청했지만 나는 그냥 돌아오고 말았다.

골격인술은 의대에서 정식과목으로 채택해서 집중적으로 배워야 할 최고급 동양의학의 학문이다. 그런데 연구인이란 이름으로 들러리나 서라고 하는 게 말이 되는가.

그럼에도 불구하고 일부 박사님들과 대체의학 대학원의 교수님들은 새로운 의료학문을 탄생시킬 수 있는 열린 생각을 가지고 있다고 생각한다. 부디 이런 대학부터라도 먼저 골격관리학에 대한 전공과목이 만들어졌으면 좋겠다.

나는 의대나 한의대의 학문을 전공한 의사도 한의사도 아니다.

그러나 눈부시게 발전한 현대의학이 찾지 못한 사각지대로

환자의 병명을 찾는 학문 중에서

누락된 분야의 학문을 찾아냈다.

그것이 골격이다. 병의 원인과 발생이 출발하고 종결되는 곳이다.

–한완석 원장

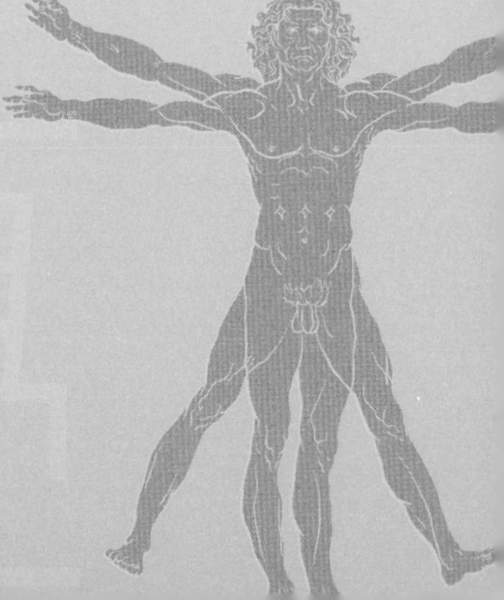

제3장 골격균형요법의 임상 사례

발목을 삔 깁스 환자는 4분이면 걷는다

어느 토요일 아침. 일본에서 아들이 다쳤다고 한국에 있는 엄마가 전화를 했다. 모 유명인사 아들이 일본에 유학 중인데 친구들과 공을 차다가 다쳐서 병원에 갔더니 인대가 끊어졌으니 수술해야 한다고 하며 큰일 났다고 한숨을 쉬며 난리가 났다. 일단 다친 아들과 통화를 요청하여 다리 상태를 체크를 해보니 인대가 끊어진 상태는 아니라는 확신이 들어 즉시 비행기 타고 한국으로 오라고 했다.

아주 중요한 시험을 봐야 하는데 긴박한 시기에 수술을 해야 한다니 걱정을 할 수 밖에 없는 상황이었다.

"원장님 아들을 데리고 갈 테니 잘 좀 봐주세요."

"병원에서 엑스레이 찍었겠지요? 병원에서 나올 때 엑스레이 필름을 갖고 오세요."

"그렇게 하겠습니다."

얼마나 다급하게 서둘렀는지 그날 오후 그 대학생이 깁스를 하고 목발을 짚은 모습이었다. 대단한 환자 차림으로 엄마와 함께 찾아왔다. 엄마는 낭패한 얼굴로 말했다.

"원장님, 어떡해요? 이렇게 됐으니…"

"병원에서 뭐라고 해요?"

"인대가 끊어졌다며 급히 수술을 하지 않으면 안된다고 하였으나 일단 원장님과 의논을 하고 싶어서 깁스만 하고 온 거예요."

"잘 하셨어요!"

만일 의사의 말대로 인대가 끊어졌다면 나 역시 방법이 없다. 그러나 인대는 생각처럼 쉽게 끊어지는 것이 아니다. 관리베드 위에 눕힌 후 내가 깁스를 풀기 시작하자 벌벌 떨었다.

"왜 그렇게 떨어? 안 나으면 다시 깁스 해줄 거고, 나으면 걸어서 가면 되지!"

깁스를 다 풀고 보니 발목이 퉁퉁 부어 있었다. 다친 발의 무릎 위치도 변형돼 있었다. 발목의 관절이 가동점을 벗어나는 바람에 무릎까지 충격이 온 것이다. 일단 어긋난 부위를 관리하니 부기가 약간씩 빠지기 시작했다.

이렇게 2분 정도 관리를 하고 나서,

"자 이제 일어나서 걸어 봐."

"예엣? 아니, 이런 발로 어떻게 걸어요?"

"인대가 끊어진 것 아니니 걸어 봐!"

"저, 아파서 못 걸어요!"

"어~허! 걸어보라니까"

이런 상황이 되면 열이면 열, 백이면 백, 모두 불안한 얼굴로 엄살을 부리다 나중에 어쩔 수 없이 일어나 발로 바닥을 딛는데 이 학생 역시 일단 딛으면서 힘을 줘보고 안도하는 기색이 역력했다. 생각했던 것처럼 아프지가 않았기 때문이다.

"어때?"

"하, 신기하네요? 걸을 수 있을 것 같아요."

이윽고 학생이 조심조심 골격원 안을 왔다 갔다 하며 걸었다. 주변에 함께 있던 사람들 모두 깜짝 놀라며 신기해했다.

6분 후, 다시 2차 관리하고 이번에는 복도를 지나 현관문까지 걸어보라고 시켰다. 조금 전 걸어봐 학생은 시키는 대로 현관문까지 왕복 20여 미터를 걸어서 돌아왔다. 또 다시 6분 후, 3차 관리하고 계단으로 3층까지 걸어갔다 오라고 하였다. 자신감이 붙은 학생은 망설이지 않고 걸어 나가 3층 계단을 올라갔다가 내려왔다.

"어쩌면 이럴 수가!"
학생의 엄마는 물론 함께 있던 모든 사람들이 놀라는 표정이었다. 발목이 삐어 깁스를 하고 나를 찾아왔을 경우엔 대부분 다 이렇게 관리하고 있다. 깁스를 풀고 4분이면 걷게 하고 세 번에 걸쳐 모두 12분 정도면 걸어 갈 수 있도록 만든다. 이렇게 하고 온 깁스를 풀다보니 골격원에는 본인의 사인을 한 깁스들이 많이 있다.
학생은 내가 시킨 대로 다 따라 하더니 도무지 믿을 수가 없다는 얼굴로 말했다.
"정말 신기하네요? 이렇게 걸을 수가 있는데 왜 병원에서는 인대가 끊어졌다며 수술을 하라고 했을까요?"
"그건 병원에 가서 물어보고."
학생은 깁스와 목발을 버리고 돌아갔다. 학생의 발목 관절도 한 번 가동점을 벗어난 상태여서 일본으로 떠날 때까지 3일 동안 날마다 관리를 받도록 했다. 닷새가 지나 학생은 일본으로 돌아가야 할 날이 되었다. 학생의 발목은 걸음을 걷는 데 지장이 없었지만 부기가 만족할 만큼 빠지지 않았다. 출국 하는 날 발목에 내가 할 수 있는 조치를 하고 걱정하는 엄마에게 공항까지 가는 동안에 물이 좀 빠질 테니 걱정하지 말고 물이 빠져도 조금도 놀라지 말라고 당부했다. 아니나 다를까 30여 분이 지나고 엄마로부터 걱정스러운 목소리로 전화가 왔다.
"원장님, 바지 끝과 양말이 다 젖을 정도로 물이 많이 나와요. 일본에 가도 정말 괜찮을 까요?”

“나올 만큼 나오면 멈추니까 걱정하지 마세요.”

시간이 조금 지나자 다시 엄마에게서 전화가 왔다.

“신기하네요, 원장님. 비행기를 탔는데 물 나오는 것이 멈추고 부기가 쫙 빠졌대요. 정말 감사해요.”

일본에 도착한 후로 그 학생의 발목은 말짱했다고 한다. 내 말을 믿지 못하겠으면 발목을 삔 운동선수들에게 공개리에 관리를 할 기회를 줬으면 좋겠다.

흔히 축구선수들이 인대가 늘어나는 부상을 당해 출전을 못하는 경우도 많다. 국가대표 선수든 프로구단 선수든 직접 관리를 해서 효과를 입증해 보이고 싶다.

한번은 박찬호 선수가 무릎과 허리통증으로 장기간 결장을 한다고 해서 미국에 있는 지인을 통해 무료관리를 해주고 싶다는 뜻을 구단 측에 전한 적이 있다. 국위를 선양하고 있는 선수라 도움이 될 수 있다면 미국까지 가서라도 치료해 주고 싶었다. 하지만 구단에 예속된 몸이라 팀의 전담 의사만이 치료 할 수 있다는 답변을 듣고 포기 할 수밖에 없었다. 생각 할수록 아쉬운 마음이다.

목뼈 하나 고정으로 울음을 뚝 그친 아이

어느 날 골격원에서 관리 중이신 할머니에게서 전화가 왔다.

“원장님, 우리 식구들 다 죽게 생겼어요.”

“왜요?”

“40일 된 아기가 밤낮으로 울어대니 살 수가 없어요. 낮에는 내가 본다고 하지만 밤이면 지어미 애비가 교대로 안아주느라 밤잠을 못 자니 사람 사는 게 아니우.”

“아기가 꼬집어 뜯는 것처럼 울지 않아요?”

“ 맞아요. 어떻게 알았수?”

“가끔 토할 텐데요?”

“맞아요. 거 참, 신기하네?”

“차에 타면 더 심하게 울지 않나요?’

“맞아요. 어떻게 아셨수?”

아이의 아빠는 의사였고 엄마는 수간호사였다. 할아버지와 아기아빠 두 사람이 허리가 아파 내게 와서 관리를 받은 적이 있어서 그 집 가정을 잘 알고 있었다.

“그럼 애 아빠한테 애를 데리고 와보라고 하세요.”

“아니, 원장님이 애기도 보시우?”

할머니나 할아버지는 내가 어른들만 관리하는 줄 아셨다. 설마 이렇게 어린 신생아들까지 관리 할 줄은 몰랐던 모양이었다.

그런데 이 말을 들은 아빠는 찬성했지만 엄마가 반대했다고 한다. 아직 뼈도 제대로 덜 여문 어린 아기인데 뼈를 잘못 건드렸다가 큰일 날 것이 염려가 되어 반대했다. 아이는 계속 울어대고 방법이 없자 며칠이 지난 후에 아빠가 데려왔다.

아기는 경기라도 난 것처럼 자지러지게 울어댔다. 먼저 와서 순서를 기다리던 환자들 모두가 이구동성으로 아기 먼저 관리하라고 양보하여 아기를 먼저 관리 하게 되었다.

아기를 방 한가운데 눕혀 놓고 말했다.

"여러분. 지금 아기의 피부색이 어떤가요?"

아기의 몸 색깔은 머리에서 발끝까지 전체가 검으뎅뎅했다.

"피부가 칙칙 하네요."

"피부가 검은 빛이 나네요."

"아기인데 피부가 어두워요."

모두들 한마디씩 했다.

"근데 병원에서는 뭐라고 해요?'

"병원에서는 아무런 이상이 없고 크면서 겪는 과정이라고 하던데요?"

"신생아 크는 과정은 잘 먹고 잘 자고 방귀 잘 뀌고 트림 잘하는 것이 정상이지요. 아기가 우는 것은 몸에 이상이 있다는 울부짖음입니다."

이러니 의사인 아빠도 답답하긴 마찬가지였을 것이다.

“아무 이상 이 없는 애기가 밤낮 울리는 없겠죠?”

“자, 지금부터 제가 어떻게 하는지 보세요.”

내가 아기의 목뼈를 만져보니 목 뒤의 뼈에 문제가 있었다. 생후 40일 된 아기지만 작고 여린 목뼈가 잘못되어 있었다. 아기의 목뼈를 부드러운 손길로 관리를 시작하자 보고 있는 사람들 모두가 저러다 애가 잘못되지는 않을까 하고 염려하는 기색들이 완연했다.

잠시 후 목뼈를 관리하자마자 아기가 울음을 뚝 그쳤다.

“와! 세상에나!”

“아기가 울음을 뚝 그쳤네.”

“놀라운 일이야.”

“세상에 이런 일이 프로에 나와야겠네.”

구경하던 사람들은 모두 놀라 감탄사를 연발 했다. 뿐만이 아니었다. 울음을 그치고 2,3분이 지나자 아기 얼굴빛이 가로 방향으로 조금씩 조금씩 하얗게 변하다 위에서 아래로 세로 방향으로 하얗게 변해왔다. 그리고 이내 얼굴에 온화하게 화색이 감돌았다.

내가 어렸을 때 할아버님이 말씀하셨다.

“아기들이 태어나면 머리 정수리의‘숨보’가 하나 같이 물렁물렁한데 이게 단단해지려면 백일이 걸리고 이때라야 ‘간’이 완성된다.”

태어난 지 백일이 안 된 아기는 누구라도 약간의 황달기가 있으며 이것은 '간肝'이 완성되지 않았기 때문이다. '간'이 완성되지 않은 상태에서 당연히 '소화'도 잘 안 된다. 그런 상태에서 우유를 먹이면 소화가 되지 않아 늘 체한 상태가 유지된다. 아기의 상태는 목뼈 하나가 벗어 난데에 소화상태가 좋지 않아 그리도 울었던 것이라고 설명해 주었다.

"그런 줄도 모르고 난…"

"그런데 애기가 병원에만 가면 왜 더 울었는지 아세요?'

"왜 그렇습니까…?"

"그거야 차를 타면 목뼈가 더 흔들리니까 고통스러워서 그런 거죠!"

"세상에…!"

나는 아기의 혀 밑에 은단알만 한 제품을 하나 밀어 넣어주면서,

"아기는 사흘을 굶어도 배가 안 고픕니다. 그러니 뭘 먹이려 하지도 말고 푹 재우고 부스럭거리면 기저귀나 갈아주세요."

"알겠습니다."

그리고 그날 밤 아홉 시경 애 아빠에게서 전화가 왔다.

"원장님, 이럴 수가 있습니까?"

"왜요?"

"집으로 돌아온 후로 지금까지 계속 잡니다."

"걱정 말고 푹 자게 놔두세요."

그 이튿날인 일요일 낮 1시쯤이 되어 또 전화가 걸려왔다

"와, 원장님! 이럴 수가 있습니까?"

"아직도 자나요?"

"네. 원장님 말씀처럼 부스럭거릴 때 기저귀만 갈아주니까 계속 잡니다."

그 후로 아기는 아무 탈 없이 무럭무럭 잘 자랐다. 그렇다고 전혀 문제가 없는 것은 아니었다. 나는 아기에게 머지않아 어떤 증상이 올 거라는 것을 알고 있었지만 지금 말을 하면 장삿속인 걸로 오해를 할 것 같기도 하고 미리 알려서 가족이 신경을 쓰게 하지 않는 게 좋을 듯해 돌출 될 때까지 말하지 않았다. 아니나 다를까 4, 5개월쯤 지나 엄마가 아기를 데려왔다.

"원장님, 애 좀 봐주세요."

"왜?"

아이를 보니 드디어 올 것이 온 것이다. 아기의 입술은 한쪽이 축 늘어져 있었다.

"왜 이렇죠? 성형외과에 데려갔더니 당장 수술하자고 해요."

"어떻게 수술을 해? 입술을 자른다는 거야? 얼굴을 자른다는 거야?"

"원장님이 보시기엔 어떠세요?'

"수술하지 말고 9개월 돼서 보고, 12개월 돼서 보고 조치가 필요할 경우 내가 관리해 줄게. 아기들의 살은 물렁물렁해서 자연치유력이 있어. 혹시 그냥 보상 될 수 도 있어요. 절대 수술하지 마. 알겠지?"

"네…"

그런데 7개월째가 되자 애 엄마가 아기를 데리고 다시 찾아왔다.

"원장님, 지금 치료해 주시면 안 될까요?'

"좀 더 기다려. 9개월이 돼도 안 돌아오면 내가 책임질게."

그러자 애 엄마가 울먹이는 눈빛으로 말했다.

"원장님… 애를 본 사람들마다 왜 이렇게 생긴 것을 그냥 놔두느냐 라는 말 정말 듣기 괴로워요."

나는 애 엄마의 그 심정을 알 것 같았다. 그래서 눈물을 보이는 바람에 마음이 약해져서 관리를 했더니 열흘이 지나자 쳐졌던 입술이 올라붙기 시작했다. 태어난 지 얼마 안 돼 목뼈 하나가 가동점을 벗어난 것 때문에 신경에 문제가 생겨서 그런 현상이 나타난 것이었다.

집의 기둥 하나만 기울어도 건물 전체에 여파가 오듯 목뼈 하나 때문에 아기의 관절도 변형이 왔고 나는 이것을 관리하여 고정시켜 준 것뿐이다. 그즈음 골격원을 찾은 사람들에게 '명의' 라는 말을 참 많이도 들었던 것 같다.

'쭉쭉이' 가 아기를 소아마비로 만들 수 있다.

아기가 태어나 팔다리에 토실토실 살이 붙으면 부모나 가족들은 아기가 귀여워 무럭무럭 쑥쑥 잘 자라라고 팔다리를 꾹꾹 눌러 주거나 쭉쭉이라고 해서 쭈욱쭈욱 당겨주기도 한다. 이런 행동들은 위험천만한 일이 아닐 수 없다. 아기의 뼈와 관절은 한없이 연약하기만 해서 이렇게 눌러주거나 쭉쭉이를 해 주면 쉽게 탈골이 될 수 있다.

언젠가 내 딸의 친구에게서 전화가 왔다. 미혼인 자기 친구가 회사원인데 두통이 참을 수 없이 심한데다 어깨도 아프고 속이 메스꺼워 병원에 가서 치료를 받았고 아무리 약을 먹어도 낫질 않는다며 방문해도 좋겠는지를 물었다.

당연히 보내라고 했더니 내게 관리를 받고 돌아가면서

"머리가 하나도 안 아프고 날아갈 것 같다"

며 신기해서 어쩔 줄을 몰라 했다. 그 후로도 계속 관리를 받으면서 자신을 괴롭혔던 증상이 말끔히 사라졌다고 즐거워했다.

그런데 그런 그녀가 결혼을 해서 아기를 낳고 두 달 반쯤 됐을 때 힘없는 목소리로 전화가 왔다.

"원장님, 저 속상해 죽겠어요."

"왜?"

"아기가 계속 울고 보채는데 병원에 데리고 가도 아무 이상이 없대요. 젖도 잘 먹지 않고 계속 보채요."

"그래? 언제부터 그랬는데?"

"한 열흘 됐어요."

자초지종을 들었다. 열흘 전 아기를 재워 놓고 일을 하고 있는데 초인종 소리가 나서 문을 열어보니 손님이 찾아왔다. 그리고 그 초인종 소리에 아기가 잠을 깨서 부스럭거리자 그 손님이 아기가 예쁘다며 다리를 꾹꾹 눌러주고 쭉쭉이를 하는 순간 아기가 자지러지게 울었다는 것이었다.

"그때부터 지금까지 계속 울고 보채요. 이걸 어떡하면 좋아요?"

"그럼. 지금, 아기 두 발 발바닥을 살짝 꼬집어 봐. 반응이 어떤가?"

"네."

그녀가 발바닥을 꼬집어보자 한쪽 발은 반사적으로 놀라는데 한쪽 발은 반응이 없다고 말했다.

"그럼 빨리 여기로 데리고 와."

한참 후 아기를 데리고 온 그녀가 보채는 아기를 바닥에 눕히면서 말했다.

"원장님은 꼭 의사 같으세요. 제 사촌언니가 WJ도립병원 의사고 소아과과장인데 원장님한테 전화한 후에 그 언니에게 전화했더니 언니도 발바닥을 꼬집어보라고 하더라구요. 그 말을 듣고 원장님이나 의사나

다 똑같다는 생각을 했어요."

"아이구, 세상에나!"

나는 아기의 발바닥을 보고 깜짝 놀라 소리를 냅다 질렀다. 그녀가 반응을 하지 않은 아기 발바닥을 멍이 들 만큼 꼬집어 놓았기 때문이었다.

"아니 이게 뭐야? 어쩌자고 이렇게 멍이 들도록 꼬집었어?"

"아무리 꼬집어도 안 움직이기에 혹시나 하고…"

자기도 안타까워서 그랬다는 것이었다. 나는 혀를 차며 아기의 상태를 살펴보았다.

아니나 다를까 아기는 한쪽 발바닥에 간지럼을 태워도 반응을 보이지 않았다. 다리의 무릎을 너무 세게 눌러 인대가 늘어나 있기 때문이었다.

3분 정도 조치를 하고 나서 간지럼을 태우자 두 다리를 다 들고 웃으며 잘 놀았다. 세상에 이렇게 잘 노는데, 아기의 보드랍고 약한 인대를 늘어날 정도로 함부로 다루다니! 무지해도 보통 무지한 행동이 아니었다.

얼마 안 있어 도립병원에 있다는 의사 언니에게서 그녀에게 전화가 왔다. 어떻게 됐는지 궁금해서 건 전화였다.

"언니, 5분도 안 됐는데 다리도 잘 들고 안 울어. 지금 잘 놀고 있어."

애 엄마는'그때 원장님이 아니었다면 커서 걸음을 못 걸었거나 소아마비가 되고 말았을 것'이라며 지금도 나를 만나면 눈물을 글썽이곤 한다.

실제로 아기가 그대로 자랐으면 다리가 가늘어지고 힘을 받지 못해 다리를 절을 가능성이 높았다. 아기가 있는 집에서 정말 명심하고 또 명심할 것은 아기의 팔다리를 꾹꾹 누르거나 쭉쭉이를 해주는 위험한 행동은 절대 삼가야 한다.

요즘 신생아들을 위한 마사지가 있다고 하는데 아기들을 마사지한다는 것은 위와 같은 얘기와 별반 다르지 않다. 아기들을 마사지 한다는 것은 대단히 위험한 일임을 분명히 말해둔다.

출산 과정에서 문제가 된 아이

몇 해 전 초겨울, 한 할머니가 딸, 외손자와 함께 골격원을 찾아왔다. 할머니는 길을 가다가 무릎 관절이 너무 아파 그대로 주저앉고 말았다. 서울에서 손꼽는 일류병원을 찾아갔다. 병원은 당시 외국의 유능한 의사를 스카우트를 해 온 최고의 관절박사가 있는 곳으로 이름나 있는 곳이었다.

할머니 말씀을 들어보니 순서를 기다려 그 박사를 만나니까 대뜸

"어떻게 왔어?"

반말을 했다. 할머니가 기분이 나빠 우물쭈물하고 있자 다시 의사가 말

했다.

“어떻게 왔냐구요?”

날카로운 질문으로 다시 신경질 적으로 물었다.

할머니도 딸과 사위가 일류대 출신으로 잘 나가고 있기 때문에 나름대로는 자부심이 큰 분이었는데 의사가 이렇게 불친절하게 나오자 점잖은 답변이 나오지 않았다.

“어떻게 오긴요? 내가 내 다리로 걸어왔죠!”

그랬더니 그 의사의 말이 더 가관이었다고 했다

“아니 할머니, 이런 다리로 여기까지 왔어요? 이 뼈가 부서지면 대소변을 받아내야 하는데 위험하니 돌아다니지 마시고 집에 가서 가만히 계세요.”

이 말을 듣고 할머니는 너무 화가 나서 그냥 있을 수가 없었다.

“여보시오! 박사님이 하도 유명하다고 해서 어렵게 왔는데 진찰이라도 제대로 한 번 해보고 야단을 치든 말든 하지 이게 무슨 무례한 행동입니까?”

쏘아붙이고 병원을 나온 할머니는 스스로 서러움에 길바닥에 주저앉아 울었다. 그러나 어떻게든 병을 고쳐드리고 싶은 딸이 여기 저기 수소문 끝에 내게 모시고 왔다.

할머니는 내가 보기에도 요추와 장골, 좌골, 무릎관절이 다 나가고 벌어져 있어 걸을 수 없고 제대로 서 있기도 힘든 상태였다. 그러나 내 눈길은 할머니보다 유치원생 정도로 보이는 외손자만 줄곧 보고 있었다. 도대체 왜 아이를 저렇게 만들어 놓았을까.

"너 몇 살이니?"

"일곱 살요."

아이는 목소리도 제대로 나오지 않았다. 너무나 한심해서 절로 한숨이 나왔다.

"애야, 너는 어른들의 잘못으로 인해 여태까지 기형아 아닌 기형아로 자라느라고 수고 했구나. 그나마 지금까지 자라느라고 수고했다. 애가 목뼈를 다쳤는데 알고 있었나요?"

내가 이렇게 말하자 할머니와 애 엄마가 깜짝 놀라며 동시에 비명을 질렀다.

"네에?!"

두 사람은 어쩔 줄 모르며 방금 한 말을 다시 해 달라고 했다. 그래서 다시 말을 하니 애 엄마가 한숨을 쉬며 말했다.

"맞아요… 알고 있었어요."

"애가 어려서 목을 다쳐 우유도 제대로 삼키질 못했는데 그걸 어떻게 알고 계세요?"

"척, 보면 압니다. 크게 다쳤지요."

그러자 두 사람은 내가 아이를 고칠 수 있을지 모른다는 생각에 안도하는 빛이 스쳐갔다.

"어떻게 해서 다쳤는지요?"

그러자 할머니가 자세히 설명했다.

"애가 임신했을 때 강남의 유명하다는 산부인과를 다녔는데 내가 한 번 따라가 보니 의사가 딱 한 명뿐이었어요. 그래서 내가 말 했죠. 의사가 딱 한 명뿐인데 출산하러 갔을 때 외출이라도 하고 없으면 어떻게 하느냐. 그러지 말고 큰 병원으로 옮기라고 몇 번을 말했는데도 말을 안 들었어요. 의사가 어딜 가겠느냐고 괜찮다고."

어른들의 예감이란 무서운 것이다. 얼마 후 진짜 산통이 와서 애기를 낳으려고 초저녁 무렵 병원에 갔더니 의사가 외출하고 없었다.

"간호사가 계속 전화를 하고 호출을 해도 금방 갈 테니 아기가 나오지 않도록 막고 있으라고 했대요."

그 당시에는 산파나 조산소가 무면허였고 무면허를 단속 중이었다.

산부인과에서 의사가 없이 해산하는 것은 법에 저촉되던 시기였다. 당시 무면허 산파들을 없애기 위해서 의사 없이 아기를 출산하는 것이 금지였던 시기라서 주저했다면 새로운 한 생명의 탄생이 어찌 되었을까. 심히 안타까운 마음이다. 그래서 진통이 시작되고 아기가 나오는데 간호사가 못 나오게 밀어 넣고 있었다는 것이 아닌가. 이렇게 하면 아기의 목은 어떻게 되겠는가. 정말 말도 안 되는 일이 아닐 수 없다. 결국 의사가 오지 않자 간호사들은 병원 곁에 사는 의사가 아닌 산파를 불러서 예정시간을 한 시간 정도 넘겨 분만을 했다.

아기가 얼마나 고생을 했는지 얼굴이 시커멓고 새파랗게 변해 차마 눈 뜨고는 볼 수가 없었다. 태어나자마자 아기는 인큐베이터 신세를 졌다는 사연이었다.

아기를 본 사람들이 '아기가 왜 저렇게 생겼느냐' 고 이것은 의료사고니까 고발을 하라고 성화였다고 했다.

독실한 크리스찬인 외할머니께서는,

"하나님은 인간을 통해 역사 하신다."

앞으로 건강하게 키우는 것만이 중요하니 고발을 하지 말라고 해서 그대로 넘어갔다고 했다.

그리고 할머니는,

"인간을 통해 아기를 고칠 수 있는 역사를 내려달라."

매일 하나님께 기도해 오셨다고 했다.

아이는 눈이 기형적으로 툭 튀어나온 데다 배는 불룩하고 다리는 가늘었다. 또 목소리도 가늘고 찢어지는 음색에 척추의 문제로 인해 뭘 먹으면 배에 가스가 차고 소화가 안 돼 심한 영양실조에 걸려있는 상태였다.

"자라면서 우유나 제대로 먹었어요? 목이 저래서 제대로 못 먹을 텐데."

"맞아요. 몇 모금도 못 삼켜요."

"병원에는 가 봤어요?"

"많이 갔지요. 안 간 곳이 없어요."

"병명을 뭐라고 해요?"

"아무 이상이 없다고. 자라는 과정이라고 말하거든요. 지능발달이 늦는다고 할 뿐이에요."

아이는 출산할 때 생긴 목뼈의 이상으로 문제가 있었다. 신체적인 조건이나 지능에 있어서 정상이 아니었다. 부모의 생각은 한 달 후 아이가 유치원을 졸업하면 일반 초등학교에 보내지 않고 특수학교에 보낼 계획이었다.

"그럼 원장님.우리 아이 병도 고치실 수 있어요?"

정작 뼈에 문제가 있어서 찾아온 할머니는 뒤로 하고 할머니와 엄마는 애의 문제에 매달렸다.

"장담은 못하지만 많이 좋아질 겁니다. 단, 여기서 관리를 받으려면 반드시 준수해야 할 사항이 있습니다."

"그게 뭔가요?"

"첫째, 아이 나이가 일곱 살이라서 앞으로 살아갈 날이 너무 많습니다. 그러니 특수학교든 어떤 학교든 보낼 생각을 마시고 우선 아이 몸부터 정상으로 만듭시다. 이 상태로 학교에 들어가야 본인이 적응하기도 어려울 테니까요. 남의 눈에 티 나지 않게 만들어야 정상적으로 살아갈 것이 아닙니까?"

"얼마 정도 관리를 받아야 하나요?"

"이 아이가 신생아 때에 관리를 받았다면 짧은 기간에 원 위치로 돌아갈 수 있었을 겁니다만 다섯 살 이상이 되면 고장 나 있었던 시간에 비례해서 관리 받는 시간이 많이 걸립니다. 얼마나 걸릴지는 한 번 해 봐야겠어요. 그리고 학교는 나중에 아이 건강을 되찾은 다음에 방법을 찾아봐도 되는 거 아닙니까?"

"맞아요. 고칠 수만 있다면 당연히 그렇게 해야죠."

"둘째, 지금까지 좋다는 것은 다 먹이셨을 텐데, 앞으로는 반드시 내가 먹이라는 것만 먹이세요."

"그게 뭔데요?'

"쇠고기, 돼지고기, 닭고기, 빵, 우유, 참기름을 비롯한 기름 종류를 일체 먹이지 마시고, 대신 밥과 김치, 시래기만 먹이세요. 밥은 한 그릇이든 두 그릇이든 먹는 대로 실컷 먹이시구요."

"원장님! 학교도 안 보내고 원장님 말씀은 다 따르겠지만 여태 먹이던 것들을 끊으라는 말씀은 따르기가 곤란 합니다. 지금 애는 몸이 약해서 외제든 국산이든 좋다는 이유식은 다 먹이고 있는데 이걸 다 끊고 밥과 김치, 시래기만 먹이면 몸이 더 약해질 거 같아서요. 그래서…"

"그것은 절대로 그렇지 않습니다. 내가 책임질 테니 신경 쓰지 마세요. 아이가 좋아지기만 하면 될 것 아닙니까?'

"그건 그렇지요."

"내 말대로 하세요. 관리를 받다가 속도가 붙기 시작하면 더 빨리 좋아질 수도 있어요. 아무튼 내게 맡긴 이상 최선을 다할 테니까 걱정하지 마세요."

"그런데 원장님, 저도 좀 봐주세요. 병원에서는 뼈가 약해서 만지면 부서진다며 무릎을 만질 수 없다고 했는데 원장님은 안 부서지게 고칠 수 있겠어요?"

"그것도 걱정 마시고 나에게 맡겨요."

애 엄마는 남편의 동의를 얻어 이튿날부터 할머니와 아이를 내게 보냈고 아이를 위해서 유치원 아이처럼 내 말을 잘 따라 주었다.

특히 아이에게는 나를 찾아왔던 첫날 저녁부터 밥과 김치, 시래기만 먹였는데 잠도 잘 자고 변도 잘 누고 그렇게 밥을 많이 먹을 수가 없다고 했다.

"너무 많이 먹어서 바보 될까봐 걱정이에요."

애 엄마는 신기한 듯이 이렇게 말했다.

그동안 목과 척추가 안 좋은 아이에게 고단백의 영양식만 억지로 먹였으니 제대로 소화를 못해 머리가 아프고 뇌의 기능은 더 떨어질 수밖에 없었던 것이다.

나는 아이를 하루2,3회씩 관리했는데 1년 정도가 지나자 다쳤던 목의 각도가 나오고 얼굴의 예쁜 모습이 살아나면서 목소리도 변했다. 아이가 아홉 살이 되자 나는 아이를 학교에 보내라고 권했다.

이제 이 정도면 학교에 가도 될 겁니다. 일반 초등학교에 입학시키세요.”

“네에? 그래도 될까요? 하지만 전 자신이 없어요. 특수학교라면 모를까. 일반 초등학교가면 공부를 못 따라 갈 거예요. 아이들도 놀릴 거고. 아이도 스스로 위축 될 테고.”

그러나 내 생각은 달랐다.

“아니오! 목의 곡선이 나온 것은 뇌가 정상적으로 가동하기 시작했다는 거예요. 지금이 시작점이니까 등수에 연연하지 말고 일반 초등학교로 보내세요.”

“공부를 못해서 쫓겨나면 어떡해요?”

“쫓겨난다 해도 엄마 아빠가 짊어지고 가야 할 숙제입니다. 제 말을 믿고 보내보세요”

결국 부모는 아이를 아홉 살에 입학시켰다. 그런데 1학기까지는 준비물이나 숙제 하나를 챙기지 못하더니 2학기에 들어가자 그렇게 산만하던 아이가 집중력이 생기면서 준비물과 숙제를 혼자 챙기기 시작했다.

글도 읽기 시작하고 숫자도 잘 세고 하루가 다르게 변해가자 조마조마한 마음으로 아이의 일거수일투족을 지켜보고 있던 우리 골격원의 회원들 모두가 안도하며 기뻐했다.

2학년 2학기에 들어서는 구구단을 외우기 시작했다. 몇 단까지 못 외우면 관리를 안 해준다고 했다. 내가 숙제를 내주자 기를 쓰고 외워 금방 익혔다. 아이는 내가 치료를 안 해준다는 말을 가장 무서워하고 싫어했다.

아이는 꾸준히 관리를 받은 결과 몸과 지능이 거의 정상 수준으로 회복됐다. 지금 아이는 외교관인 아빠를 따라 외국에 나가 있다. 그리고 할머니의 약하던 무릎도 관리를 받아 완전히 회복되어 생활에 불편이 없었다. 지금도 수시로 전화 통화로 안부를 묻고 있다.

이 책을 쓰면서 외손자의 이야기를 넣어도 되느냐고 물었더니 할머니는 얼마든지 넣고 이름까지 밝혀도 좋다고 했다. 세상에는 우리 손자 같은 아이들이 더 있을 것이니 그들에게도 고쳐질 기회가 주어지길 바란다고 하셨다.

단 한 번의 관리로 처진 눈과 입이 돌아오다

의사들은 대부분 비제도권의 의술을 무시한다. 그러나 나를 찾아와 관리 받는 사람들 가운데 의료인 가족들도 많다. 자신들의 현대의술로 고치지 못하는 환자를 내게 보내주는 양심적인 의사들도 있다. 진정한 의료인이라면 환자를 위해 이렇게 하는 것이 당연한 일이며 도리가 아닐까 싶다.

어느 날 50대 후반의 여성 환자가 남편과 함께 나를 찾아왔다. 그녀는 아랫입술이 왼쪽으로 틀어져 있고 오른쪽 눈은 아래로 약간 처져 있었다.

"병원에 먼저 다녀오셨어요?"

그러자 그녀가 말했다.

"병원요? 말도 마세요. 세상에 유명하다는 곳에는 다 다녀봤고 침도 징그럽게 많이 맞았지만 다 소용이 없었어요. 어찌나 고통스러운지 밤에 잠을 잘 수가 없어서 동네 정형외과를 찾아가 엉엉 울며 하소연했더니 그 병원 원장님 이 묻더군요."

"뭐라구요?"

"대체요법을 인정한다면 소개해 줄 곳이 있다구요. 그래서 지금 찬밥 더운밥 가릴 때냐고 했더니 여기를 소개해 주셨어요."

그러면서 그녀는 목과 어깨도 아파 죽겠다고 호소했다. 그러나 내가 보기엔 그것만이 문제가 아니었다.

"목하고 어깨 아픈 것은 호강입니다. 혹시 가슴이 빠근하면서 터질 것 같지 않으세요?"

"아! 맞아요! 어떻게 아셨어요?"

"근래 종합검진 받아봤어요?"

"네. 하지만 아무 이상이 없다고 해요."

분명 그녀는 몸에 큰 문제가 있었고 거기에는 그렇게 된 충분한 원인이 있었다.

"혹시 높은 곳에서 떨어져 엉덩방아를 찧었던지 몸에 큰 충격을 받은 일 있나요?"

"아니오. 그런 일 없는데요?"

"그래요?"

높은 곳에서 떨어져 엉덩방아를 찧었거나 큰 충격을 받지 않고서 몸이 이렇게 엉망이 될 수는 없었다. 이상한 생각이 들었다.

바로 그때였다.

"아~! 생각해 보니 떨어진 적이 있어요."

그녀와 남편이 동시에 이구동성으로 외쳤다.

"이 사람이 몇 년 전에 철봉을 하다가 떨어져 다친 적이 있습니다."

"맞아요. 그 때 되게 다쳐서 한 동안 꼼짝을 못했어요."

"그럼 그렇지. 그게 원인이 된 거예요."

비록 몇 년 전에 다쳤고 그 후로 아무 이상이 없었다 해도 병은 보이지 않는 곳에서부터 서서히 진행돼 오기 마련이다. 그래서 어깨와 무릎, 목, 머리까지 통증이 오고 급기야 풍까지 오는 것이다.

"원장님, 제 병을 고칠 수 있겠어요?"

"글쎄요. 우선 관리를 받아보세요. 그럼 효과가 나타날 겁니다."

"그런데 매일 와야 해요?"

"상태가 심각하니까 매일 와야 해요. 그래야 건강도 빨리 좋아지니까요."

"집이 과천인데 어떻게 여기까지 매일 나와요?'

나는 이렇게 말하는 그녀가 너무 한심스러웠다.

"그래요? 그건 아직 덜 아파서 그렇게 생각 하실 수 있는데 나중에 더 아파서 정말 고쳐야겠다고 생각되면 다시 오시고 오늘은 그냥 돌아가세요."

"그럼 오늘 원장님의 관리를 한 번 받고 가면 안 돼요?"

"한 번 관리로는 보장을 못합니다. 제가 보기에는 어깨와 목이 문제가 아니고 와사증이 와서 입이 돌아가고 눈이 처진 것은 풍이 진행되고 있다는 증거에요. 얼굴에 경련까지 일어나고 있잖아요? 이대로 두면 중풍과 심장마비 같은 감당 못할 일이 벌어질 수도 있어요. 당신은 먼저 심장부터 편안하게 만들어야 하거든요."

"그러니까 한 번만 관리해 주세요."

"오늘 한 번 해서는 큰 효과가 없어요. 과천이 멀어서 못 다니겠다니 한 달 정도만 더 지내보세요. 그땐 애기가 달라질 겁니다."

"알겠어요. 어쨌든 지금 당장 고통스러우니까 한 번만 관리해 주세요. 네?"

나는 이렇게 사정하는 그녀가 안쓰러워서 목뼈와 척추를 관리하고 마지막으로 목 뒤와 귀 밑, 뒤꿈치도 관리했다. 그랬더니 잠시 후 돌아간 입술이 제 위치로 돌아오고 처진 눈도 많이 올라갔다.

"어때요?"

"눈이 살 것 같아요."

그녀가 너무 좋아하며 말했다.

"그래요? 내일부터 오지 않을 것 같으면 들려주고 싶은 말이 있어요."

"원장님! 안 하셔도 돼요."

"왜요?"

"저, 내일 올 거예요. 날마다 올 거예요."

"왜 그렇게 마음이 변했어요?"

"관리 받고 나니 온 몸이 다 편해졌으니까요. 그러니 당연히 와야죠."

그녀가 이렇게 말하니까 남편도 덩달아 좋아했다. 그리고 부부가 각각 베개와 심장거치대를 사들고 갔다.

말 못하는 5세 아이의 말문이 트이다

내가 만약 골격관리를 통해 말을 못하는 아이의 말문을 트이게 했다면 믿을 수 있는 사람이 얼마나 될까. 그러나 내겐 그리 어려운 일이 아니다. 2007년 가을, 5세 된 남자아이가 엄마와 할머니의 손에 이끌려 골격원을 찾아왔다.

아이는 말을 못하고'끽끽'하는 소리만 냈다.'엄마'를 발음하라고 하면'여여' 하는 것이 전부였다. 거기다 손등 위, 손바닥과 발 부분이 노란색을 띠고 있었다. 어른 발뒤꿈치처럼 두텁고 갈라져 있어 마치 생고무장갑을 끼고 있는 것 같았다. 그리고 이 부위에서는 이상한'향香'이 났다. 나는 냄새를 향이라고 부른다.

"병원에서 검사를 받아봤나요?"

"네. 유명하다는 병원은 다 찾아가 봤어요."

"뭐라고 하던가요?"

"전체적으로 아무 이상이 없으니 말을 못하는 것은 언어교정을 받으라고 해요. 그래서 언어교정을 시켰지만 효과가 전혀 없어요."

"손이 이렇게 된 것은요?"

"'수장족저각화증'이라고 애처럼 손바닥이 두껍고 갈라지는 병은 불치병이래요. 이런 증상을 앓고 있는 사람이 다수 있대요."

아이의 부모는 피부병으로 생각하고 피부과를 찾았겠지만 이런 병은 피부병이 아니다. 원인이 다른 데에 있다. 비장과 위, 간이 좋지 않아 생길 수 있다. 아이의 엄마와 할머니는 거의 절망 상태였다. 큰 병원에서 진단하기를 아이가 말 못하는 것은 이상이 없고 손은 불치병이라고 했으니 실오라기 같은 간절함으로 나를 찾아왔다.

"원장님, 우리 애 같은 병도 나아질 수가 있을까요?"

이렇게 묻는 아이 엄마의 눈빛은 애처롭기 짝이 없었다. 이것이 모정이고 모성이다.

"당연히 있습니다."

내가 이렇게 말하자 순간 엄마와 할머니의 얼굴에 놀람과 함께 희망의 빛이 스쳐가는 게 보였다. 나는 아이를 달라지게 할 수 있었다. 말을 못하는 애들은 원래 뱃심이 없다. 그래서 촛불 하나를 입으로 불어 끄지 못한다. 언어교정을 시킬 때 촛불 끄는 연습을 시키지만 이유도 잘 모르는 사람이 많다.

촛불을 끄는 호흡은 뱃심에서 나와야 하고 이를 위해서는 몸 자체를 고쳐야 한다. 고치지 않고 백날 입으로 촛불 끄는 연습만 해서는 전혀 도움이 안 된다. 그래서 내가 답답하다.

뱃심은 척추를 바로잡고 각종 장기가 정상적으로 가동이 돼야 강해진다. 무엇보다 뱃심이 없으면 혀에도 힘이 없고 뇌의 작용도 느려져 발음이 안 되는 것이다.

아이는 엄청 산만했다. 그런데다 '끼끼' 하는 소리를 계속 내 소개하신 분이 내 눈치를 보며 말했다.

"애가 이렇게 시끄럽다 보니 다른 분들에게 폐를 끼쳐 큰일 났네요."

그래서 내가 말했다.

"아닙니다. 내가 관리를 시작하면 조용해집니다. 그 점은 걱정 마세요."

"정말요?"

"두고 보세요."

비단 이 아이뿐만 아니라 정신이 산만한 아이들을 보면 하나 같이 뇌 구조에 문제가 있다. 이 아이 역시 척추를 바로 잡으면 된다. 나는 먼저 아이의 척추를 비롯해 골격을 하나하나 관리를 한 뒤 말을 시켜보았다.

"자, 엄마 해 봐!"

"어음마…"

순간 그 아이를 지켜보고 있던 애 엄마와 할머니를 비롯해 회원들의 입에서 기적을 목격한 듯한 함성이 튀어나오는가 하면 너무 놀라 입이 벌어진 상태였다.

엄마 하면 '여여' 밖에 못 하던 아이가 내 관리를 받은 지 5분이 안 돼 '어음마'라고 발음했다

"다시 엄마 해 봐. 엄마."

"어음마 ! "

"엄마!"

"어엄마…"

정확한 발음은 아니었어도 완벽에 가까운 발음이 튀어나왔다. 아이의 엄마와 할머니는 눈물을 흘리며 아이를 껴안았다.

"세상에 우리 애가 말을 하다니! 세상에 ! 세상에 ! "

'엄마'라는 말, 아이가 다섯 살이 되도록 얼마나 들어보고 싶었을까. 그녀는 이렇게 고칠 수 있음에도 5년이나 모른 채 살았다. 속수무책으로 방치했다는 것에 대해 울분을 감추지 못했다.

나는 이렇게 말 못하는 아이들에게 단계 별로 가르쳐주는 쉬운 단어들이 있다. '엄마' 나 '이모', '아빠' 등의 간단한 단어로서 배, 혀, 뇌가 쉽게 균형을 이뤄 발음을 용이하게 만든다.

언어교정과 함께 아이의 위胃를 좋게 하기 위해 척추를 관리해주었다. 특허 받은 제품을 직접 만들어 먹이고 손등에는 아토피 제품을 사용했다. 아이의 손등이 두텁고 갈라져 있었다.

아이는 하루하루가 다르게 좋아졌다. 며칠 지나자 가장 먼저 나타난 행동은 산만함이 사라져 조용해졌다. 그리고 내가 가르쳐주는 단어에 대한 발음도 정확해지고 또 두텁고 노란색을 띠던 손등도 점점 말랑말랑해지면서 붉은 혈색을 띠기 시작했다.

그런데 두 달이 지나갈 무렵, 아이를 관리하는데 갑자기 아이의 아빠가 찾아왔다. 병원도 아니고 이런 시시한 곳에서 뭐 하느냐, 피부가 문제인데 뼈를 관리한다는 게 말이 되느냐고 화를 내며 아이를 데려가겠다고 했다.

"가자! 강남에서 가장 유명한 피부과에 예약해 놨다."

두 달 동안의 뚜렷한 결과가 있음에도 아이의 아빠는 인사 한마디 없이 회원들 보는 앞에서 무례하게 아이를 데리고 나갔다. 나는 그의 등에 대고 말했다.

"나가는 문은 크게 열려있는데 들어오는 문은 좁습니다! 다시 찾아오면 절대 안 받아 줍니다!"

나는 그가 기술자라는 사실이 더 기가 막혔다.

"소위 기술직에 종사하시는 분이면 연구하고 발명하는 것에 대하여 일반 사람들보다 생각이 한 단계 더 열려 있을 텐데, 당신은 눈도 멀고 귀도 멀었으니 다시 찾아와도 절대로 안 받아줍니다!"

다짜고짜 무시하는 행동에 화가 풀리지 않고 너무 괘씸해서 뒤통수에 대고 쏘아붙였다.

"아이가 좋아지는 것을 두 눈으로 보면서 왜 화를 내며 왜 데려가고 그래요? 이대로 아이를 데리고 가면 다시 찾아와도 절대 안 받아 줍니다!"

나는 분했다 자기 아이가 좋아지고 있는데 제도권 병원이 아니라 하여 저런 사람들까지도 나를 무시한다는 생각에 화가 머리끝까지 치솟았다. 과연 제도라는 게 무엇인가! 결국 제도라는 것도 사람을 이롭게 하기 위해서 만들어진 것이 아니겠는가. 사람에게 이로움을 주지 못하는 유명무실한 제도는 당장에 없어져야 한다고 생각한다.

특히 아이 아빠의 소행도 소행이지만 반드시 좋아지고 행복해 질 수 있는 아이의 인생을 부모라는 명분으로 무지함과 경솔함으로 인해 망쳐버리는 현실이 더 안타까웠다. 아빠가 자기 아이를 좋은 병원으로 데리고 간다는데 억지로 막을 수는 없었다. 아이의 운명이려니 하고 잊어버리기로 했다.

그 일이 있고 나서 한 달 정도 지나서 그 아이의 엄마로부터 전화가 왔다.

"원장님… 우리 아이 손이 다시 건조해지면서 쫙쫙 갈라져요. 다시 찾아 갈 테니 제발 받아주세요…"

당연한 일이었다. 골격관리를 받다가 원인을 완전히 제거하기 전에 중단했으니 예전의 증상으로 다시 돌아가고 있었다. 나는 아이 엄마에게 말했다.

"여기가 당신네 화장실인 줄 알아요? 오고 싶으면 오고 가고 싶으면 가게?"

쾅! 하고 전화를 끊었다. 곧바로 다시 전화가 걸려왔다.

"잘못했습니다. 원장님"

"그 아이는 당신 자식이 아니고 아빠 자식이니 아빠가 하는 대로 놔둬요!"

"지금 애 아빠가 사죄드리러 가겠대요."

"나 지금 비행기 타러 가방 들고 공항 가니 오지 마세요!"

"어쨌든 지금 출발하겠습니다."

"헛수고하지 말고 오지 말아요! 와도 난 없을 테니까!"

쏘아붙이고 또 전화를 끊어버렸다. 그 후 한 시간 정도 지나 아이 부모와 할머니, 이모가 아이를 데리고 골격원으로 들어왔다. 마침 그 자리에는 애 아빠가 아이를 데려 갈 때의 모습을 지켜본 회원들이 여러분 있었다.

"아니! 그렇게 무례하게 화를 내며 데려가더니 왜 왔어요?"

"원장님 화나게 하지 말고 빨리 애 데리고 나가요"

"잘못했습니다…"

"당신이 한 달 전 여기 회원분들 보는 앞에서 기세등등 화를 내며 애를 데려가 놓고 무슨 낯으로 다시 오셨습니까? 난 절대 치료 안합니다."

"당신 같은 사람들이 사는 세상은 발명가도 없고 연구하는 사람도 없이 아무런 대책도 없이 살다가 문제가 생기면 암흑천지가 되는 세상입니다. 병원에서 더 이상 안 된다는 아이가 당신 눈으로 좋아지는 것을 보면서 데려간 것은 뭐고 다시 데려온 것은 뭡니까? 여기 사람들한테 물어보세요, 그런데도 내가 받아줘야 하는지?"

애 아빠가 털썩 무릎을 꿇으며 말했다

"잘못했습니다. 제가 몰라 뵙고 실수했습니다. 다신 안 그러겠습니다…"

애 엄마와 할머니, 이모도 나를 붙잡고 받아달라고 통사정을 했다. 기다리던 환자들 역시 마찬가지였다.

"원장님, 애를 봐서 받아주세요."

다들 그렇게 사정하고 또 눈물이 그렁그렁한 아이의 모습을 보니 내 마음도 약해질 수밖에 없었다. 그래서 한참 후 내가 말했다.

"당신이 사람들 앞에서 나 무시하고 화를 내며 데려간 날 나는 집에 가서 밤새 화가 풀리지 않았어요. 나를 무시하고 강남에서 가장 유명한 병원에 예약했다고 데려가셨는데 치료가 안 되서 다시 오셨으니 애를 봐서 어쩔 수 없이 받아줍니다. 어쩔 수 없이…"

아이는 열심히 관리를 받았다. 말은 청산유수처럼 못하는 말이 없고 손도 다 좋아졌다.

언어교정을 하다 보면 아이들에게는'ㅅ'자 발음이 가장 늦게 돌아오는 것을 알 수 있다.'참새' '만세' '계세요' '오세요'등의 시옷이 들어간 단어의 발음이 가장 늦게 되는 것을 알 수 있다.

척추변형으로 몸을 옴짝달싹도 못하는 여성.

어느 날 급한 목소리의 여성에게 전화가 왔다. 누군가 했더니 동생 친구의 딸이었다.

"무슨 일인데?"

"언니한테 원장님 얘기를 듣고 저희 엄마가 꼭 한 번 뵈었으면 해요."

"그럼 오시면 되지, 왜 전화를?'

"아니요. 지금 병원에 누워계시거든요. 한 번 와 주실 수 없나요? 부탁드립니다."

그 말을 듣자 나는 올 것이 왔다는 생각이 들었다. 아이들 엄마를 본 적이 있었다. 첫눈에 보기에 척추가 60%정도 변형이 되어 있었다. 우측 좌골이 낮고 좌측 좌골이 뒤로 돌출되어 있었다. 무릎이 휘어 있는 상태로 어렸을 적 엉덩방아를 심하게 찧은 것이 분명했다. 눈에 보였지만 그렇다고 그녀에게 말할 수가 없었다. 별 탈 없이 살고 있는 사람한테 섣불리 말했다 기분이 나쁠 수도 있기 때문이었다.

시간을 내서 병원으로 찾아갔다. 그녀는 끙끙 앓는 소리를 내면서 한쪽 다리를 구부린 채 침대에 모로 누워 있었다. 역시 내가 생각했던 그대로였다.

"언제부터 이러셨나요?"

"며칠 전부터 갑자기 그래요, 갑자기."

"다리를 한 번 펴보세요."

그러자 그녀가 체념한 듯 말했다

"펼 수가 없어요. 안 펴져요."

그녀는 며칠 전 느닷없이 다리가 안 펴지자 검진을 받으려고 관절 진료에 유명한 모 대학병원으로 갔었다. 하지만 대기환자가 많아 예약만 해놓고 그동안 임시로 동네 병원에 입원해 있는 중이었다.

"원장님, 저 어떻게 해야 해요? 병원에서 고칠 수 있을까요?"

나는 늘 하던 대로 말했다.

"그거야 모르지요. 일단 예약한 병원에 가서 진찰을 받아 보세요."

"예약한 병원에서는 수술을 하라 하는데 어쩌지요?"

"글쎄요. 수술을 할 건지 안 할 건지는 본인이 판단하고 결정을 해야겠지요."

그러자 그녀는 한숨을 쉬며 말했다. 대학병원에서 수술을 하라 하여 3일 뒤로 예약을 해두었다고 했다.

"저는 수술받기 싫어요. 고칠 수만 있다면 병원에 안 가고 원장님한테 관리 받고 싶어요."

"관리를 받으면 분명히 좋아지겠지만 일단 병원부터 가보시고 보호자의 의견도 들어 보시구요."

이렇게 말하고 골격원으로 돌아왔다. 얼마 안 있어 그녀는 남편의 등에 업혀 골격원을 찾아왔다.

"원장님한테 치료 받기로 결정 했어요."

"그래요? 최선을 다하겠지만 만의 하나 여기서 나아지지 않고 병원으로 다시 가더라도 후회하지 않을 자신이 있어요?"

"네. 후회하지 않을 겁니다."

내가 관리하기 시작한지 불과 3분이 채 안 되어 구부러진 다리가 펴지면서 두 발을 쭉 뻗고 똑바로 누웠다. 그녀는 물론 남편 또한 놀라움과 감격은 말로 다 표현할 수 없었다.

만약 그녀가 나를 찾지 않고 병원을 선택했다면 분명 어떤 유형으로든 수술을 하게 되었을 것이다. 하루하루 관리를 받으면서 그녀는 비정상적으로 처지고 돌출됐던 좌우측 좌골과 휘어진 무릎이 제자리를 잡아갔다. 효과를 확실히 체험한 그녀는 예방 차원에서 아들과 딸도 관리를 받게 했다. 그 후로 이 가족은 지금도 수시로 내왕하며 건강관리를 하고 있다.

우리는 어쩌다 몸의 중심을 잃은 상태에서 크게 엉덩방아를 찧는다든지 몸에 심한 충격이 가해졌을 때, 겉으로 멀쩡해 보여도 절대 방심해서 안 된다. 뼈는 한 번 가동점을 이탈했다 하면 제자리로 들어가지 않기에 속으로 서서히 증상이 진행된다.

빨래를 한다거나 나물을 다듬는다거나 오래 구부리고 앉아 있다가 일어나면 무릎이 뚜둑하는 소리가 나는 수가 있다. 이렇게 뚜둑하는 소리와 삐걱하는 소리가 나고, 손발이 차며 저리다든지, 쥐가 난다든지 하는 증상이 있을 때 골격의 상태를 의심해야 한다. 이런 증상은 대부분 때때로, 잠시 동안 나타났다가 사라진다. 대부분의 사람들은 무심하게 지나친다. 더 심해지면 손발이 더 차지고 식은땀이 나게 되는데 이때는 이미 늦은 것으로 봐야한다.

거듭 강조하지만 가동점을 벗어난 뼈들이 있는 몸은 삐걱하는 소리와 뚜둑하는 소리가 나게 되어있다. 거기다 손발이 차면서 저리고 쥐가 나며, 다리에는 부정맥이 생기고, 손발과 팔다리에 혈관이 툭툭 튀어나오면 골격의 이상에서 비롯된 것이라는 것을 명심해야 한다.

허리가 구부러져 호흡조차 곤란한 스님

몇 해 전 불교신문에 색다른 기사가 났다. 기사의 제목은 '민간의학 척추 전문 한완석 박사를 만나 새 삶을 찾은 팔봉사의 월호 스님'이었다. 당시 북한 개성이 바라다 보이는 도라 전망대에 평화의 종을 세우는 대각불사의 추진위원장이었던 스님은 척추의 이상으로 허리가 구부러져 심한 고통에 시달리고 있었다.

스님은 일찍이 출가한 후로 날마다 부처님 전에 머리를 숙인 채 수행을 거듭하고 또 불자들을 만날 때마다 항상 자신을 낮추다 보니 언제부터인가 허리가 굽어지고 말았다고 하셨다. 처음에는 대수롭지 않게 생각했지만 어찌나 허리가 굽어졌는지 숨 쉬는 것조차 어려울 정도로 상태가 악화되었고 이로 인한 고통이 극에 달했다.

"도대체 숨을 쉴 수가 없습니다. 다리를 벌리고 아장아장 걸어 다니는 것도 고통이요, 밤이면 베개를 세 개씩 받쳐도 바로 누울 수 없는 육신으로 살고 있습니다."

허리가 굽어지면 앞으로 넘어지지 않기 위해 머리를 뒤로 젖히게 된다. 그러면 머리의 무게가 척추를 압박해 엄청난 통증이 수반된다. 더욱이 척추가 변형된 상태로 신경이 굳어지고 또 심장과 간장의 기능까지 떨어져 숨쉬기 어렵고 소화도 되지 않는 것은 당연한 일이다. 스님은 사는 것이 고통이요, 지옥이라고 생각하셨다고 한다.

하루하루가 얼마나 고통스러웠던지 스님은 당신의 처지를 비관하며 세상을 포기하고 싶은 마음까지 들었다. 성직자로서 이런 생각까지 하실 정도면 그 고통이 얼마나 컸는지 충분이 이해되고 남았다.

내게 관리를 받은 한 신도가 스님을 골격원으로 모셔왔다. 스님은 처음 보기에 어찌나 허리가 굽어져 있던지 누굴 만나면 인사를 안 해도 마치 인사하는 모습처럼 보였다. 거기다 호흡이 거칠고 숨도 제대로 쉬시지 못했다.

관찰 결과 스님의 허리는 강직성 척추염 수준으로 굳어진 뼈가 단단한 석회질로 변해 상당기간의 관리가 필요했다. 굳어진 뼈로 가동점이 전혀 없는 상태로 목과 등이 굽은 형태였다. 유연성 있게 뼈를 관리하여 전후좌우 사용 할 수 있도록 하는 것이 올바른 방법이다. 몇 분 동안 관리를 해드렸더니 스님은 깜짝 놀라며 말 했다.

"아니? 이럴수가..."

"왜 그렇게 놀라십니까?"

"신기하군요. 통증이 사라졌어요!"

스님은 너무 신기해했다. 어쩔 줄 몰라 하면서 부처님의 가피로 나와 인연을 맺은 것 같다고 말했다.

6개월 정도 관리를 받은 스님은 당신의 말씀처럼 새 삶을 찾았다. 그리고 숨은 인술로 세상의 빛을 밝히고 있다는 것을 널리 알려서 고통으로 허덕이는 많은 사람들에게 희망을 줘야 한다고 불교신문에 알려 기사가 났다.

허리가 저절로 구부러지는 재벌가의 할머니

팔봉스님 소개로 재벌가 총수의 가족인 할머니 한 분이 골격원을 찾아 오셨다.

"엑스레이를 찍어도 천 장은 더 찍었을 거요. 나는 죽을 만큼 아픈데 박사들은 이상이 없다며 퇴원하라고 하니 원…"

"뭐라고 하면서 퇴원하시라고 그래요?"

"집에 가서 가만히 누워있으라는 거요. 가만히 누워있으라는 것은 죽으라는 애기지 뭐요?"

할머니는 자동차 급발진 사고로 허리를 다쳐 우리나라에서 내놓으라하는 큰 병원에 입원했었다. 신분이 신분인 만큼 병원에서는 의사들이 총동원되어 협진 치료에 들어갔다. 할머니 말씀으로 엑스레이만 해도 천 장은 더 찍었다고 느낄 정도로 치료 전 절차가 너무 많았다고 했다.

허리의 통증은 줄지 않고 차도가 없자 병원에서 결국 집에 가서 가만히 누워계시라고 했다고 했다.

"아니, 아픈 늙은이 보고 집에서 꼼짝 말고 가만히 누워있으라니? 그대로 죽는 시간만을 기다리라는 말 아니요?"

할머니는 무척이나 분개하셨다.

사실 병을 고치러 온 연세 많은 분한테 병은 못 고치고 가만히 누워 계시라는 것은 그대로 누워 있다가 죽음을 맞으라는 말과 다르지 않다고 해석할 수 있었다. 방송에 나온 자동차 급발진 사고 이후 할머니는 등의 통증도 통증이지만 서 있거나 걸어가면 허리가 자꾸만 앞으로 구부러지는 이상한 증상이 나타났다.

허리가 구부러지면 누군가가 뒤에서 받쳐주고 앞에서 밀어 허리를 펴드린 후 다시 걷게 해야 했는데 그리해도 금방 다시 구부러지니 서 있거나 걸을 수가 없었다. 이런경우 정지상태로 촬영되어지는 엑스레이나 MRI로 환자의 허리굽음에 대한 이상 유무를 판단 할 수 있겠는가?

병원에서 나온 할머니는 통증을 견딜 수 없어 이번에는 서울의 유명한 한방병원을 찾았다. 엑스레이를 수도 없이 찍고 3개월 동안 치료하라고 해 병원의 처방대로 했지만 전혀 효과가 없었다.

"그래놓고 거기서도 집에 가서 가만히 누워계시라고 말하지 뭐요? 여기서는 고칠 수 있겠소?"

"글쎄요. 연세가 많으셔서 걱정이 됩니다마는 그렇게 된 원인이 파악되었으니 일단 한 번 관리를 받아 보시지요."

"그럽시다."

장골, 고관절 변형의 퇴행성 관절로 인한 구부러진 허리에 대해 관리를 시작했다. 할머니의 증상은 날이 갈수록 좋아졌다. 무엇보다 통증이 없어진 것은 물론 앞으로 허리가 구부러지는 증상도 점점 개선되어 갔다. 우리나라에서 둘째가라면 서러워할 유명 병원의 많은 의사들과 최신식 의료장비, 고가의 약들이 해결하지 못하는 문제가 해결되기 시작한 것이다.

할머니는 골격원 관리를 통해 효과를 실감하자 집안의 다른 친척들도 치료 받으러 오게 했다. 그중 한분은 전신이 마비된 환자였다. 여러 수행원들의 도움으로 어렵게 골격원으로 모셔온 그 분은 골격원 내부를 한 번 힐끗 둘러보더니 대뜸 한 마디 했다.

" 잘 한다는 집 꼴이 이게 뭐냐? 여기 집간부터 고치라고 해라!"

하면서 그대로 돌아가고 말았다.

갑작스러운 황당함에 어이가 없었다. 원인모를 질병과 통증에 시달려 찾아오는 곳이 꼭 크고 화려해야 할 필요는 없지 않은가. 호텔처럼 으리으리하게 잘 치장된 유명 병원들이라고 해서 병이 나아지고 호전되어 지는 것은 아니지 않은가. 안타까우면서도 어쩔 수 없는 일이었다.

할머니는 관리를 시작한지 3개월이 지나자 등의 통증이 깨끗하게 사라졌다. 허리가 앞으로 구부러지는 증상도 없어졌다. 나는 이미 알고 있었지만, 직접 통증을 경험했던 사람의 입을 통해 어떤 변화가 느껴지는지 궁금했다.

"오늘로 3개월째 인데 몸이 어떠세요, 할머니?"

"아주 좋아졌으니 이제 이대로 살살 살아가면 되겠어요."

나는 관리한 환자들에게 일정기간 동안 목표한 관리가 끝나면 관리 받은 소감을 담은 사례문를 꼭 받는다. 할머니께도 부탁해 보고 싶었지만 워낙 어른이라 글씨 쓰는 게 힘드실 듯해 말씀드리지 않았다. 다른 사람이 쓰고 있는 것을 보고 할머니께서,

"그 종이 나도 한 장 주시오. 나도 써 볼게."

"어머? 그래주시겠어요?"

어르신께서 글을 쓰다 잘못 써서 버릴 수도 있었다. 행여나 하는 마음에 종이 한 장을 더 드리려고 했다.

"종이 한 장이라도 아껴야지 왜 더 낭비하려 하느냐?"

하시며 한 장만 받아 가셨다. 나는 할머니가 대체 무슨 글을 써 오실까 못내 궁금했다.

다음 날 할머니가 가지고 오신 사례문의 내용은 참 깔끔하면서도 할 말이 다 담겨 있었다.

"내가 교통사고로 주저앉아 병원, 한의원에 다 돌아다녀도 못 고쳤는데 여기 와서 좋아졌습니다. 이 골격연구원은 나처럼 병원이나 한의원에서 못 고치는 환자들을 치료해 주는 구세주 같은 곳입니다. 고통 받는 환자들을 위해 반드시 정부가 지원해야 하며 이 의술을 발전시켜 많은 대한민국 국민들의 건강을 지켜야 합니다."

간단명료하고 지당한 표현에 나와 우리 회원들이 모두 함께 감탄했다. 정말 대단하신 분이었다.

다리가 벌어져 앉지도 걷지도 못하는 고교생

30대 초반의 한 마사지사가 찾아와 상담을 요청했다. 자신이 환자를 한 명 맡아 1년 동안 치료를 해 왔는데 조금도 차도가 없었다. 미안해서 돈도 받기 힘들다며 어떻게 했으면 좋겠느냐고 묻는 것이었다.

"그래. 어디가 아픈 환자에요?"

"사실, 여기저기 다 아프다 하는데 잘 모르겠고 그냥 마사지만 했어요."

"환자를 한 번 데려와 보세요."

마사지사가 데려온 환자는 17, 18세 정도의 고교생으로 앉거나 걸으려고 하면 다리가 절로 벌어져 오래 앉아 있기가 힘들고 걸음걸이도 엉거주춤했다. 학생의 아버지는 유명하다는 병원을 다 데리고 다녀봤다. 병원에서는 원인을 모른다하고 날마다 차에 태워 등하교까지 시켜줘야 하니 너무나 힘든 상황이었다. 특히 하교 길 교문 앞에서 기다리고 있으면 다른 아이들은 건강한 모습으로 씩씩하게 걸어 나오는데, 비정상적으로 걸어오는 아들을 보면 그렇게 비참할 수가 없었다고 했다 병을 못 고치면 아들을 자동차에 태워 둘이서 한강으로 뛰어들어야겠다는 생각까지 했다고 했다.

"어떻습니까. 원장님?"

30대 마사지사가 묻기에 관리를 받으면 고칠 수 있다고 했다. 학생의 아버지는 1년 동안 마사지사에게 치료를 받았다. 결과가 좋아지지 않았다. 마음이 닫혀있어 결사 반대였다.

아버지는 마사지나 골격고정이나 그게 그것 아니냐고 했다. 무시하고 못마땅해 했다. 내 얼굴은 쳐다보려하지 않았다. 한 마디로 '병을 고치려다가 무려 1년을 허비 했는데 또 사기를 당 하러 왔구나.' 하는 기색이 역력했다. 학생의 엄마는 달랐다. 이번이 마지막이라고 생각하고 한 번만 더 해보자며 남편을 설득했다. 틀림없이 고칠 수 있는 학생이었다. 다투는 것이 안타까웠다. 하지만 거쳐야 하는 과정이었다.

"병원에서 병명은 받았어요?"

"네."

"뭐라고 하던가요?"

"원인을 모르겠답니다. 고칠 수 없는 병이래요."

"그래요? 어디 한번 봅시다."

학생의 상태를 확인하면서 나는 깜짝 놀랐다. 척추상태가 엉망이었다. 뇌성마비나 전신마비 같은 큰 장애가 오고도 남았을 정도였다.

부모에게 물었다.

"척추 전체를 다쳤는데 오래 된 걸 보니 어릴 때 아이가 아주 높은 곳에서 떨어진 것인데 그런 일이 있었나요?"

부모들이 깜짝 놀라며 강하게 부인했다.

"아니요, 절대 그런 일이 없었어요."

"애기 때도 그런 일이 없어요. 딸 둘 끝에 낳은 아들이라 얼마나 귀하게 키웠는데 그런 일은 있을 수 없지요."

"그래요? 이상하네? 척추 상태를 보니 분명히 추락사고가 있었는데… 이 정도면 아주 큰 사고였는데 어떻게 어른들이 몰랐을까?"

내가 이렇게 혼잣말을 하는데 학생이 손을 번쩍 들며 말했다.

"있습니다!"

"뭐?"

이번에는 나도, 부모들도 함께 놀랐다.

"아니, 언제 네가 높은 데서 떨어졌어?"

"일곱 살 때인가, 여덟 살 때인가 텔레비전에서 본 슈퍼맨처럼 보자기를 둘러쓰고 이층에서 뛰어내렸는데 아랫집 플라스틱 슬레이트 지붕으로 떨어졌어요."

"세상에나~!!!"

"거기에 걸렸다가 다시 바닥으로 떨어졌어요. 한참동안 숨을 못 쉬어서 그때 정말 꼼짝없이 죽는 줄 알았어요."

"너, 그래 놓고 왜 엄마 아빠한테 말 안 했어?"

"말하면 혼날까 봐서요…"

"세상에! 그런 일이 있었다니! 그래서 이 아이가…"

넋을 잃고 자책하는 부모들에게 내가 말했다.

"이제 아셨지요? 제 진단이 맞았지요?"

"정말 정확하시네요. 원장님. 그럼 우리 아이를 고치실 수 있어요?"

엄마가 애원하는 눈빛으로 이렇게 간절히 물었지만, 아빠는 그래도 시큰둥한 표정이었다.

"다친 지가 워낙 오래돼서 치료기간이 길어 질 겁니다. 열심히 관리 받으면 분명히 좋아질 겁니다."

학생을 하루 2회, 3회 관리했다. 학생의 상태는 하루가 다르게 좋아져 허리, 다리가 곧게 펴지고 교실에서 의자에 오랫동안 앉아 공부도 할 수 있게 되었다. 1년 동안 열심히 치료를 받았고 나도 최선을 다 했다. 부모 역시 만족 하면서 내게 진심으로 고마워했다.

학생의 엄마는 이렇게 말했다.

"원장님, 저는 우리 아들을 장애아로 키웠지만 원장님은 장애아인 아들을 정상으로 만들어 주셨네요. 애가 군대 갔다 와서 돈 벌면 그 돈 다 가져오라고 하시고 원장님 아들로 삼으십시오."

사람의 입은 거짓말을 할 수가 있어도 척추는 거짓말을 하지 않는다. 2층에서 뛰어내려 죽지 않은 것만 해도 다행이었다. 사고가 난 후 곧바로 뼈를 바로 잡았다면 본인이나 부모나 그렇게 고통스러운 삶을 살지 않아도 되었다. 사고가 난 후 오랜 시간이 흘러 뼈를 바로잡아 좋아졌다고 하더라도 다시 원상태로 돌아 갈 가능성이 있었다. 가끔 관리를 받아야 할 필요가 있다. 그래서 아이들의 골격 관리는 유아 때부터 해야 한다고 강조한다.

이 학생의 삼촌도 어느 날부터 갑자기 허리가 아파 꼼짝을 못하게 되었다. 서울의 유명병원에 가서 진찰을 받아보니 뼈에 노환이 와서 그렇다며 가만히 누워있는 방법밖에 없다고 했다. 나이가 겨우 50인데 뼈에 노환이 와서 누워있어야 한다는 말에 인생이 송두리째 낭떠러지로 떨어지는 기분이었다. 기가 막혀 눈물을 흘리다 학생 엄마의 소개로 골격원을 찾아왔다.

그는 흉추가 휘면서 요추가 완전 이탈되어 꼼짝을 못하는 상태였다. 흉추와 요추만 바로잡아 주면 되는데 뼈에 노환이 왔다며 꼼짝 말고 드러누워 있으라 했다니. 이 분 역시 관리를 받으면서 통증이 사라진 것은 물론 허리가 깨끗이 나아 건강한 모습으로 생활하고 있다.

병은 병명을 찾아내는 사람만이 고칠 수 있다.

가족 가운데 한 사람의 몸에 갑자기 이상이 생기거나 병에 걸리면 다들 우왕좌왕하기 마련이다. 어디로 가야 할지를 모른다. 가장 먼저 병원을 찾는데 접수창구에 가면 어디가 아파서 왔느냐고 묻고 환자의 대답에 따라 내과, 외과, 소아과, 안과 등으로 분류해 담당의사의 진찰을 받도록 한다.

어떤 의사든 환자가 앞에 앉으면 '어디가 아파서 왔느냐?'고 묻는다. 그러면 환자들은 제각기 자신의 증상을 열심히 설명한다. 혹시 의사에게 한 가지라도 빠뜨릴까 봐 '어디가 어떻게 아프고 어떻게 하면 어디가 어떻다' 라고 하면서 자신의 증상을 자세히 설명한다.

이럴 때 의사들은 대부분 환자의 설명에 맞춰 진찰을 하고 처방전을 작성하고 환자는 자신이 설명한 내용에 맞춰 처방전을 써주는 의사를 맹신하고 싶은 경향이 있다. 통증이 있다하면 진통제, 열이 난다 하면 해열제...

병이란 어떤 한 가지 원인으로만 오는 것이 아니다. 여러 가지의 복합적인 요인에서 올 수가 있다. 한 예로 척추 이상으로 당뇨가 왔고, 그로 인해 눈이 나빠진 사람은 눈이 침침하고 불편하기에 안과를 찾아 간다. 이상이 있는 척추를 그대로 두고 안과치료를 받는다 해서 고쳐질 것인가. 심한 두통을 앓는 사람의 경우도 마찬가지다. 척추의 이상으로 두통이 왔는데 척추는 그대로 두고 진통제 처방으로 병을 해결할 수 있다고 생각하는가.

나는 환자에게 어디가 아프냐고 묻지 않는다. 아니 환자가 먼저 말을 하려고 해도 못하게 한다. 묻지도 않았는데 성급하게 아픈곳 을 말하는 환자들은 나한테 혼이 난다.

"그런 설명은 병원에 갔을 때 하는 말이에요. 어디가 아픈지 내가 병을 찾아야 낫게 할 수 있는 거 아녜요? 병을 찾는 것은 내 몫이니 본인은 듣고 맞는지 틀린지 대답만 하세요."

사실 그렇다. 환자는 병명을 가르쳐 주러 병원을 찾는 것이 아니라 자신의 아픔을 해결하기 위해 찾는다. 요즘 환자들은 다들 똑똑해서 의사보다 한 술 더 뜬다는데 의사보다 더 잘 알면서 병원에는 왜 가는가. 병은 병명을 찾아내는 사람만이 고친다. 환자가 의사에게 병명을 가르쳐 주는 것은 점쟁이에게 자기의 과거사나 소원을 다 말해 점을 쳐 달라는 것이나 다름없다. 보는 것만으로도 병명을 알아낼 수 있는 것이 최고의 의인이라 하지 않던가.

병원에 가서 의사들에게 어디 어디가 아프다고 열심히 설명해도 '아무런 이상이 없다' 고 말하는 것이 현대의학의 현주소가 아닌가. 아무런 이상이 없다는데 내 몸은 왜 아픈 것인가. 아무런 이상이 없는 게 아니고 어디가 잘 못 되었는지 못 찾는 것이 아닐까.

엑스레이, MRI를 찍어도 안 나오는 병

대기실을 내다보니 얼굴이 주름투성이인 50대 후반의 여성이 아는 손님과 함께 골격원으로 들어오는 게 보였다. 첫눈에 보기에도 몸의 균형이 다 깨져 엉망이었다.

나는 그녀에게 말했다.

"몸이 천근 만근일 텐데 맞아요?"

그녀는 정색을 하고 고개를 도리질했다.

"아닌데요."

"그럼 그 다리 갖고 여태까지 아무 불편을 못 느끼고 살았나요?"

"예! 하나도 안 아픈데요?"

"그래요?"

난 그렇게 말하는 그녀가 너무 이상했다. 그녀의 말을 믿을 수가 없었다.

"그 다리 갖고 오늘까지 아무 이상 없이 살았다면, 굉장한 행운입니다. 아프지도 않은데 여긴 왜 오셨어요?"

"네에?"

내 말에 그녀는 무척이나 당황하는 표정이었다.

"내 눈엔 지금 당신이 어디가 아픈지 훤히 보이는데 하나도 안 아프다고 하니 말을 할 수가 없잖아요. 그러니 돌아가세요. 다음에 아프거든 그때 찾아오세요."

그러자 동행한 손님이 그녀에게 말했다.

"언니. 아픈 거, 다 얘기해!"

사람들의 심리는 참으로 이상하다. 병원에 가서는 여기 아프다, 저기 아프다, 먼저 얘기를 다 털어놓으면서 내 앞에 오면 말하지 않고 알아맞히기를 원한다. 그녀는 분명 많이 아프면서도 거짓말을 하고 있었다.

"나는 척 보면 어디가 아픈지 어떤 증상이 있는지 아는데 안 아프다고 하는 이유가 뭐예요?"

답답해서 내가 묻자 그녀를 데리고 온 손님이 말했다.

"원장님, 제가 원장님 자랑을 많이 했더니 나보고 거짓말 말라고, 병원에서 엑스레이, MRI를 찍어도 안 나오는데 어떻게 맞추느냐고 믿지 않는 거예요. 그리고는 원장님이 정말 병을 알아맞히나, 못 맞히나 보자면서 절대로 아프단 말 하지 말자고 해서 그런 거예요."

"죄송해요, 원장님…"

병을 고치러 왔다가 쫓겨날 처지가 되니 두 사람 다 실토했다. 나는 어이가 없어 웃음을 터트렸다.

"당신의 체형을 보니 이미 마비를 한 번 경험했겠네요?"

그러자 그녀가 스스럼없이 고백했다.

"예, 맞아요! 한 번 마비가 왔었어요."

"문제는 마비가 지금도 진행 중에 있는데 아주 심각해요. 그 풍은 당신이 병원 치료를 받는 중에 올 수 있고 나한테 관리를 받는 도중에 올 수 있지요. 그러니 병원에서 치료를 받을 것인지 여기서 관리를 받을 것인지 당신 스스로가 결정하세요. 만일 풍이 오더라도 여기서는 하루 몇 번씩 20일 정도 집중적으로 관리를 받으면 안정됩니다."

내가 이렇게 말하자 그녀가 감탄한 얼굴로 말했다.

"지금까지 유명하다는 병원, 명의가 있다는 병원 전국 곳곳을 다 찾아 안 간 곳이 없을 만큼 다녀봤지만 다들 무슨 병인지 병명도 밝혀 내지 못했는데 원장님처럼 확실하게 얘기해 주신 분은 처음이에요. 그런데 혹시 신들리신 분 아니에요? 신을 모셔놓지 않았어요?"

그래서 내가 타일렀다.

"아무리 여기 저기 다니면서 고생했다고 할지라도 부정적인 생각이나 의심은 버리세요. 긍정적인 사고를 가져야만 병이 낫습니다. 아시겠어요?"

사람들은 아프지 않으면 그냥 살고, 아프면 당황해서 병원을 찾지만 아무런 이상이 없다, 하고 속 시원한 소리를 듣지 못하는 것이 현실이다. 병을 고치러 온 사람이 부정적인 생각을 가지면 안 된다. '꼭 나을 꺼야!'라는 믿음을 가져야 병도 빨리 낫는다. 무엇보다 환자 스스로가 자신의 증상을 보고 병을 진단할 수 있는 능력을 키우는 것이 중요하다. 이게 과연 가능한 일이냐고 묻는 사람도 있겠지만 방법은 간단하다.

내가 골격발란스 전문가라고 해서 이야기하는 것이 아니라 골격의 중요성을 알고 관리를 잘하면 건강할 수가 있고 척추를 보면 어떤 병이든 한눈에 다 보인다.

뇌졸증에 걸린 12세 소녀의 회생

하루는 40대 초반의 한 여성이 나를 찾아왔다. 평소 허리가 아파 디스크 치료를 받고 있었다. 어느 날 갑자기 꼼짝을 못할 정도로 심하게 아파서 수소문 끝에 나를 찾아왔다. 며칠 동안 관리를 받으며 증상에 호전되었고 열다섯 살인 자기 딸이 평소 허리가 아프다고 한다면서 데려오겠다고 하며 딸을 데려왔다. 12살짜리 여동생까지 따라왔다.

나는 15살 난 딸은 둘째 치고 12살짜리 아이를 본 순간 깜짝 놀랐다. 체형을 본 순간 금방이라도 뇌졸중이 올 것 같았다. 엄마한테 말을 할 수 없었다. 만약 12살짜리 아이에게 뇌졸중이 오고 있다는 말을 했다가는 그 엄마가 나를 허튼 사람으로 보든지, 아니면 까무러치게 놀라든지, 그도 아니면 장삿속으로 엄포를 놓는 것으로 볼 것이 뻔했기 때문이었다.

먼저 15살짜리 딸의 허리를 관리해주고 나서 충격을 받지 않게 하려고 엄마에게 물었다.

"이 아이 방학이 얼마나 남았어요?"

"꼭 두 달 남았어요."

"그래요? 그럼 내 말 잊지 마시고 지금은 학교 다니니 열심히 공부하고 방학을 하면 두 아이 다 내게 보내서 꼭 관리를 받게 하세요. 그렇게 할 수 있나요?"

"그럼요. 그렇게 할게요."

"제 말을 꼭 명심하세요. 큰애만 보내면 안 됩니다. 작은애도 꼭 보내세요."

"네."

또박또박 대답들 했지만 못미더워서 몇 번이나 확인을 했다.

"제 말을 허투로 듣지 말고 꼭 보내셔야 해요."

"알겠습니다."

엄마의 확답을 듣고 돌려보냈다. 그 집 식구가 다 돌아가자 부원장인 막내아들이 말했다.

"원장님. 작은 애한테 풍이 오고 있다고 말씀을 하시지 왜 말을 빙글 빙글 돌리고 그러세요? 풍이 다 왔던데요."

"얘, 자기가 아픈지도 모르고 언니를 따라온 애한테 풍이 왔다고 말하면 그걸 정상적으로 받아들이겠니? 나만 이상하게 볼 텐데. 두 달 후면 방학이라니 그때까지 잘 지내겠지."

그런데 그로부터 한 달 후쯤 아이 엄마가 엉엉 울면서 전화를 했다.

"원장님, 작은애가 아침에 학교 갔는데 쓰러져서 구급차에 실려 갔대요. 어떡하면 좋아요?"

"어느 병원이에요?"

"지금 막 싣고 갔으니 어느 병원인지는 몰라요"

"그럼 알아보고 나서 전화해요."

잠시 후 전화가 와서 받아보니 아이가 모 종합병원 응급실에 가 있었다.

"원장님, 저 지금 가고 있는데 빨리 좀 와 주세요."

아이 엄마는 금방이라도 숨이 넘어갈 듯한 목소리로 말했다.

"아니, 일단 병원에 갔으니 거기서 하자는 대로 응급처치를 받게 하세요."

"안 돼요, 원장님. 지금 당장 출발해 주세요. 부탁이에요."

나는 평소 우리 골격원을 찾는 환자들에게 하는 말이 있다. 만약 응급상황이 닥치면 빨리 병원으로 옮기되 그로부터 3시간 안에만 우리 조치를 받으면 아주 죽을 병이 아니면 제 발로 걸어 나올 수 있다. 골든타임을 놓치지 말라고 한다.

환자들은 내게 관리를 받으면서 병이 확실하게 호전되는 것을 실감하기에 내가 하는 말은 무조건 신뢰한다. 이 엄마도 내게 병원으로 와 달라고 사정한 것이었다. 아이 상태가 문제였다. 큰 문제없이 지나갈 수도 있고 의외로 심각할 수도 있다.

"그러지 말고 일단 병원에 가서 아이 상태를 보고 다시 전화하세요. 그동안 좋아질 수도 있잖아요?"

"알았어요."

그녀는 병원에 도착하자마자 득달같이 전화를 걸어왔다.

"원장님, 우리 애가 다 죽어가요. 빨리 와 주세요!"

"지금 상태가 어때요?'

"눈이 돌아가고 손발이 오그라들고 목이 바깥쪽으로 두두둑, 소리를 내면서 꺾이고 있어요. 온몸이 뻣뻣하게 비틀어지고 있는데 이걸 어떡해요?"

"아니, 병원에서 조치 안 하고 있어요?"

"지금 응급실이에요. 아이가 다 죽어가는데 팔뚝에 링거만 꽂아 놓고 기다리고 있어요."

"그럼 의사, 간호사 빨리 불러서 조치해 달라고 하세요."

"의사가 와서 보더니 괜찮다며 다른 데로 갔어요. 아이가 점점 이상해지고 있는데 어쩌면 좋아요? 택시에 태워 원장님한테 데려가려고 기사를 불렀는데 기사가 와서 보더니 이렇게 심한 아이를 어떻게 택시에 태우느냐고 하며 그냥 가버렸어요. 제발 우리 애 좀 살려주세요, 원장님!!!"

안 되겠다는 생각이 들어 병원으로 급히 출발했다. 응급실에 도착했다. 가족들은 울며 서 있고 아이가 어찌나 몸을 심하게 비트는지 폴대에 매단 링거 병이 그네 뛰듯이 춤을 추고 있었다.

우선 몸이 뻣뻣해지는 것을 막기 위해서 조치를 해야 했다. 의사나 간호사가 보면 못하게 할 게 뻔했다. 가족들에게 둘러서게 한 후 몇 군데 관리를 했다. 그러자 아이의 비틀림이 사라졌고 10분 정도 지나 안정이 되어 의사소통이 되기 시작했다.

"이제 괜찮니?"

"네…"

아이는 악몽을 꾼 것 같은 얼굴로 고개를 끄덕였다.

"몸이 풀어졌으니 이제 엄마가 알아서 하세요."

"원장님 따라갈 거예요."

"알아서 하시는데 수납도 해야 하고 시간이 많이 걸릴 테니 난 먼저 갑니다. 기다리는 고객이 있으니."

그러자 그녀가 다급하게 말했다.

"원장님~! 지금 그냥 같이 가면 돼요. 아까 택시 기사 부를 때 수납 다 했어요. 가자!"

아이는 우리 차를 타고 골격원으로 왔다. 조금 전까지만 해도 다 죽어가던 아이가 이층 계단을 팔딱팔딱 뛰면서 올라왔다. 아이의 가족은 물론 안에 있던 회원들 상당수가 이 광경을 본 것이 아니라면 믿기 어려울 것이다. 나는 아이의 엄마에게 말했다.

"내가 아이의 방학 날짜를 물어보고 방학하면 꼭 큰애하고 같이 와서 관리를 받으라고 다짐받은 이유는 그때 이 증상이 올 것을 예견했기 때문이에요. 말을 안 한 이유는 멀쩡한 아이한테 풍이 오고 있다고 말하면 믿을 수 있겠어요? 놀랍고 기분만 나빠지지."

"네. 그래서 그러셨군요."

아이 엄마는 그때서야 내가 한 달 전에 말했던 이유를 깨달은 듯하였다.

한참이 지나 아이의 아빠가 도착했다. 그는 그동안 아이가 학교에서 쓰러져 병원 응급실로 실려 갔었다는 것 외에 어떤 일이 생겼는지 알지 못했다.

"제가 아침에 자동차로 학교에 데려다 줄 때까지 아무 일도 없었는데 왜 갑자기 애가 쓰러진 거죠?"

아빠는 아이에게 생긴 문제의 심각성을 깨닫지 못한 채 도전적으로 물었다. 그의 표현 중엔 나에 대한 불신도 깔려 있었다.

"아마도 엊저녁 잠을 잘못 잤을 겁니다. 몸이 안 좋은 상태에서 자다가 베개를 놓쳤거나 구부린 채 자지 않았을까 싶어요."

그러자 애 아빠가 말했다.

"그건 맞아요. 저하고 거실에서 잤는데 자다가 깨어보니 아이가 배게도 베지 않고 추운지 바싹 웅크린 채 자고 있더군요."

"그래서 그렇게 빨리 온 겁니다. 저는 두 달은 넘길 수 있다고 생각 했거든요"

"그럼 우리 애는 이제 어떡해야 합니까?"

"그것은 보호자가 판단하실 일입니다. 아이는 이미 마비가 시작됐고 진행되는 것은 일단 방어를 했습니다만 앞으로도 오늘과 같은 증상이 수시로 찾아올 수 있지요. 어느 곳에서 마비가 시작되는지를 찾아서 수시로 점검하면서 관리를 받아야 하기에 20일 정도는 내 옆에 있어야 안정권에 들어갈 수 있습니다. 아이의 증상은 병원에 가도 이미 와 있는 것이고 여기서도 이미 와 있는 것이니 병원에 가서 치료할 것인지 여기서 관리를 받을 것인지 선택하세요."

내 말이 끝나기가 무섭게 애 아빠는 기다렸다는 듯이 말했다.

"병원으로 가겠습니다."

"그럼 그렇게 하세요."

"원장님! 안 돼요!"

이번에는 애 엄마가 내 말을 가로막고 나섰다.

"당신은 오늘 애한테 어떤 일이 있었는지 몰라서 그래요. 병원에 가지 말고 여기서 원장님한테 받아야 해요."

"아빠, 저도 여기서 관리 받을래요. 아까 병원에서 저, 죽을 뻔했어요."

아빠는 자신이 한 번 꺼낸 말을 주워 담지 않았다. 더욱이 12살 난 아이에게 어른들에게나 오는 뇌졸중이 왔다는 것을 믿지 않는 눈치였다.

"일단 병원에 가서 검사를 해 보자. 내 말을 들어!"

이런 경우 나도 어쩔 수가 없다. 일단 마비가 진행되는 것은 방어했으니 대학병원에 가서 치료를 잘 받다보면 좋아질 수 있을 것이라고 생각했다. 그런데 떠난 지 10분도 안 돼 애 엄마에게서 다급한 목소리로 전화가 왔다.

"원장님, 지금 한강다리를 건너고 있는데 애 몸에 마비가 와서 몸이 뻣뻣해지고 벌벌 떨어요. 이걸 어떡해요?"

"참, 나! 나더러 어떡하라구요?"

아이와 엄마가 압구정동으로 돌아가자고 울며 애원해도 남편은 요지부동이라고 했다. 이렇게 기막힐 일이 없었다.

결국 아이는 또 종합병원 응급실로 갔던 모양이었다. 그곳에서 또 애 엄마의 전화가 왔다.

“원장님, 애가 검사 도중에 온몸이 뻣뻣하게 굳고 있어요. 아이가 원장님을 불러달라고 울며 애원하는데 제발 와서 도와주세요.”

그래서 내가 말했다.

“애 아빠가 원한다면 가고 그렇지 않으면 갈 수 없습니다.”

“원장님! 엄마인 저와 애가 이렇게 애원하잖아요.”

그녀의 눈물 섞인 애원을 외면할 수 없어 병원을 찾아가 조치를 해주었다. 아이는 2인용 병실에 누워 있었다. 그 곁 침대에는 발목이 꺾여 마비된 6학년 된 초등학생이 누워 있었다. 그 아이를 보니 저 어린 것을 어쩌면 좋을까하는 안타까운 마음을 금할 길이 없었다. 무턱대고 관리를 해 줄 수도 없는 일이 아닌가.

나이가 많든 적든 마비가 올 때에 즉시 마비가 시작되는 원인을 찾아 조치해주면 쉽게 풀리고 지속적으로 관리하면 안정권에 들어간다. 골든타임을 놓쳐 한 번 마비가 와 버린 후에는 회복하기 힘들다. 나는 이런 상황에 처할 때 마다 안타까운 마음이 든다. 영국에서는 병원에서 할 수 있는 방법을 다 동원 했음에도 호전되지 않을 때는 환자가족이 제안 하는 다른 좋은 방법이 있다면 병행하여 치료 할 수 있도록 허락을 한다는데. 우리는 이런 제도가 없는 것이 안타깝다.

아이는 아빠의 결정대로 대학병원에서 검사를 모두 마친 후 다시 골격원으로 왔다. 그리고 두 달 정도 관리를 받았다. 모든 기능이 정상으로 회복됐다. 아이의 뇌졸중은 뼈의 문제였다. 뼈가 문제가 되었을 때는 병이 진행되고 아픈 증상이 나타나야만 질병임을 인정한다.

아이의 신체적 나이는 12살이었지만 건강나이는 이미 70세 이상이었다. 어디가 눈에 띄게 아팠으면 증상이 일찍 포착되었겠지만 눈에 보이지 않는 척추가 60% 이상이 이미 변형돼 있었다. 아이의 경우처럼 엄마의 뱃속에서 나오면서 척추를 다칠 확률과 출생 후 다칠 수 있는 확률이 많음에도 그것을 모른 채 성장하게 된다.

이런 상황을 방지하기 위해서라도 신생아가 태어나면 3개월 이후부터 골격검진을 받아 예방이 되어야 건강한 삶을 살아갈 수 있다고 목소리를 높였고, 공감한 회원들 중에는 자녀나 손자들을 그렇게 관리하고 있다.

출생 전이나 출생 후에 생기는 골격 이상으로 생긴 문제는 90% 이상을 정상으로 돌아가도록 할 수 있다. 무병장수라는 것이 다른 게 아니다. 뇌성마비나 소아마비, 풍, 심지어 암 같은 병도 다 잡을 수 있다고 말하는 것은 교만이고, 80% 이상 회복시킨다고 말한다면 겸손을 지킨 것이라고 말할 수 있다.

아이의 엄마는 자기 딸을 살려준 고마움을 편지에 적어 내게 보내왔다.

"이런 일은 남에게만 일어나는 것인 줄 알았는데, 텔레비전에서 보는 것만으로 알았는데 직접 당하고 보니 원장님 같은 분이 안 계셨으면 어떻게 되었을까, 생각만 해도 아찔합니다. 만인을 위해, 인류를 위해 원장님의 인술은 널리 알려져야 합니다."

우울증에 걸린 30대 중반의 여성

2008년 상반기 서울시 교육청 산하기관인 학교보건진흥원이 소아청소년 광역 정신보건센터와 함께 중고생 13,086명을 대상으로 우울증 검사를 실시했다. 2.3%인 300명이 우울증 증세를 보였다고 한다. 백 명 중 2.3명꼴로 우울증 증세를 보였다. 학생들의 우울증은 집단 따돌림 등으로 발생하는 경우가 많아 학교폭력과 자살 문제와 밀접하게 연결돼 있었다. 약물남용, 학습무기력증, 등교 거부로 이어지는 등 많은 부작용을 부르고 있다.

유명 연예인의 자살이 잇따르면서 학생들의 충동적인 자살을 예방하는 차원에서 우울증 집중관리에 비상이 걸렸다. 누군가가 우울증에 걸렸다고 하면 그 사람의 몸 상태는 이미 극도로 나빠져 있다고 봐야 한다. 그 증상이 우울증으로 나타났기 때문이다.

우울증은 골격의 이상에서 온다. 예민한 증상을 지닌 중증환자들을 관리하면서 입증한 바 있다. 우울증에 걸리면 머리가 맑지 않고 식욕이 떨어지며 원기가 없어진다. 꼭 저혈압이 올 때처럼 힘이 없어진다. 매사에 의욕도 자신감도 없고, 웃는 것과 노는 것 등 다 싫어한다. 자꾸 남의 눈을 피하고 싶어 하며 가족들이 무슨 말을 해도 쉽게 짜증을 낸다든가 방문을 닫고 혼자 틀어박히기를 좋아한다.

더러는 열이 나는 사람도 있지만 대부분 냉증이 와서 손발이 차가워지며 신체와 정신의 리듬이 깨어지는 것이 기본적이다. 정상적인 삶을 영위하기가 힘들어진다. 성격이 아주 민감해져서 모든 일들이 한 치의 착오도 없이 정확히 진행되어야 만족을 얻는다. 멀쩡하던 사람이 외출을 하면서 문을 잠그고 나왔는지, 잠그지 않았는지 불안해서 다시 들어가 확인하고, 손에 들고 있는 물건을 찾거나 자꾸 확인하게 되면 바로 우울증의 초기 증세라고 생각하면 된다.

병원에서는 우울증은 전부 다 신경성에서 온다고 본다.'친구나 애인에게 배신을 당했느냐? ' '부모님한테 혼났냐?', '누구하고 싸웠냐?' 고 묻는 경우가 대부분이다. 일반적으로 약물을 처방하는 형태다. 결국 병세가 점점 더 악화되어져 급기야 자살을 하는 경우도 있다.

여기서 중요한 것은 우울증에 걸린 사람은 신경안정제를 먹고 잠이나 자야 하는 환자가 아니라는 점이다. 또 항우울증제를 먹고 나았다가도 재발하는 환자의 비율 역시 매우 높은 편이다. 나는 우울증과 불면증은 무엇보다 두개골의 불균형에서 온다고 본다. 예를 들어 우리 머릿속에 물이 흐르는 도랑이 있는데 산사태가 나서 이 도랑이 막혔다고 하자, 흐르는 물은 도랑을 넘쳐 이리 저리로 흘러갈 수밖에 없지 않은가.

제 길로 흘러가야 할 물이 교감신경을 방해하느냐, 시신경을 방해하느냐에 따라 우울증과 불면증, 시각장애, 이명 등의 증상이 오는 것이다.

병원에서는 이런 병들이 원인이 무엇이라고 설명하는지 모르겠다.

지인의 소개로 30대 중반의 우울증을 앓고 있는 여성이 찾아왔다. 그녀는 증상이 매우 심한 편이었다. 밤에 잠도 못 자고 대인기피증과 피해망상증에 빠져 있었다. 심지어 골격원 안으로 들어와서도 인사조차 하지 않을 정도로 타인에 대해 마음의 문이 닫혀 있었고 멍한 표정만 짓고 있었다. 이런 경우는 사람들이 있는 곳에서는 대화를 하지 않아 따로 조용한 다른 곳에서 상담을 해야 한다. 내방으로 그녀를 안내하고 마주 앉았다.

"본인이 지금 하고 싶은 게 뭐에요?"

"하고 싶은 거 없어요. 다 귀찮아요."

"그래도 지금 저하고는 대화를 해야 합니다. 그렇지 않으면 병원에 가서 입원해야 해요. 제 말을 똑바로 듣고 본인이 잘 판단하세요. 저도 엄청 바쁘니 지금 대화를 안 하시면 기회가 없습니다."

심리적으로 압박을 주어 보면 대화가 통하는 사람이 있고 그래도 대화가 전혀 안 되는 사람이 있다. 대화가 되는 사람은 가능성이 있는 반면 대화가 안 되면 진짜 정신 이상에 가깝다고 볼 수 있다.

우울증 환자들은 심리적으로나 정서적으로 일단 정상으로 보기 어려워 이들을 대하는 방법이 매우 중요하다. 상대에게 어떤 동기 부여를 해서 대화를 끌어내고 또 자신의 마음 속에 있는 얘기를 편하게 털어놓을 수 있게 유도하는 것이 절대적으로 필요하다.

"본인의 몸이 현재 아프다든지 고통스럽다든지, 치료를 하긴 해야 하는데 걱정이 된다든지 하는 것은 없어요?"

그러자 그녀가 말했다.

"걱정돼요… 고치고 싶어요."

"그럼 내가 하자는 대로 조금만 따라줘요."

나는 1단계로 간단한 관리를 해서 머리를 좀 편하게 만들어 주고 말했다.

"내가 지금 배가 엄청 고프거든요? 그러니 미안하지만 밥 좀 먹으면서 당신하고 얘기합시다. 당신도 배고프면 같이 먹어도 좋고, 배 안 고프면 얘기만 들으세요. 난 먹어야겠습니다."

그녀를 데리고 가서 앞에 앉혀 놓고 나는 밥을 먹었다. 김치를 죽죽 찢어서 밥 위에 걸쳐 아주 맛있게 먹지만 이럴 때 환자들은 대개 밥을 먹지 않는다. 식욕이 없어 먹을 생각을 않는다.

밥을 먹고 난 다음 두 번째 단계로 신경을 열어주는 관리를 했다. 이쯤 되면 아무리 식욕이 없었던 환자라도 어느 정도 시장기를 느끼게 돼 있다. 때를 놓치지 않고 내가 말했다.

"내일 하는 관리는 집에서 밥을 든든하게 먹고 오지 않으면 할 수가 없어요. 조금 전에 나 밥 먹는 거 봤죠?"

"네."

"나 밥 먹는 거 보니 조금이라도 먹고 싶었어요, 전혀 안 먹고 싶었어요?"

이럴 때 먹고 싶었다고 말하는 사람도 있고 그렇지 않은 사람도 있다. 그녀는 먹고 싶었다고 말했다.

"그래요? 그럼 지금 밥을 주면 먹을 거예요?"

"네."

하지만 나는 밥을 주지 않는다. 밥이 다 떨어졌다고 해서 더 시장기를 느끼게 하는 것이다.

"대신 집에 가서 밥을 먹겠다고 약속하면 맛있는 반찬을 싸줄게요 어때요? 약속할래요?"

"네"

이렇게 하면 십중팔구 집에서 밥을 먹고 온다.

다음날 3단계 관리에 들어가는데 이렇게 해서 2단계의 관리를 마치면 60% 이상이 정상으로 돌아온다. 올 때와 갈 때 인사도 잘하고 명랑해진다.

그녀는 약 5개월 정도 관리를 받았다. 밥 잘 먹고 잠 잘 자고, 상냥해지고, 모든 게 정상이 됐다. 나는 아무리 심한 우울증 환자라도 100% 정신이상이면 어쩔 수 없지만 99%는 돌려보내지 않았다. 우울증은 사람의 한계 능력을 넘어서 나타나는 중증장애다. 심리적으로나 정서적으로 일반적인 희로애락의 표현이 되지 않는다.

우울증은 앞서 말했듯이 대개 두개골의 변형에서 오고 50% 정도는 척추에 이상이 생겨 말초신경의 기능이 떨어진데서 온다. 온몸에 강한 전류가 흘러야 하는데 3차 신경에 전류가 덜 흐르는 것과 같은 이치로 감각의 이상이다. 병을 원인을 이해하지 못한 채 신경안정제나 먹이고 잠을 푹 자게 만든다고 해서 어떻게 고칠 수 있겠는가.

뇌수막염에 걸린 돌 지난 아기

돌이 막 지난 아기가 엄마 품에 안겨 골격원에 왔다. 아기는 생후 백 일이 될 때까지 방긋방긋 잘 웃고 옹알이도 잘 했다. 어느 날 새벽 갑자기 자지러지게 울어대 동네 병원에 갔다. 뇌수막이라서 수술을 해야 하니 큰 병원으로 가라고 했다. S대 교수로부터 소개받아 압구정 골격원에 소개하신 교수님과 함께 내방했다. 방문한 아기의 상태를 보니 바로 관리하여 원위치 시킬 수 있었다. 즉시 관리했다. 이후 몇 번의 관리를 더 받았고 정상 아기와 같이 무럭무럭 잘 자랐다.

그 모습을 본 제약회사 회장님이 놀라시며 말했다.

"아니, 어른들은 그렇다 하더라도 갓난아기들까지도 관리하실 줄은 상상도 못했습니다. 아기도 고칠 수 있습니까?"

"그럼요! 뼈가 이미 굳어져서 시간이 필요하긴 하지만 분명 좋아집니다."

내가 판단하기에 아기는 백일이 지나 뇌수막염이 걸린 것이다. 뇌수막염은 거의 대부분 급성으로 온다. 아기가 잠을 자다가 갑자기 굴러 떨어지거나 베고 있던 베개가 빠져나갈 때 목뼈에 문제가 생기면 이런 증상이 발생한다.

특히 목이 심하게 틀어지면 각도가 많이 기울어 아기의 머리는 원 위치로 금방 돌아오기 어렵다. 뇌에 수액이 제대로 흐르지 못하고 고여 뇌수막염이 되어 문제가 생긴다. 이런 상태의 아기는 곧바로 목뼈 세 곳만 관리하면 된다. 원인을 찾지 못하고 방치하다 보면 결국 뇌성마비가 되는 경우가 있다.

제약회사 회장님과 회원들이 빙 둘러앉아 지켜보는 가운데 내가 목뼈와 몇 군데 관리했다. 요란하게 울어대던 아이가 금방 울음을 그쳤다.

"와!"

순간 사람들이 하나 같이 놀라며 환호성과 박수갈채를 보냈다.

특히 사람들은 내 관리 방법이 어린 아이에게도 합당한가. 불안해했지만 횟수를 거듭 할 수 록 아기는 눈에 띄게 좋아졌다. 물론 겉으로 보이는 모습대로 함부로 흉내를 내어서는 절대 안 된다. 감각적으로 뼈를 느낄 수 있어야 하고 무게와 각도를 잘 조절할 수 있을 때 가능하다.
관리를 시작한 당시부터 하루하루 다르게 건강한 모습을 보이자 소개하신 교수님은 물론 아기의 부모님이 얼마나 감사해 하는지 모른다.
아기는 갈수록 좋아졌다. 양손을 땅에 딛고 좌우를 번갈아 쳐다보기도 하며 나날이 좋아지는 것을 회원들이 다 지켜보았다. 후일담이지만 아기는 하루하루가 좋아지고 있음에도 4개월 정도 관리를 받다가 골격원을 나가고 말았다.
이유는 아기의 관리과정을 지켜보지 못한 친할머니가 큰 병원에 가서 치료받아야 하고 교회에 가서 안수를 받아야 고칠 수 있다며 데려갔다.
물론 엄마 아빠는 결사 반대였지만 친할머니의 뜻을 꺾지 못했다.
"아기가 좋아지고 있는데 이런 변화를 보면서도 친할머니의 뜻을 따를 수밖에 없다면 가문의 운명으로 생각하세요. 일단 시어머니 말씀대로 큰 병원에 가보시고 기회가 닿으면 다시 만납시다."
나는 이럴 때가 가장 안타깝다. 아니 안타깝다 못해 가슴이 메어진다.

식물인간이 된 여학생

이유도 원인도 없이 몸이 아프고 심하면 불구가 되는 병이 참으로 많다. 우리가 알지 못할 뿐, 분명 원인이 없는 병은 없다. 한 지인이 찾아와 내 자식이나 다름없는 아이가 식물인간이 됐다며 한 번 찾아가 줄 것을 부탁해 왔다.

한 달 전 수능시험이 끝나고 얼마 안 있어서 밤에 신음소리가 들려 가 봤더니 딸애가 얼굴이 새파래져 벌벌 떨고 있다고 했다. 그래서 급히 대학병원으로 옮겼지만 그날로 식물인간처럼 변해 누워있다는 것이었다.

지인의 청을 거절할 수 없는 터라 짬을 내어 막내아들과 같이 여학생이 입원해 있는 병원으로 갔다. 가서 보니 여학생은 눈을 치켜 뜬 채 천장만 멍하니 바라보고 있었는데 동공조차 움직이지 않았다.

어차피 찾아간 병원이어서 난 막내와 약간의 조치를 해주기로 했다. 여러 명이 함께 사용하는 병실이라서 남이 보지 않게 일단 커튼을 치고 막내에게 목을 관리하게 한 후 나는 다리를 잡고 조치를 하면서 환자에게 말했다.

"이봐요, 학생. 지금 우리한테 관리 받고 있는 거 알겠으면 눈을 깜박여 보세요."

순간 일반인들은 모르겠지만 한쪽 동공이 미세하게 흔들리는 것을 나는 감지할 수 있었다. 그 모습에서 희망을 본 보호자에게 말했다.

"우린 지금 가야하는데 지금 딸아이의 발을 만져보고 나서 내일 아침 딸아이의 발을 또 만져보세요. 그리고 어떤 차이가 느껴지는지 내일 아침 전화를 주세요."

그랬더니 아침 일찍 전화가 왔다.

"원장님, 엊저녁에는 발이 차디찼는데 오늘 아침에는 온기가 돌아요. 오늘도 꼭 와주세요!"

"그래요? 좋은 징조입니다. 오늘도 갈게요."

나는 부원장인 막내와 함께 면회 온 사람처럼 가장을 하고 두 번을 더 찾아가서 관리를 했다. 3회를 마쳤을 때는 눈의 동공과 체온에 확실한 반응이 느껴졌다.

그래서 보호자에게 말했다.

"3회를 하고 나니 이만큼이 보입니다. 이점 인정할 수 있습니까?"

"네. 저희가 보기에도 아이가 좀 달라진 것으로 느껴져요."

"본격적으로 한 열흘 관리를 하고 싶은데 병원에서 알면 절대 허락을 안 해줄 것입니다. 그러니 어떻게든 아이를 관리하는 것을 허락해 달라고 병원의 허락을 받으세요."

그러자 보호자들은 어찌할 줄 몰라 난감한 표정을 지었다.

"아니, 다 큰 딸이 식물인간이 되어 누워 있는데 못할 게 뭐가 있고 부끄러울 게 뭐가 있습니까? 무릎을 꿇고서라도 허락을 받아내세요. 허락 받지 않으면 우리는 못합니다."

내 말을 듣고 어떤 수를 썼는지 몰라도 이튿날 병원 측으로부터 허락을 받아냈다는 보호자의 연락이 왔다.
“절대 안 된다고 방방 뛰었대요. 그러다 높은 분한테 하도 사정하니 병원 역사상 유례가 없는 일이라면서 허락을 한 거래요.”
나와 막내는 커튼을 치고 병원 측의 묵인 아래 본격적으로 환자를 관리하기 시작했다. 우리가 병원으로 가서 이렇게 한 이유는 환자가 식물인간 상태로 누워있어 퇴원을 할 수 없어서였다.
환자의 상태는 하루가 다르게 좋아져 열흘째가 되자 동공이 돌아가고 혼자서 손과 발을 움직일 정도가 됐다. 대단한 진전이었다.

머리와 눈, 심장이 터질 것 같은 50대 중반의 여성

세상에는 별의 별 병이 다 있다. 문제는 상태가 무척 심각함에도 병원에서는 원인도 모르고 “아무 이상이 없다”고 말할 때 환자는 더 이상 오갈 곳이 없어진다.
골격원을 찾아온 50대 초반의 여성이 그랬다. 그녀는 어찌나 머리가 깨질 듯이 아프던지 서울의 한 대학병원에 가서 종합 검진을 받았다. 집으로 돌아와서도 계속 아파 어디가 잘못돼도 한참 잘못된 거라며 병원에서 틀림없이 수술을 하자고 할 줄 알고 검사결과가 나오던 날 수술을 받을 채비까지 하고 병원을 찾았다.

병원에서는 '아무 이상이 없다'는 진단이었다. 본인은 아파 죽겠는데 아무 이상이 없다니, 그녀는 기가 막혔다

"사람이 어떻게 죽나 했더니 이렇게 병명도 모르고 죽어가는 구나!"

그녀는 눈앞이 캄캄하고 눈물밖에 나오지 않아 병원에서 나오며 슬피 울었다. 하도 막막해서 죽으나 사나 어서 다른 병원을 찾아가 봐야겠다고 생각하고 있었다. 그때 며느리에게서 검사결과를 묻는 전화가 왔다며 며느리는 엉엉 우는 시어머니에게 자초지종을 듣더니 '저희 언니가 압구정동에서 골격을 관리하는 명의 한 분을 알고 있다는데 걱정하지 말고 어서 그리로 가시라'고 하면서 위치를 일러줘 나를 찾아왔다고 했다.

"원장님, 저 좀 어떻게 해 주세요. 금방이라도 정말 죽을 것 같아요."

그녀는 안압이 높은데다 심장이 금방이라도 터질 것만 같았다. 몸의 모든 기능이 막혀 있었다. 나는 그녀가 병원에 다녀온 것부터 확인했다.

"병원 다녀오신 거죠?"

"네. 전 금방 죽겠는데 아무 이상이 없다고 해요. 제발 어떻게 좀 해 주세요."

가만히 살펴보니 이 여성의 경우, 척추의 75%정도가 틀어져 있었다. 이 증상은 하루아침에 생긴 것이 아니었다. 오랜 세월 동안 서서히 진행돼 쌓인 것이었다. 척추의 이상은 바로 장기의 이상으로 이어진다. 그녀의

척추는 머리와 간, 심장과 관련 있는 뼈의 상태에 문제가 있었다.

뼈는 한 번 틀어지면 똑같이 일관성 있게 틀어지는 것이 아니다. 206개의 뼈가 각기 다른 모양으로 변형된다. 환자들마다 발, 어깨, 목 등의 변형상태에 따라 다른 증상이 나타난다.

"오늘 여기 안 왔으면 진짜 사망이었을 것 같네요."

"어쨌든 좀 살려만 주세요."

내가 변형된 뼈를 관리했다. 그녀는 금방 안압이 내려가고 심장이 편해지면서 얼굴에 화색이 돌았다.

"어때요?"

"이제 살 것 같아요."

그녀는 안도하는 얼굴로 숨을 길게 내쉬면서 놀라워했다. 사흘째 되던 날 나는 그녀에게 말했다.

"오늘이 장삿날인데 살았으니 우리 골격원에 처음 온 날을 생일로 삼으세요."

"맞아요. 아닌 게 아니라 오늘이 장삿날이었을 텐데 죽으려다가 며느리 덕분에 제가 살았네요. 생일을 사흘 전으로 바꿔야겠어요. 호호호."

그녀는 웃으면서 그렇게 말했다. 그리고 5일째가 되던 날에는 오늘이 삼우제를 지내는 삼우날이라며 한턱을 내겠다고 했다. 그래서 회원들 사이에서 이 여성의 별명이 '장삿날', '삼우날'이었다.

병원에서는 증상만 보고 증상을 치료하는데 증상을 보고서 처방조차

못하고 '아무 이상이 없다'는 판정을 내렸다
그러나 나는 증상 이전에 원인을 보았고 진행과정을 알았으며 원인을 해결해 주었다. 그녀는 내게 관리를 받은 후로 건강하게 잘 살고 있다.

뇌압으로 시신경에 문제 생긴 50대 초반의 여성

앞서 소개한 '장삿날', '삼우날' 여성이 관리를 받으면서 그녀와 같은 동네에 사는 잘 아는 한 친구가 자기처럼 머리가 늘 아프다고 해 꼭 나를 한 번 찾아가라고 말했다고 했다.
어느날 그녀의 친구는 뇌압이 올라 결국 집에서 쓰러지기 직전의 상태가 됐다. 놀란 친구의 남편이 급히 병원 응급실로 가려는 것을 본 그녀가 차를 세우고 병원으로 가지 말고 압구정동으로 가라고 하도 절실하게 권유해서 이리로 왔노라고 말했다. 남편의 표정은 미덥지가 않다는 듯 시큰둥한 표정이었다. 남편에게 업혀서 들어 온 그녀의 상태를 살펴본 후 말했다.
"당신은 혈압이 높아 뇌와 눈, 심장에 문제가 올 수 있어요. 이 세 가지 중에서 지금 큰 문제가 돌출되고 있는 곳이 눈입니다."
내 말이 끝나기도 전에 그녀가 주저 없이 말했다.

"맞아요. 눈이 보이질 않아요!"

"어떻게 안보이나요?"

"그냥 앞이 캄캄하고 아무 것도 안 보여요."

"항상 그런가요?"

"아니요. 안 보일 때는 아주 캄캄하고, 어쩌다 보일 때면 어두운 데서 좁은 구멍으로 환한 곳을 보는 것처럼 보였다 안보였다 해요."

그녀는 뇌압이 높아서 눈으로 가는 시신경이 이미 차단되고 있는 상태였다.

"당신은 눈뿐만 아니라 머리에서 터지면 뇌졸중이 올 수가 있고, 심장으로 오면 심장마비가 일어날 수 있어요. 이미 진행이 많이 돼 있는데 병원에 가도 이 증상은 이미 와 있고 여기서도 마찬가지입니다. 먼저 병원에 가서 치료를 받을 것인지 여기서 관리 받을 것인지 보호자가 결정하세요."

그러자 남편이 머뭇거리다가 말했다.

"대단히 죄송합니다만 병원으로 가보겠습니다.'

"죄송하다니요, 지당하신 말씀입니다. 그럼 빨리 서둘러서 병원으로 가십시오."

내 말이 끝나자마자 그녀가 애원하듯 말했다.

"나는 지금 머리가 터질 것 같고 어지럽고 온몸이 주저앉는 것 같아서 못 움직여요. 여기서 좋아질 수 있다면 여기서 받겠어요."

그녀는 앞서 소개한 여성의 말을 많이 들었던 탓인지 나를 신뢰하고 의지하는 것 같았다.

"정말 고칠 수 있겠습니까?"

"환자가 너무 심한 상태라서 관리 도중에 급한 상황이 올 수도 있습니다. 하지만 저를 믿고 여기에 관리를 받으시겠다면 최선을 다할 것이고 병은 분명히 고칠 수 있습니다."

그러자 남편도 못 이기는 척 동의를 했다. 나는 즉시 관리에 들어가 그녀의 뇌압을 떨어지게 한 후 회복에 필요한 제품을 복용시켰다. 그리고 잠시 누워있게 했다. 한참 후 그녀가 눈을 뜨더니 일어나며 놀란 듯이 말했다.

"눈이 보여요! 머리도 아프지 않고 너무 편해요!"

그 후로 그녀는 계속 관리를 받은 끝에 시력을 모두 회복했고 건강도 되찾았다.

마취가 몸에 나쁜 이유

처음 이 여성의 체형을 관찰하면서 나는 이상한 점을 발견했다. 골반에 붙어있는 척추뼈가 안쪽으로 휘어져 있었다.

그래서 내가 물었다.

"혹시 변을 보면 속 시원히 쭉 나오는 게 아니고 잘 안 빠지지 않아요?"

그러자 그녀가 깜짝 놀라며 물었다.

"아니, 그걸 어떻게 아셨어요?"

"이런 상태라면 당연히 직장도 변위가 돼 있거든요. 병원에서 종합 검진 받았을 때 뭐라고 해요?"

"수술하자고 했어요. 문제가 있다고."

"그래서요?"

"수술을 할까 말까 생각하고 있던 참이에요. 이거 수술해야 하나요?"

"그 수술 할 필요 없어요. 생명에 지장이 있는 건 아니니까요."

관리를 받고 몸이 많이 좋아지고 있던 어느 날 남편에게서 전화가 왔다.

"원장님, 애 엄마가 전화를 좀 바꿔달라고 합니다."

"왜요? 직접 하지 않고. 지금 어딘데요?"

"사실 집사람이 병원에 있습니다. 수술을 했거든요."

"수술요? 어디를요?"

"원장님이 하지 말라는 짓거리를 했습니다. 변이 잘 나오도록 하려고 병원에서 수술을 했는데 지금 꼼짝을 못하고 있어요."

그 말을 듣자 난 화가 났다.

"수술했으면 그 병원에서 치료받고 퇴원하면 되지, 전화는 왜 해요?"

"상태가 많이 안 좋습니다. 어디가 잘못됐는지 꼼짝을 못해요."

괘씸했지만 전화를 바꿔달라고 했다. 그랬더니 그녀가 다 죽어 가는 목소리로 말했다.

"원장님, 제가 일을 저질렀어요. 올 때는 제 발로 걸어 들어왔는데 수술하고 나서는 설 수도 없고 걸을 수도 없고 몸을 움직일 수도 없어요."

수술을 할까 말까 긴가민가하던 차에 수술하면 좋아지는데 왜 안 하느냐는 의사의 말에 그만 덜컥 수술을 받아 버린 것이었다.

나는 일련의 상황이 머릿속에 금방 그려졌다. 서둘러 병원으로 가서 뼈를 몇 군데 조치하고 제품을 먹인 후 말했다.

"살살 몸을 움직여 보고 퇴원할 수 있겠다 싶으면 나한테 오세요."

이튿날 그녀는 남편과 시어머니의 부축을 받고 간신히 골격원으로 들어왔다. 직장이 변위 된 나머지 기능이 떨어져 변이 시원하게 나오지 않을 정도면 생식기능을 주관하는 골반, 즉 엉치가 매우 좋지 않은 상태라고 할 수 있다. 이런 사람에게 수술하기 위해 마취를 하게 되면 변위된 뼈가 더 늘어나거나 어긋날 수가 있다.

마취를 한다는 것은 어느 한 순간 모든 신경의 기능이 멈추는 것을 의미한다. 즉 일시적으로 잠깐 멈췄다가 깨어나는 것과 같은 이치인데 마취가 되면 신경의 작용이 멈춘 상태라서 척추도 더 늘어나게 된다. 여기서 문제는 마취에서 깨어났을 때 늘어난 척추가 정상으로 돌아오지 않을 수 있다. 이런 염려 때문에 수술하지 말라고 한 것이었다. 수술을 해 상태가 더 악화된 경우였다. 변형된 그녀의 뼈를 떨어진 옷을 한 땀 한 땀 바느질하듯 맞춰가며 제자리를 잡아주었다.

갑작스러운 순환장애로 화장실에서 쓰러지다

그녀는 눈도 좋아지고 어긋난 뼈도 다 바로 잡았지만 조금만 더 계속해서 관리를 받을 필요가 있었다. 특히 한 번 수술을 해 더 철저한 사후관리가 필요했다. 그녀도 생활이 바쁜 탓인지 한동안 찾아오지 않았다. 그러던 어느 휴일 날 또 남편이 다급한 목소리로 전화를 걸어왔다.

"원장님, 어디 계십니까?"

"집인데요? 왜요?"

"지금 찾아갈 테니 어디 가시면 안 됩니다. 꼭 집에 계십시오."

"무슨 일인데요?'

"좌우간 집에 계십시오. 지금 찾아가겠습니다."

정월 대보름 전날로 회원 몇 분이 집에 와서 관리를 받고 있는 중이었다. 얼마 후 남편이 실신한 상태의 애 엄마를 업고 방으로 들어오는 것이 아닌가.

"아니, 왜 그래요?"

내가 놀라 묻자 남편이 얘기했다. 아침에 '내일이 보름날이니 시골 큰댁에 갈 채비를 하고 있으라' 고 한 후 출근했다가 일찍 들어와 초인종을 누르니 집안에서 아무 응답이 없더라는 것이었다.

이상하다 싶어 담을 넘어가 집안으로 들어갔더니 애 엄마가 실신한 채 화장실에 쓰러져 있었다고 했다. 놀란 남편이 차에 싣고 병원으로 가려니 애 엄마가 모기만한 목소리로 '면목동.… 면목동… ' 두 번 하기에 전화를 걸고 이리로 왔다고 했다.

"잘 데리고 오셨습니다. 이쪽으로 눕히세요."

그녀를 관리한 후 30분이 지나 말했다.

"이제 일어나서 시골 가세요."

그러자 그녀가 실신한 모습으로 들어온 사람이라고는 믿어지지 않을 만큼 생기에 찬 모습으로 벌떡 일어나 남편에게 말했다.

"여보, 시골 가자!"

그것을 본 남편이 기가 찬다는 얼굴로 눈을 부라리며 벌컥 화를 냈다.

"뭐? 금방 죽을 것 같아서 얼마나 놀랐는데 시골을 가자니 지금 사람 놀리는 거야?"

그래서 내가 거들었다.

"괜찮습니다. 이젠 아무 일이 없을 거예요. 데려가세요."

"허어!"

그러더니 남편이 말했다.

"원장님, 제가 원장님이 들으시면 기분 나쁠 얘기 하나 하겠습니다. 이 사람이 쓰러져서 차에 싣고 오는 길에 큰 병원 작은 병원 할 것 없이 유명하다는 여러 개의 병원을 지나왔어요. 응급환자를 싣고 이들 병원 앞을 지날 때 마다 핸들이 절로 병원으로 돌아가려는 걸 억지로 참고 왔어요. 그런데 지금 시골이 문젭니까?"

그렇게 말하는 남편의 심정도 무리는 아니었다. 하지만 그녀는 전혀 의식을 하지 못하고 있었다.

"제가 왜 여기 왔나 싶을 정도로 개운해요. 원장님, 시골에 가도 되겠지요?"

그러자 마침 환자 가운데 똑같은 경험을 했던 두 사람이 있었는데 기다렸다는 듯이 한 마디씩을 했다.

"우리도 그런 경험이 있어요. 원장님이 가라 하시면 가셔도 돼요."

"나도 응급실에서 실려 왔었는데 원장님 관리 받았으면 더 있을 필요가 없어요."

"집에 갈 때면 내가 왜 여기 왔을까 싶을 정도로 엄청난 변화가 생긴다니까요. 그러니 맘 놓고 가세요."

그녀는 계속해서 관리를 좀 더 받아야 하는 상태였고 또 충분한 원기회복을 위해 밥을 잘 먹어야 했다. 바쁜 생활에 쫓기다 보니 관리도 못 받은 데다 영양섭취가 부실했고 설상가상으로 저혈당까지 있었다.

화장실에서 뒤처리를 하면서 몸을 비틀었을 때 척추에서 뇌로 전달되는 신경에 문제가 생기면서 순환의 장애가 생겨 실신한 것이었다. 특히 한 겨울이라서 날씨가 추워 혈관이 수축될 때 순환장애가 잘 일어난다. 이렇게 화장실에서 쓰러진 사람을 그대로 방치하면 죽는다. 화장실에서 한 번 쓰러지면 다시 일어나지 못한다는 옛말이 있듯이 말이다. 수백 번 강조하지만 척추를 관리하는 것은 정말 중요하다.

하악골(악관절)이 빠진 남자 중학생

하악골下顎骨은 아래턱뼈를 말한다. 하악골을 두개골에 연결시키는 관절이 악관절顎關節이다. 악관절이 있어 하악이 상악에 대해 입을 벌리든가, 음식물을 씹는다는 등의 여러 가지 활동을 한다. 악관절은 얼굴이 비뚤어진 사람이 입을 지나치게 크게 벌리면 탈구(脫臼)가 일어나 턱이 빠지는 경우가 있다.

또 이렇게 되면 턱이 붓고 아파 음식을 깨물거나 씹을 수가 없게 되고 아랫니가 윗니에 부딪치면서 덜그럭 소리가 나며 힘을 쓸 수 없다. 악관절이 아플 정도가 되면 아래턱과 위턱이 이미 어긋나 있다. 이빨과 관련된 병인 줄로 알고 대개 치과부터 먼저 찾아간다. 치료를 위해 입을 벌리면 벌릴수록 악관절이 더 벌어져 악화될 수밖에 없다. 엄마와 함께 나를 찾아온 중학교 2학년 남자아이도 악관절의 이상으로 하악골이 빠져있었다. 아이는 동네 치과에 다니며 오랫동안 치료를 받았다고 했다. 사실 동네 치과에서 하악골을 고치기 어렵다.

결국 치과에서 소견서를 받아 대학병원으로 데리고 가 대학 병원에서 수술하는 방법밖에 없다고 했다고 했다.

"그래서 수술하면 예전처럼 밥도 먹고 딱딱한 것도 씹고 정상으로 생활할 수 있느냐고 제가 물었어요."

"그랬더니 뭐라고 하던가요?"

"완전 정상으로 돌아올 확률이 5%밖에 안 된다고 하더군요. 그 5%를 믿고 어떻게 수술에 동의해요?"

그래서 혹시나 하고 이리로 데려온 거예요. 혹시 동네 치과에서 치료를 잘못해 이렇게 된 것이 아닌가요? 너무 속상해요."

"절대 그렇지 않습니다. 그건 치과의 잘못이 아니에요. 아이는 이미 그 증상에 도달해 있었고 단지 그 시점에 돌출됐을 뿐이지요."

"그럼 원장님, 우리 애 하악골도 관리 할 수 있을까요?"

"물론 있지요. 그런데 증상에 따라 기간이 길어질 수도 있고 짧아질 수도 있습니다만 인내심을 갖고 관리 받겠다는 생각을 가져야 합니다."

"애만 정상으로 돌아올 수 있다면 당연히 그렇게 해야지요."

악관절은 두개골과 하악골의 변형이 올 때 나타나는 증상으로 얼굴이 비뚤어진다. 인체 가운데서 얼굴이 비뚤어졌다는 것은 골격이 변형됐을 때 나타나는 최악의 마지막 상태라는 것을 명심해야 한다. 요즘 흔한 이 병은 얼굴비대칭이다.

환자의 경우 척추의 균형은 이미 무너질 대로 무너졌다고 봐야 했다. 이 외에도 우리 주변에는 유사 환자가 매우 많다. 시력이 나빠 안경을 쓴다든가, 이에 보철을 하는 것도 나는 척추의 이상에서 온다고 본다. 눈이라는 것은 우리 생명이 다할 때까지 물체를 볼 수 있도록 만들어져 있는 인체의 중요한 기관이다.

요즘은 어려서부터 아이들에게 안경을 씌우고 그래도 잘 안 보인다고 하면 계속 렌즈 도수만 조절한다. 이 역시 원인은 찾지 않고 증상만 해결하려는 임시처방에 지나지 않다.

녹내장이란 안압의 상승으로 시신경이 눌리거나 혈액 공급에 장애가 생겨 시신경의 기능에 이상을 초래하는 질환이다. 시신경은 눈으로 받아들인 빛을 뇌로 전달해서 '보게 하는' 신경이다. 장애가 생기면 시야가 보이지 않고 결국에는 시력을 상실하게 된다.

골격을 바로 잡아주기 위해 경추를 관리하면 안압이 떨어지고 눌린 시신경을 제자리로 놓아주며 혈액공급을 원활하게 해준다. 이래서 녹내장이 낫는 것이다. 또 눈으로 들어온 빛은 수정체를 통과하면서 굴절되어 망막에 상을 맺게 한다. 수정체가 혼탁해져 빛을 제대로 통과시키지 못하면 안개가 낀 것처럼 시야가 뿌옇게 보이게 되는 질환이 백내장이다. 녹내장과 마찬가지로 백내장 역시 골격을 정위치에 잡아주면 혈액공급이 원활해지고 주변 세포가 활성화되어 개선된다.

문제는 자라나는 아이들이다. 무턱대고 하나 같이 안경을 쓰고 있고 또 평생 동안 안경 도수를 높여가며 안경을 바꿔 쓴다. 현대의학자들은 이 원인에 대한 연구를 해 본 적이 있는지 묻고 싶다. 당신의 시력을 책임지겠다는 광고는 요란하지만 잘 보이도록 도수만 높여 주는 방법만으로 어떻게 시력을 책임지겠는가.

치아도 마찬가지이다. 요즘 아이들은 하나 같이 이가 튀어나오거나 사이가 벌어져서 일찍부터 보철을 하고 있다. 왜 이가 안팎으로 튀어나오거나 이 사이가 벌어질까. 다 골격의 이상에서 온다. 골격을 바로잡아주지 않으면 제대로 된 치료가 아니라 증상만 완화시키는 것에 불과하다.

하악골이 빠진 중학생은 관리를 시작한지 일주일부터 음식을 먹기가 편해진 것을 느꼈고, 전에 잘 먹지 못하던 무우와 김치 고기도 잘 씹어 먹기 시작했다. 밀려나온 악관절이 제자리를 찾아가 고정되었다. 아이는 물론 엄마도 무척이나 기뻐하며 어쩔 줄을 몰라 했다. 대단한 것이 아이의 엄마였다. 보통 이렇게 음식물을 씹어 먹을 정도가 되면 다 나은 줄 알고 더 이상 골격원에 나오지 않는 사람도 많다. 애 엄마는 새벽같이 아이를 차에 태우고 와서 꾸준히 관리를 받았다. 덕분에 아이는 악관절이 완전 정상으로 돌아간 것은 물론이고 다른 병에 걸리는 일도 한 번 없이 건강하게 자랐다. 어느덧 장성해서 군에 입대한 후 엄마에게서 전화가 왔다.

"원장님, 우리 애가 군에서 밥도 잘 먹고 건강한 모습으로 잘 복무하고 있어요. 이게 다 원장님 덕분입니다. 정말 감사드려요."

현대의학은 증상만 보고 자르고 붙이고, 깎아낸다. 동양의학에서는 특히 예방의학으로는 변형된 뼈를 제자리에 가져다 고정시키는 것만으로도 수술 없이 고칠 수 있는 병들이 참으로 많다. 현대의학이 빠뜨린 '골격발란스' 란 이렇게 중요하다.

가족을 가장 먼저 내게 보내는 의사

현대의학은 예방보다는 결과를 다스리는데 치중하고 있어 한계를 가장 잘 알고 있는 사람들이 의사일 것이다. 서울의 유명한 암 전문병원의 모 박사님은 외손자들이 아프면

'병원에 가지 말고 한원장님한테 먼저 가라' 고 말씀하시는 분이다. 나는 이분의 얼굴을 본 적이 없다. 시집간 딸에게서 내 얘기를 자주 들어 아이들에게 응급상황이 생기면 무조건 나에게 먼저 가라고 말씀하신다고 했다.

어느 날 이 박사님의 사돈인 할아버지가 몸이 불편해 나를 찾아왔다. 첫눈에 보기에도 풍이 오고 있는 분으로 몸에 힘이 없어 다리를 질질 끌고 있었다. 이분은 누구에겐가 소문을 듣고 나를 찾아왔다고 했다.

"쓰러질까 봐 화장실 가기가 겁이 납니다."

나이든 분들은 화장실에서 쓰러지면 못 일어난다는 속설을 무서워한다. 혹시 쓰러질까 가족들이 화장실 바닥에 요를 깔아놓으라고 할 정도라고 했다. 나는 할아버지를 관리하기 시작했다. 며칠 후 할머니가 다섯 살 난 손녀와 18개월 된 손자를 데리고 왔다. 아마도 어떤 문제가 있어서 데려오지 않았을까 싶었다.

아니나 다를까 자세히 보니 두 아이 모두 심각한 문제가 보였다. 큰 아이보다 작은아이가 더 문제였다. 금방이라도 경기를 할 것 같았다. 어린 아기에게 경기는 대단히 무섭다. 세 번 이상 일으키면 간질로 발전될 수도 있다.

이 말을 함부로 하면 가족이 충격을 받을 수 있고 엉뚱한 오해를 살 수 있어 말을 하지 않으려다 한 마디를 했다.

"이 아기에게서 평생 보지 말아야 할 어떤 증상을 두 번 이상 보지 마십시오. 3회가 넘어가면 안 됩니다"

"그게 무슨 말입니까?"

"글쎄요. 한 번 지켜보시지요."

관리를 받으면서 할아버지는 몸이 서서히 좋아지고 있었다. 얼마 후 식구들이 18개월 된 아기를 이불로 감싼 채 헐레벌떡 골격원 안으로 들이닥쳤다.

"무슨 일이에요?"

"우리 아기가 이렇습니다. 빨리 한 번 봐 주세요."

아기를 내려놓고 살펴보았다. 경기가 진행돼 사지가 뻣뻣하고 목 부위가 시퍼렇게 변해 있었다. 두 눈은 위로 치켜 뜬 상태였다. 즉시 조치를 하니 아기가 울음을 터트렸다. 잠시 후 아기는 언제 아팠느냐는 듯이 복도를 뛰어 다니며 잘 놀았다. 부모는 신기하면서도 어이없다는 표정을 지었다.

"경기를 하고 나면 머리가 많이 아플 테니 이걸 먹이세요."

나는 내가 만든 제품을 주면서 이 증상을 한 번 더 보시면 안 된다고 하려다 입이 방정이라는 소리를 들을까 봐 꾹 참고 돌려보냈다. 그로부터 두 달 후 아기 엄마로부터 울음 섞인 목소리로 다급한 전화가 걸려왔다.

"큰일 났어요, 원장님!"

"무슨 일인데요?"

"아기가 또 경기를 일으켜서 사경을 헤매고 있어요. 빨리 집으로 좀 와 주세요."

"알았어요."

나는 서둘러 골격원에 와 있던 회원의 차를 얻어 타고 집으로 갔다. 도착함니 아기는 첫 번째와 똑같은 증상을 보였다. 이불에 감싼 채 눕혀져 있었다. 식구들은 당황해서 어쩔 줄을 모르는 표정들이었다.

"아니, 친정아버님이 박사님이시라면서 아버님한테 먼저 전화 안 하셨어요?"

"했어요. 그런데 병원 응급실 가지 말고 한원장님한테 먼저 보이시라고 하셔서…"

즉시 조치를 했다. 금방 아기가 정상이 되어 울음을 터트렸다. 그러자 그 모습을 본 할머니가 말했다.

"전번에 평생 보지 말아야 할 증상을 세 번 이상 보면 안 된다고 했던 말이 바로 이것이요?"

"네. 맞습니다."

"세상에! 그럼 왜 그때 직접 그렇다고 말을 안 하셨어요?"

"처음에 보았을 때 아기가 외관상으로 멀쩡했고, 또 전번에 경기가 났을 때도 금방 좋아져 잘 놀았는데 그때 이 애기를 했다면 제 말을 인정하실 수 있었겠어요?"

내 말에 식구들은 고개를 끄덕였다. 나는 내친 김에 말했다.

"그럼 저를 믿으신다면 한 마디 더 하지요. 이 다섯 살짜리 아이가 밖에서 잘 뛰어 놀고 달리기도 잘합니까?"

"아니오, 뛰어 놀지 못해요."

"노래를 부르면 호흡이 끝까지 안 올라가지요?"

"어떻게 아셨어요?"

아이는 입술이 새파란 데다 얼굴이 창백했고 손발이 찼다.

"병원은 가보셨어요?"

"안 가봤어요."

"왜 안가 봤죠?"

"병원 가면 무서운 소리를 들을까 봐 안 갔어요. 저희 친정아버님도 병원에 데려가지 말라고 하셨어요."

현대의학의 한계는 병원에서 더 잘 안다. 오진이 있을 수도 있고 표준화된 기준에 들어있지 않았다 하여 오히려 병을 더 키우는 수도 있다. 병원에 가서 병을 얻어오는 세상이라고 하지 않는가. 아이 둘은 내게 흉추와 경추 관리를 받았다. 증상이 모두 다 사라졌고 큰딸의 경우 부실했던 심장도 호전 되었고 잘 크고, 잘 놀고, 노래도 잘하고 아무 걱정 없이 자라고 있다.

현대의학과 대체의학의 응급상황 대처법의 차이

작은 아이가 네 살이 됐을 때의 일이다. 어느 날 밤늦게 골격원에서 관리를 받고 있던 아이들의 할아버지가 며느리에게서 온 전화를 받고 깜짝 놀라 어쩔 줄을 몰라 했다.

"뭐 ? 코로 뭐가 들어가? 수술해야 한다고?"

알고 보니 아이가 집에서 장난감 권총을 갖고 놀다가 잘못해 동그란 플라스틱 총알이 콧구멍으로 들어간 모양이었다. 당황한 아이는 그것을 빼내려고 손가락으로 후비다 총알은 오히려 더 깊이 들어가고 말았다. 아이의 울음소리를 듣고 달려온 엄마가 손가락을 집어넣어 빼내려 했다. 그럴수록 플라스틱 총알은 더 깊이 들어갔다.

아이는 더 큰소리로 울고 엄마는 어쩔 줄을 몰라 의학박사이신 친정아버님에게 전화해 도움을 요청했다.

밤 아홉시가 넘은 시각이라 그 분도

"큰일 났다! 이비인후과가 모두 문 닫고 퇴근했는데 이걸 어떡하냐? "

난감해 하면서 한 원장께 전화를 해보라고 했다는 것이다.

나는 그 말을 듣고 아이를 더 건들지 말고 그대로 데려오라고 했다. 그리고 아이가 도착하자 코에서 뇌로 올라가는 신경 하나를 막아주고 플라스틱 총알이 들어간 콧구멍의 힘이 풀리게 해놓고 아이에게 코로 '흥' 하라고 했더니 '흥' 하는 것과 동시에 총알이 쏙 빠져 나왔다.

아이의 경우 백회 관리를 해주면 그만이다. 모습을 지켜보고 있던 아이의 할아버지와 회원들이 박수를 치면서 이구동성으로 민간요법 인술이 이렇게 과학적인 의학인줄 몰랐다며 놀라워했다.

*

위의 이야기와 비슷한 경우의 사례가 있다. 어느 해 명절을 앞두고 손톱 밑에 대나무 가시가 깊숙이 박힌 50대 중반의 여성이 날 찾아왔다. 명절에 사용할 전을 부쳐서 담으려고 대나무 채반을 씻다가 약 1.5센티미터 정도 되는 가시가 엄지손가락 손톱 밑을 지나 살 속까지 사정없이 파고들었다.

그녀는 어찌나 아픈지 한 손으로 가시가 박힌 손가락을 잡은 채 그야말로 팔딱팔딱 뛰다시피 골격원으로 들어왔다. 나는 처음 그녀가 왜 그러는지 알 수 없었다.

"왜 그래요? 택시 문에 손가락을 찧기라도 했어요?"

"아이고 원장님, 손톱 밑에 가시가 박혀서 사람 죽겠어요."

그녀의 엄지손가락을 살펴보니, 세상에! 얼마나 아팠으면 손톱깎기로 가시를 빼내려고 애를 썼는지 손톱은 물론 살까지 깊이 깎아 파여서 피가 날 정도였다.

"병원엔 가보셨어요?"

"두 군데나 갔지요."

"왜 두 군데나?"

"한 군데 가니 손톱을 빼는 수술을 해야 한다며 어서 서둘러 하자고 하더군요."

"또 한군데는요?"

"가시의 길이만큼 손톱을 반으로 쪼개서 뽑아내자고 하기에 놀라서 원장님한테로 온 거예요. 원장님, 이거 어떡해요?"

일단 그녀를 안심시켰다. 손톱 밑에 큰 가시가 박혀서 잔뜩 성이 나면 원래 하루 스물 네 시간은 아픈 법이다. 거기다 붓고 상처까지 났으니 이 정도 아픈 것은 당연히 감수해야 한다.

그녀가 기겁을 할까 봐 말했다.

"앞으로 여덟 시간만 아프면 통증이 사라질 테니 참을 수 있겠어요?"

"네, 참겠어요."

내가 이렇게 희망적으로 말하면 뇌가 이 말을 입력해 환자는 아파도 덜 아픈 것처럼 느끼게 된다. 나는 상처가 덧나지 않게 하기위해 아이스밴드로 부기를 조절한 후 손톱을 싸매고 필요한 제품을 주고 집으로 돌려보냈다. 이튿날 그녀가 찾아오더니 신기한 얼굴로 말했다.

"원장님, 진짜 박사 맞으시네요?"

"왜요?"

"말씀하신 대로 여덟 시간이 지나니까 하나도 안 아픈 거 있죠?"

"붓는 것을 막았으니 아프진 않았겠지만 오늘부터는 손톱 속에 아무 것도 없다고 생각하고 아예 쳐다보지도 마세요. 쳐다보면 덧납니다. 앞으로 일주일이 지나서 나하고 같이 봅시다. 알았죠?"

"네, 꼭 그렇게 할게요."

일주일 후 그녀가 찾아와 붕대를 풀어보니 처음 무서울 정도였던 부기가 말끔하게 가라앉은 것은 물론 손톱이 자라면서 가시도 함께 밀려나와 있었다. 가시가 박힌 자리도 구멍이 헐거워져 족집게로 쪽 빼 내니 그만이었다. 이것을 만약 병원에서 하자는 대로 손톱을 뽑아내거나 반으로 쪼개는 수술했다면 어떻게 됐을까. 상상은 여러분에게 맡긴다.

미국의 유명 병원들이 포기한 병

2005년 겨울의 일이다. 국내 유명 탤런트의 부인이 중학생인 딸을 데리고 찾아왔다. 미국에서 유학 중이던 아이는 운동을 하다 발목과 발등을 심하게 다친 나머지 땅에 발을 잘 내딛지 못해 절고 있었다. 목발에 의지할 정도까지는 아니었지만 정상적인 보행이 어려운 상태였다.

"병원 치료를 안 받았어요?"

"미국에서 유명한 병원은 다 가서 치료를 받았지요. 유명하다는 데는 다 가봤는데 완전 치료가 불가능하대요. 깁스를 했다가도 풀고 나면 땅에 발을 딛지 못하니 제대로 걸을 수가 없어요."

미국의 병원에서 거기까지가 치료의 한계라고 했다는 것이다. 방학을 맞아 한국에 가서 고쳐보자며 병원과 한의원을 다 다녀봤지만 효과가 전혀 없었다. 탤런트 부모는 '우리 애가 결국 이렇게 다리를 절며 평생을 살아야 하는구나.' 하고 포기한 상태였다.

방학 동안 한국에 와서 미술학원에 다니던 아이는 어느 날 같은 학원에 다니는 친구가 발을 다쳐 아프다고 하니 선생님이 아무 걱정 말고 압구정동에 가보라고 하는 말을 들었다고 했다. 아이는 얘기를 가만히 듣고 있다가 집에 돌아가 엄마한테 들려주며 우리도 거기에 가 보자고 해서 찾아왔다는 것이었다.

아이의 발을 살펴보았다. 내가 얼른 손을 대기에 뼈가 너무 많이 어긋나 있었다. 가까운 병원으로 가서 엑스레이를 찍어오라고 했다. 한참 후 모녀가 가져온 엑스레이 필름을 본 나는 깜짝 놀랐다. 아이의 발목과 발등뼈가 생각보다 어마어마하게 많이 어긋나 있었다.

병원에서 부러지거나 깨진 뼈는 고칠 수 있지만 이렇게 어긋나 있는 뼈에 대해서 그동안 구별되어진 학문이 없어 미궁에 빠질 수밖에 없었다. 엑스레이 필름을 보면 의사들도 아이의 발목과 발등에 어떤 문제가 있다는 증상을 읽지 못하는 것은 아니다. 그러나 필름에 나타난 뼈의 모습은 분명히 문제가 있지만 왜 그런지 그 원인을 모르고, 치료 할 이론과 방법을 모르니 못 고쳤다.

"어떤가요? 고칠 수 있을까요?"
탤런트의 부인이 걱정스런 얼굴로 물어왔다. 그래서 나는 자신 있게 말했다.
"있습니다."
"정말요?"
그녀는 깜짝 놀라며 믿기 힘들다는 표정이었다.
"믿고 한 번 맡겨 보실래요?"
아이의 엄마는 기다렸다는 듯이 너무나도 흔쾌히 대답했다. 나는 그런 그녀가 진심으로 고마웠다. 솔직히 유명병원도 한의원도 아니고 그동안 아이가 다녔던 유명병원의 화장실만큼도 안 되는 초라한 곳이지만 믿고 맡기겠다는 말이 진한 감동으로 다가왔다.
현대의학은 모를지라도 나는 원인과 치료방법을 안다. 우선 아이에게 발목과 발등 사이의 뼈 일곱 마디에 문제가 있었다. 이것은 발목만 확인해서 고치지 못한다. 운동을 하다 넘어졌을 때 다친 충격으로 인해 뼈 일곱 마디의 골격 30% 이상이 제자리에서 이탈해 있었다. 나는 이것을 가장 상태가 나쁜 곳에서부터 시작해 관리하기 시작했다.
관리를 받기 시작한지 일주일이 되었다. 아이는 아무런 통증 없이 땅에 발을 내딛었다. 자연히 다리도 절지 않았다. 모습을 본 아이의 엄마가 눈시울이 발개지면서 말했다.
"세상에, 이렇게 치료가 되는 것을! 우리나라보다 의술이 더 발달했다고 하는 미국의 병원들조차 방법이 없다며 1년 동안 속수무책으로 방치했었는데 생각할수록 억울하고 기가 막히네요!”

아이가 공항에서 미국으로 떠날 때나 귀국할 때 공항에서 다리를 절며 걷는 모습을 보며 너무 속이 상했고 절망했던 그녀는 불과 일주일 만에 제대로 걷는 것을 보니 감격의 눈물이 한없이 흘러나왔다고 했다.

나는 웃으며 말했다.

“그럼 아이를 미국병원에 데리고 가서 너희 나라에서는 못 고쳤지만 한국에서 나았다고 고친 것을 보여주고 말을 좀 해 주세요. 아이를 치료한 우리나라 일류 병원 의사들한테도 가서 당신들이 못 고친 것을 당신들이 돌팔이라 말하는 사람이 낫게 해 줬다고 말 좀 해 줬으면 좋겠네요.”

“네. 생각 같아서는 정말 그렇게 하고 싶어요, 원장님.”

한창 자라는 딸아이가 발을 크게 다쳤고, 평생 장애로 살아가야 하는 줄로만 알았는데 고치게 됐으니 엄마의 놀라움과 기쁨은 이루 말로 다 할 수 없다. 아이는 6개월 동안 계속 관리를 받았고 어긋난 뼈들과 인대가 제 자리로 복원되어 정상으로 완전히 회복됐다.

지금도 가끔 찾아온다. ‘뭘 발로 찼는데 발가락이 아프다.’며 애교를 떤다. 탤런트인 아빠와 엄마도 관리를 받았고 많은 사람을 소개하기도 했다. 하나의 사례에 불과하지만 만일 아이가 나를 만나지 못하고 발목과 발등의 뼈가 어긋난 상태로 계속 살았다고 가정해 보자. 평생을 다리를 절며 살았을 아이의 일생은 얼마나 불행 했겠는가.

농구공에 맞아 동공이 튀어나온 학생

강직성 척수염으로 관리를 받고 있으신 사장님이 계셨다. 어느 날 아들이 학교에서 체육시간에 농구공에 맞아서 안구가 튀어나왔다고 했다.

“병원에 입원을 해서 치료를 했는데, 안구가 다 들어가지를 못해서 수술을 하자고 해요. 그래서 수술을 하면 눈이 정상이 될 수 있냐고 했더니 실명할 수도 있다고 하는데 무슨 방법이 없을까요?”

“일단 데리고 와 보세요.”

당시에 병원에서 수술 이후 실명할 수도 있다는 얘기를 듣고 부모들은 놀라서 혼비백산이 되어서 왔다. 아들을 확인해본 결과 공을 맞은 충격으로 안구가 돌출되어 제자리를 들어가지 못하고 절반정도가 나와 있었다. 안구가 나와 있어서 얼굴로 눈물도 콧물도 아닌 미끈한 뿌연 액체가 흐르고 있었다.

두개골은 여러 개의 뼈들로 이루어져 있다. 충격으로 뼈가 어긋나 안구가 돌출된 것이었다. 문제는 두개골의 공간이 변형이 생겨서 제자리로 돌아 갈 수 없었다.

"눈이 빠졌을 때 즉시 조치를 하면 금방 정상으로 돌아올 수 있는데, 지금 시간이 많이 지났으니까 당장은 아니지만 관리를 받으면 정상으로 돌아 갈 수 있어요"

즉시 아들의 관리를 시작했다. 매일 매일 변하는 모습을 보면서 가족은 물론 주변사람들까지 변화에 대해 함께 놀라워하며 내일처럼 기뻐했다. 약 2개월이 지나자 안구가 정상으로 제자리로 들어갔다. 중학생이었던 아이는 군 복무도 마쳤고, 대학생으로 복학해서 즐겁게 생활하고 있다면서 지난 그 시간을 생각하면 아찔 했다고 한다. "한 인생의 등불을 비추어 주셔서 감사하다"고 하면서 "평생 잊지 않겠다"고 했다.

이런 특수한 경우에 대해서 수술을 하지 않고, 선조의학을 바탕으로 한 나의 골격인술론으로 근본적인 원인을 찾아 해결했다는 것에 나도 감사하고, 부모님들이 나의 방법을 인정하고 맡겨주어서 좋은 결과를 낼 수 있었기에 또한 감사했다.

"내 혓바닥을 어디다 놔야 될까요" 하며 방문한 여인

어둔한 언어로 고통스러움을 호소하며 방문한 여성이 있었다.

"내 혓바닥을 어디다 놔야 할지 모르겠어요."

여성도 이곳저곳을 많이 방문하며 고통을 호소했다. 돌아온 대답은 아무 이상이 없다는 진단결과였다. 절박함에 빠져 죽음까지 생각하며 지내고 있었다.

친구가 집들이를 한다고 오라는 연락을 받았다. 세상이 귀찮아서 가고 싶지 않았는데, 죽는다면 마지막으로 친구들 모습이나 보자며 모임에 갔다. 그곳에서 애절한 그녀의 사연을 듣고 있던 친구의 딸이 아직 꼭 한군데 가볼 곳이 있으니 그곳에서 해준다고 하면 묻지도 따지지도 말고 무조건 시키는 대로 하라고 했단다.

그 친구의 딸은 이전에 골격원에서 다리를 다쳐서 걷지 못하는 것을 관리를 받아 본 체험을 가지고 있었다. 직접 사례도 많이 듣고 보아 적극 권장할 수 있었다고 했다.

친구의 딸이 이렇게 말했다.

"낫는지 안 낫는지는 본인이 제일 먼저 아는 거니 몇 번 다녀보시고 직접 결정 하라고 했다."

방문 한 여성을 확인해 봤다. 역시나 골격에 문제가 있었다. 교통사고로 인해 척추에 심각한 문제가 있었다. 골격위치로 악관절에까지 문제가 생겨 혀가 씹혔던 것이었다.

"내가 확인한 바로는 혀의 문제가 아니고, 관련된 뼈의 문제가 있다고 판단되니 관리를 받을 건지 말건지는 본인이 결정하세요."

"저는 더 이상 가 볼 곳이 없어요. 갈만한 곳은 이미 다 가봤거든요. 허락하시면 하겠습니다."

관리를 받은 다음날 화기애애한 표정으로 사무실에 들어와서 전날과 다르게 정확한 목소리로 인사를 했다.

"감사합니다. 관리 받고 나서 많이 편해졌어요. 원장님 덕분에 살았어요. 기적같이 새 삶을 살 수 있겠어요."

대상포진 선생님

예전에 허리와 어깨 통증으로 고생하다 관리를 받고 회복된 선생님이 계셨는데, 어느 날 그분이 소개하신 분들이 오셔서 선생님의 안부를 물었다.

"여러분들을 소개해 주신 선생님은 잘 계시나요?"

"아참! 그 선생님이 대상포진으로 병원에서 고생을 하고 있어요. 두 달 정도 되었는데 너무 아프데요."

"아니 병원에 갔으면 아프지 말아야지 왜 아프대요?"

"그러게요"

"지금 당장 여기로 오시라고 하세요. 즉시 통증 없이 생활하게 해 드릴게요."

"어머 그래요? 어떻게요?

"그것이 나의 본업 아닙니까?"

"그럼 지금 바로 전화해야겠어요."

다음날 바로 퇴원을 하고 나에게 와서 관리를 받았다. 그 순간부터 통증은 줄어들기 시작했다.

"어머나. 정말 통증이 진정이 되네요?"

한 시간 후,

"정말 기적 같네요. 병원 약을 먹지 말까요?"

"마음대로 하세요. 하지만 약을 먹었던 지난 시간과 약 먹지 않고 관리를 받은 후 증상을 확인할 필요가 있겠지요?"

"아, 맞아요. 먹지 말아보아야겠네요."

두 시간 정도 되었을 때 선생님은 이곳을 적극 추천한 동생에게 전화를 했다.

"정말 신기하다 거짓말 같아. 네 친구 병원에서 준 약도 안 먹었는데, 관리를 받고 지금 통증이 없어졌고, 피곤함도 줄어들고 몸도 가벼워졌어! 미안하니 그 친구 의사한테는 말하지 말고. 호호호"

"원장님! 동생이 누나는 압구정 원장님과 궁합이 잘 맞는 것 같다고 해요. 저도 살 것 같지만 정말 원장님의 재주는 전 지구상에 펼쳐져야 되겠어요."

"네 그렇게 될 겁니다"

지팡이 두 개를 짚고 온 학교 선생님

"아 참, 원장님 동료 선생님 한분이 지팡이를 짚고 다니시는 분이 있는데 관리 받을 수 있나요?"

"그래요? 그럼 한번 방문해 보시라고 하세요."

다음날 어느 분이 지팡이를 양손에 짚고 걸음도 제대로 걷지 못하는 엉거주춤한 몸으로 방문했다. 나는 깜짝 놀랐다. 지팡이도 지팡이지만 골격의 문제로 괄약근까지 약해져 있을 정도로 상태가 극심한 환자였다. 이런 환자는 괄약근 문제로 생식기능의 문제도 올 수 있는 상태였다.

"아니 이런 몸으로 어떻게 생활을 하셨어요? 용변처리 하나도 내 의지로는 안 되었을 텐데, 다리는 힘이 없고, 팔은 떨리고 머리는 맑지 않고 가슴도 답답하구요."

그분은 내 설명을 듣고 깜짝 놀라며,
"아니, 말도 안 했는데 그걸 어떻게 아세요? 맞아요. 모든 게 제 의지로 되지 않아 너무 힘들어요."
"건축업자는 건축물에 어떤 문제가 있는지를 알아야 건물을 고치듯이 나는 골격업자니까 골격의 문제를 잘 알지요"
이렇게 이루어진 대화 후 그분은 골격관리를 받고 싶다고 하였다.
전반적인 척추를 관리하기 시작한 첫날부터 지팡이 없이 걸어 나가게 되었고, 지팡이를 짚지 않고 학교를 출근한 날 모든 선생님들로부터 축하의 박수를 받았다고 했다. 용변을 본인 의지로 하게 되어 이 세상을 다 가진 것 같다며 감사를 표했다. 그분의 기쁨은 독자분들 상상에 맡긴다.

전신에 물이 찬 80대 할머니

전신에 물이 차고 다리가 부어서 잘 걷지 못하시는 빵빵하게 부으신 할머니께서 오셨다.
"어떻게 오셨는지요?"
이렇게 많이 물이 차신 분이 병원을 안 가시고 이곳에 오신 이유를 물었다. 할머니는 병원에서 물을 2회 이상 뽑았다는 것이다. 지금도 숨이 차고 가슴이 두근거리며 어지럽다고 호소하셨다.

“보호자는 오셨나요?

“아니요. 혼자 왔어요.”

“보호자와 함께 오세요. 그렇지 않으면 관리를 못합니다.”

“선생님, 보호자들은 다 아들들인데요. 우리 애들이 많이 배운 애들이라서 이 사연을 알면 이곳에 못 오게 합니다.”

“어디서 오셨는지요?”

“논산에서 왔는데 지인의 소개로 왔으니 관리를 좀 해주세요. 나는 살고 싶어요. 살고 보는 게 순서 아닙니까?”

목이 메는 소리로 얘기하셨다.

“말씀은 맞지만 보호자 승낙 없이는 관리 못합니다.”

“그럼. 내가 여기 왔으니 논산까지는 살아서 가야되지 않소?”

멀리서 오신 어르신을 그냥 가라고 할 수 없어서 물길만 뚫어서 보내드릴 생각으로 관리를 시작했다. 시작하자마자 변화가 오기 시작했다.

당일에 흉추와 경추 등 2회를 관리하여 드렸다. 숨차고 가슴이 두근거림과 어지러운 것이 많이 개선되어 하루를 근처에서 숙박하시고 다음날 또 방문하셨다.

“보호자가 오셔야 합니다.”

“애들 말하면 오지 않을 뿐더러 관리 못 받게 할겁니다.”

“그러면 관리 못해드립니다. 보호자와 상담하게 해주세요.”

그 자리에서 할머니는 아들과 통화를 하셨다.

“응, 그래 다리가 부어서 무겁고 구부리지도 못했는데, 붓기도 빠졌고, 다리도 가볍고 구부려진다. 숨찬 것도 편하고 가슴 두근거리는 것도 다 나은 것 같다. 지금 3번째 받았는데 1번만 더 받으면 다 나을 것 같아. 그런데 여기서는 보호자 상담을 해야 관리를 받을 수 있다하니 어떻게 할래? 어, 그래. 그럼 그렇게 해라”

몇 시간 후 보호자인 작은 아들이 왔다.

“상담을 잘 들으시고 판단과 결정을 하세요. 다른 곳에서는 물을 빼냈고 여기서는 물을 빼내지 않고 몸속에 물길을 열어 주어 물이 흐르게 했습니다. 막혀 있는 상태에서 물을 빼도 다시 찹니다. 찰 때 마다 계속 또 빼는 방법 밖에 없고, 여기서는 물이 차는 문제를 해결하여 더 이상 물이 차지 않게 합니다. 어떤 방법을 선택 하실래요?”

“병원에서 이미 두 번 뺐는데도 물이 또 찼었는데, 여기서는 상태가 좋아졌으니 원장님 방법을 선택하겠습니다.”

할머니는 날로 좋아지셨다. 물이 정상적인 통로로 몸에 필요한 부분을 거치면서 영양을 주어야 한다. 병원에서 막힌 물을 그냥 빼기만 하니 영양부족 증상도 있으셨다. 관리 후에는 물이 차지 않았고 영양 또한 좋아지셨다. 관리를 마치고 가족들 품으로 가셔서 지금까지 건강하게 생활을 잘하고 계신다.

손님들이 식사 후 눈이 안보여요

어느 날 저녁 퇴근 후 집에 있는데 다급한 목소리로 전화가 왔다.

"원장님 어디세요?"

"집인데요. 왜요?"

"원장님 큰일 났어요. 손님이 오셔서 식사를 대접해 드렸는데, 식사 후 모두 눈이 안 보인데요."

"그러면 얼른 집으로 모시고 오세요."

"퇴근 후 쉬셔야 되는데 죄송하네요."

"지금 정신이 있어요, 없어요? 사람들이 눈이 안 보인다면서 저한테 인사를 갖출 때에요?"

답답한 마음에 나도 모르게 소리를 버럭 질렀다. 얼마 후 도착한 분들을 보고 깜짝 놀랐다.

이분들은 척추에 문제가 있어 소화가 잘되지 않는 상태였다. 며칠 전부터 소화가 되지 않아 속에 가스가 차고 영양 공급이 되지 않았고 그것이 눈에 문제를 일으킨 것이었다.

"오신 분들은 얼마 동안 함께 생활하셨나요?"

"왜요?"

"지금 눈의 문제는 척추의 변형은 다르게 나타났지만 먹은 음식의 문제로 소화가 되질 않았는데, 함께 계시는 동안 만성피로와 과로인 상태에서 아무거나 함부로 먹은 음식물이 정체되었기 때문입니다"

모두 척추의 문제였지만 각각의 질병발생 원인들이 달랐다. 각각에게 필요한 부분에 관리를 시작했다. 그분들의 눈은 즉각 호전되었다. 나타난 증상은 같았으나 원인은 서로 다른 상태였다.

"감사합니다. 이제 살 것 같습니다. 아까 차에서는 미칠 뻔 했어요. 갑자기 눈은 보이지 않는데 병원 응급실로 가지는 않고 무슨 퇴근한 원장님 집으로 간다고 하니 우리는 다 같이 병원으로 가자. 응급실로 가자, 하면서 계속 반항을 하면서 왔어요."

"그래요?"

"우리는 이렇게 훌륭한 관리를 할 수 있다는 것도 모르고 정말 죄송합니다."

그때 집에 중국 교포인 가사 도우미분이 광경을 보며 말했다.

"여기에 정말 응급한 분들이 오면 처음엔 나도 가슴을 두근거리며 순간을 지켜봤는데 그때마다 참 신기한 일도 있구나, 했어요. 밤에 응급환자가 집으로 온 것을 청진기 같은 기구도 없이 관리해서 응급했던 순간을 넘길 수 있는 신기함을 보고는 아프거나 불편한 사람만 보면 원장님을 소개하고 있어요."

말 나온 김에 눈에 관련된 사연을 하나 더 소개해야겠다.

건강이 안 좋아 수십 년을 여기 저기 다 찾아 다녔고 좋다는 것은 다 해

보았지만 병이 낫지 낳고 점점 더 악화되어 고생을 하다가 소문 듣고 찾아와서 관리 받고 건강을 되찾아 잊을 만하면 한 번씩 찾아와 관리를 받는 노부부가 있다.

어느 날 부부가 함께 골격원을 찾아왔다. 반갑게 인사를 하고 나니 땅이 꺼져라 한숨을 쉬었다. 무슨 걱정이 있냐고 물었다. 계속 한숨만 내쉬며 나이 먹은 게 죄지 어쩌겠느냐 푸념을 하셨다.

자초지종을 들어보니 얼마 전부터 아내의 한쪽 눈이 급속히 나빠져서 지금은 거의 보이지를 않았다. 여기저기 용하다는 안과병원을 다 다녀 보았는데 늙어서 오는 노안이라는 말만 하더라는 것이었다.

나도 모르게 깊은 한숨을 내쉬었다. 참으로 답답하고 한심한 노릇이 아닐 수 없다. 옛말에 '뛰는 놈 위에 나는 놈이 있다.'는 말이 있다. 뛰는 놈 위에 나는 놈이 있다면 뛰는 사람 입장에서는 어떻게 하면 뛰는 것보다 훨씬 빨리 날아 갈 수 있는지 방법을 배워서 날아가는 것이 현명한 일 일 텐데도 배우려고 하지도 않고 오히려 배척을 하고 있는 상황이니 말이다.

'병원이 포기한 세상의 모든 병들'이라는 책에도 언급 했듯이 정말 병원이 포기한 병을 앓고 있는 수많은 환자들과 가족들은 얼마나 막막하고 답답할까 생각하기만 해도 한숨이 절로 나온다.

눈이 안 보이니 당연히 안과를 갔을 텐데 가는 곳 마다 노안이라서 방법이 없다고 했다니 안 보이는 눈으로 평생을 어떻게 살아가야 할지 얼마나 막막하고 답답했겠는가. 생각하니 안쓰러운 마음이 들었다.

걱정하지 말라는 내 말에

"아니 골격원인데 안과도 보나요?"

라며 화들짝 놀란다.

당연히 이분도 관리를 받고 시력이 회복되어 잘 살고 계신다.

만일 아토피나 피부질환이 생겼다면 피부과를 갔을 테고, 속이 더부룩하고 소화가 안 되면 내과를 갔을 테고, 허리가 아프면 정형외과를 갔을 텐데, 아무리 치료를 해도 낫지 않고 점점 더 심해진다면 어떻게 해야 할까.

나는 병원이 포기한 세상의 모든 병들을 평생 연구하다보니 눈이 안 보이게 된 원인을 알게 되었다. 피부질환이 생기는 원인을 알게 되었다. 허리가 아프고 오장육부가 나빠지고 더 나아가 건강이 나빠진 원인을 알게 되었다.

나는 무슨 대단한 초능력을 가진 사람도 아니고 그냥 평범한 대한민국의 여성 중에 한사람일 뿐이다. 단지 질환이 생긴 원인을 알고 있어 해결방법을 알게 되었다. 원인을 제거해 건강이 회복되는 원리다. 나는 진료과목에 상관이 없다. 내과질환이든, 안과 질환이든, 부인과 질환이든, 피부과 질환이든, 정형외과 질환이든 모든 것이 똑 같은 원리라고 보면 된다.

이야기가 샛길로 흘렀다. 노부부 이야기로 되돌아 가보자.

"아니 골격원인데 안과도 보나요?"

"그동안 아픈 곳 하나도 없게 만들어 드렸는데 아직도 미심쩍으신가요?"

"아니 그게 아니고. 눈은 안과에서 보는 거라서."

"…"

"원장님, 죄송합니다. 눈이 안 보이니 당연히 안과에 가야 한다는 생각에 원장님을 미처 생각 못했어요."

"알았어요. 계속 한숨 쉬면 땅이 꺼지니 한숨 그만 쉬세요."

"사실 지금도 눈 때문에 온 것이 아닌데 그걸 걱정 말라고 하시니 이렇게 기쁜 일이 어디 있겠습니까? 원장님! 감사합니다."

이런 상황은 가끔 한 번씩 벌어지는 상황이다.

"어머, 소아과도 아닌데 신생아도 보나요?"

"MRI 장비도 없는데 지방간인 걸 어떻게 알았나요?"

"3개월 전 중풍이 올 거라는 말에 콧방귀를 뀌었는데… 내가 이렇게 될 줄 정말 꿈에도 몰랐어요."

"죄송합니다만 점쟁이 아니세요? 한번 보기만 하시고 우리 가족들 질환을 다 알고 계시다니 신기하네요."

"동물병원도 아닌데 강아지도 보나요?"

"이젠 동물병원 간판 하나 더 붙이셔야겠네요!" 등등

동물병원 이야기는 사연이 있다. 관리를 받던 분이 키우는 강아지가 안 좋다며 걱정을 하기에 데리고 오라고 했고 관리를 해준 일이 있어서 나온 말인데 잠시 후 소개를 하겠다.

31개월 된 어린 아기 허리가 아파요

어느 날 오후 5시가 넘어서 전화가 왔다.

"퇴근하고 유아원에 애기를 데리러 왔는데, 애기가 허리가 아프다고 하면서 엄마인 저를 보면서 막 보채요. 어떻게 하지요?"

"얼른 데리고 와요?"

"지금 원장님 퇴근시간이잖아요?"

"애기가 아픈데 퇴근시간이 중요해요? 빨리 데리고 와요!"

얼마 후 애기가 도착했다.

"애야, 어디가 아파서 왔니?"

"허디, 허디"

하면서 뒷짐 진 두 손으로 허리를 어루만지며 말했다.

어린 애기가 허리가 아프다고 대답하니 순서를 기다리던 사람들 모두 웃음바다가 되었다. 관리를 받고 계시던 분들은 전화 내용을 들은지라

깜짝 놀라며,

“어머 이렇게 어린 애기가 허리 아프다는 말을 했어요?”

애기는 바로 엎드리더니 신통방통하게도 의젓하게 2~3분의 관리를 받아냈다. 지켜보던 회원 한 분이 애기 엄마에게 물었다.

“애기가 몇 살이에요?”

“31개월 되었어요.”

“와! 신기하네요.”

애기는 이미 생후 7~8개월 되었을 때부터 아토피로 얼굴에 진물이 심했다. 진물이 나 피부에 대한 고민을 전화로 상담하여 골격원으로 엄마가 방문해 골격원에서 사용하는 식품을 주었다. 다음날 말끔한 아기로 효과를 본 아이였다. 그때도 고생하던 아토피 증상이 금방 사라져 이곳을 신뢰를 하고 있던 터였다.

그래서 애기 엄마가 이번에도 허리가 아프다고 하니 아기한테,

“병원에 갈까? 압구정에 갈까?”

했더니 압구정을 선택했다고 했다.

애기는 미끄러 넘어지면서 척추와 다리에 문제가 생겨 허리에 통증을 느낀 것이었다. 즉석에서 문제가 된 척추와 무릎관절에 관리를 받고 허리 통증이 없어졌다.

“아가야. 허리는 어때?”

“안 아파.”

나는 내일 아침에 허리가 아프지 않더라도 한 번 더 데리고 오라고 했다. 다음날 아침 애기 엄마는 애기를 데리고 왔는데 오기 전에 아이에게 허리가 아픈지 물어 보라고 했다. 아침에 물어보았더니 애기가 아프지 않다고 대답했단다. 확인해 보니 아이의 허리는 관리한 대로 잘 유지 되어있었다. 다치고 바로 와서 관리를 받아 가능한 일이었다.

어제 이야기를 들은 회원들은 애기가 허리 아프다고 한 바로 그 애기냐며 또 신기해했다. 엄마는 그렇다며 더 이상 허리 아프다는 애기를 않는다고 했다. 엄마의 편안한 표정과 안도감이 들어있는 대화내용을 들으면서 나는 뿌듯하고 행복했다.

아주 어려 보이는 애기가 허리가 아프다고 했다는 얘기에 믿기지 않는 듯한 반응들이었다. 척추의 문제라면 증상은 남녀노소를 가리지 않고 동일하다.

오히려 근래에는 젊은 사람들과 학생들이 더 복잡하고 심각한 문제를 가지고 있는 경우가 많다. 그런 사람들 대부분을 되짚어 보면 이렇게 애기 일 때부터 문제가 발생하여 계속 나빠진 경우가 많아 어렸을 때 척추 관리가 얼마나 중요한지 알아야 한다.

우리 애기는 꼭 개구리 모양

역시 어린 아기에 대한 이야기다.

"원장님 우리 애기는 8개월인데, 아직도 기어 다니지 못해요"

"전혀 기어 다니지 않나요?"

"기어가려고 개구리처럼 웅크리는데 좀처럼 기어가지를 못해요."

"그럼 문제가 있는 겁니다."

"그렇지요?"

"애기를 데리고 와 보세요. 지금 쯤 걸어야 되는 시기에요"

"예, 데리고 가겠습니다"

두어 시간 뒤, 애기를 업고 와서 내려놓았다. 앉아 있기만 하고 기어가지를 못했다. 가고는 싶은데 가지 못하고 길 듯 말듯 일렁거리기만 했다.

아이의 골격 구조의 문제를 확인하고 그 자리에서 십여 분 정도 발목과 고관절 관리를 했다. 애기는 바로 기어 다녔고, 언제 그랬었냐는 듯이 제가 가고 싶은 방향을 돌아다니는 것을 보신 분들은 모두 박수를 치며 감탄사를 날렸다.

"정말 신기하네."

"거짓말 같네요."

"기적이네요."

"조금 전까지의 증상은 도대체 무슨 문제였나요?"

"있잖아요. 비~밀~! 안 가르쳐주지~ 하하하."

"하하하~"

설명을 하자면 길고, 일반인들이 들어도 이해하기 힘들기 때문에 농담처럼 웃어 넘겼다. 지금 아이는 이제 일곱 살이 되어 잘 자라고 있다.

러시아 강 사장님

어느 날 오전 다급히 들어 온 강 사장님이 관리실 바닥에 털썩 주저앉았다.

"어디가 안 좋으신가요? 괜찮으신가요?"

"숨을 쉬기 힘들고 팔다리에 힘이 없어요."

"지금, 즉시 병원으로 가세요. 119를 부를게요."

"아닙니다. 저는 원장님 관리를 받고 싶어요."

"아니 지금은 응급실 가셔서 본인의 증상에 대하여 정확히 진단을 받으셔야 합니다. 제가 보기에는 심장에 문제가 크게 왔어요."

"저는 지금 너무 힘들어서 병원에 갈 수 없어요. 못 가요."

"우선 제품을 드릴 테니 드시고 나면 좀 편해질 겁니다. 그러면 병원으로 가세요."

일단 제품을 먹게 하고 한 10분 쯤 지나자,

"원장님! 이제 좀 살 것 같아요. 제가 먹은 게 진통제 인가요?"

하고 물었다.

나는 속으로 쓴 웃음을 지었다. 진통제를 먹고 위급한 환자가 편해 질 수 있다면 얼마나 좋을까. 내가 개발한 제품은 응급 상황 시 신속히 환자가 정상을 찾을 수 있게 개발한 것이다. 제품을 먹고 어느 정도 안정을 찾은 후 병원으로 보냈고 진찰 후 결과가 나왔다. 심장에서 피가 새고 있다며 1년 뒤에 다시 오라고 하면서 처방전을 주기에 약국에 가서 약사에게 무슨 약이냐고 물었더니 신경안정제라며 잠이 잘 오는 약이라고 설명 하였다고 했다. 당황된 음성의 전화 음성이었다. 피가 새고 있다면 막아주던지 꿰매주던지 해야지 1년 뒤에 오라고 했다니 이해 할 수가 없었다.

무조건 나에게 치료를 받겠다는 강 사장에게 언제 출국하냐, 고 물었더니 이틀 후에 간다고 했다.

"그러면 안 되겠네요. 내가 관리하기엔 시간이 모자랍니다."

"그럼 출국을 조금 미루겠습니다. 그러면 되겠지요?"

결국 출국을 일주일 늦추고 관리를 받았고 상태는 상당히 호전되었고 출국할 때 제품을 챙겨서 갔다. 그 후 몇 차례 통화를 했는데 건강하게 잘 지내고 있다고 하였다.

3개월 뒤 다시 한국에 일정이 생겨 방문했는데 많이 좋아져 있었다. 심장에서 피가 새고 있다는 병원에 가보라 했더니 지금 건강이 좋은데 가지 않겠다고 했다. 결과를 알아야 하니 가보라고 하면서 혹시 병원에서 무엇을 했는지 궁금해 하면 전화번호를 알려주라고 했다.
아니나 다를까 역시 병원에서 진찰 후 심장이 많이 좋아졌다고 하면서 도대체 어떻게 한거냐고 신기해했다. 지인의 소개로 한약을 먹고 침을 맞았다고 했더니 한약이나 침으로 나을 수 있는 증상이 아니라고 단언을 해서 그럼 일시적으로 좋아진건가 되묻자 정상인 상태라고 했다. 사실대로 척추 관리를 받았다고 했더니 거기 연락처를 좀 알려 달라고 해서 전화번호를 알려주고 왔다고 했다.
강 사장은 지금도 건강하게 잘 지내고 있다.

모스크바에서 온 콘스탄틴

모스크바에서 온 국가 고위 공무원인 외국인이 몸이 아파서 한국에 의료 관광을 오게 되었다. 일정에 따라 00병원에서 종합검진을 했고 강직성 척추 질환으로 결론이 나왔다. 병원에서 세계적으로 고치지 못하는 불치병이다. 병원도 아니고 한의원도 아닌 골격원이 있는데 그곳에서는 고칠 수 있다고 소개했다. 가보겠느냐고 하여 찾아왔다. 언뜻 보기에도 정말 심각한 상태였다. 경직된 목은 사람으로서 감당할 수 없는 통증을 겪으며 바로 누울 수가 없으니 잠도 누워서 잘 수 없었다. 고개를 전후좌우로 전혀 가동을 할 수 없는 심각한 상태였다.

"많이 아프시겠네요! 병원 치료는 언제까지 하기로 했나요?"

"병원에서는 아무것도 해줄 게 없대요. 세계적으로 이 병은 못 고치는 병이랍니다."

"맞습니다. 못 고치는 병인데 좋아질 수 있다면 모든 관광일정을 포기하고 이곳의 관리방법에 따르실 수 있나요?"

"예! 그렇게 하겠습니다."

하루 2회씩 1주일 동안 관리 받기로 결정했다. 관리 후 숙소인 호텔로 갈 때 우리가 만든 경추베개를 주면서 베고 자라고 했다. 잘 때도 누울 수가 없으니 필요 없어서 안 가져가겠다고 하였다. 너무 아파서 잠도 앉아서 잤다고 했다. 고통이 얼마나 컸는지 짐작이 갔다. 하지만 오늘은 관리를 받았으니 누울 수 있을 거라고 했다. 고개를 갸우뚱하면서 베개를 받아가지고 갔다.

다음날 아침에 기쁜 얼굴로 들어왔다. 어젯밤에 정말 원장님 말씀대로 누워서 경추베개를 베고 편히 잘 잤노라고 하면서 감격의 눈물을 흘렸다. 하루하루 통증이 완화되며 몸이 변해가면서 마냥 행복해 하는 그의 모습에서 희망의 빛이 내게도 고스란히 전해졌다.

치료를 받느라 휴가기간이 길어지자 현지에 상황을 있는 그대로 보고를 하니 '강직성 척추질환'은 고치지 못하는 병인데 좋아지고 있다니 계속 치료를 받으라며 흔쾌히 허락하는 바람에 러시아에도 대한민국 압구정의 골격연구원이 알려졌다.

지금도 그 사람은 가족 중 아픈 아내와 딸과 장모님을 동반하여 매년 방문한다. 모스크바에서는 고위 공직자가 휴가 때 어디서 무엇을 하는지 파악을 하는데 오로지 건강관리에만 집중하기에 매년 방문 할 수 있었다.

골격원 홍보 동영상에도 기꺼이 출연하여 사례를 설명하던 그의 모습이 눈에 선하다.

이렇게 가슴이 아프기 시작하면 몇 달 동안 고생을 엄청 해요.

"저는 이렇게 가슴이 아프기 시작하면 몇 달 동안 고생을 엄청 해요. 증상이 지금 또 시작이 됐어요."

"어디 한번 봅시다."

"척추가 이렇게 나빠지기는 어려운데... 혹시 어릴 때 우물에 빠지지 않았나요?"

"어머나! 맞아요! 어떻게 아셨어요?"

"근데 어떻게 안 죽고 살았어요?"

"마침 옆에 있던 동생 덕분에 살았어요."

그리 깊은 우물이 아니어서 살았겠지만, 아무튼 그때 놀라며 심각한 문제가 생겼고 그로 인해 소화불량, 만성 피로, 두통에 시달리고 있었다.

흉추와 경추를 관리하고 심장과 뇌에 필요한 제품을 주면서,

"지금 한 알 드시고 저녁때 나한테 전화를 하세요. 그때 먹으라고 하면 먹고, 먹지 않아도 되면 먹지 말라고 할게요."

두세 시간이 경과한 후 전화가 왔다.

"원장님. 살려주셔서 감사하고 정말 신기합니다. 증상이 시작되기만 하면 몇 개월 동안 엄청 고생을 했는데 어제 관리 받고 난 뒤 감쪽같아요. 누가 들으면 쇼라고 할지도 모르겠지만, 현실이기에 말씀 드립니다."

이제 좋아졌다니 비상제품을 안 먹어도 되는데 준 제품을 도로 뺏을 수도 없어서 남은 제품은 항상 가방에 넣고 다니다 이상 증상이 돌발되면 비상용으로 쓰라고 했다.

그 후 한 달 정도 지났는데 전화가 왔다.

"원장님. 큰일 났어요."

"또 왜? 무슨 일인데?"

"남편이 토하고 설사를 며칠째 하는데 약을 먹어도 안 되고 병원에 갔

는데도 진정이 안 되고 탈수가 왔어요."

"뭘 먹었는데?"

"조카들이 와서 해물탕을 먹은 뒤부터 그랬어요."

"먼저 번 비상제품 먹고 남은 것 있지?"

"예! 있어요!"

"지금 한 알 드리고 몇 시간 지나 한 알 더 드려."

지금도 잘 살고 있는 그 부부에게 나는 가끔 한마디 한다.

"죽지 않고 살아줘서 고맙네."

딸이 화장실에서 쓰러졌어요.

어느 날 아침 관리를 받고 있던 여사님의 전화가 왔다. 전화를 받자마자 숨넘어가는 목소리로 우리 딸이 화장실에서 쓰러졌는데 어떻게 하느냐며 울먹였다. 전화로 딸의 상태를 확인하고 가능한 빨리 데리고 오라고 했다. 엄마와 함께 들어온 딸의 골격은 20대 나이였지만 건강상태는 80대였다.

엄마는 이미 중한 증상으로 고생을 많이 했다. 병원에서 아무 이상이 없다는 진단결과로 우리 골격원으로 올 수 밖에 없었고 관리를 받으며 많이 좋아지고 있던 도중에 딸을 데리고 왔다.

"아기 때 너무 일찍 걸었네요."

"예, 일찍 걸었어요."

아기가 무언가를 짚고 서기를 시작할 때 우리는 흔히 대견해하며 서둘러 걸음마를 연습시키기도 한다.

"왜? 일찍 걸렸어요?"

"6~7개월 정도가 되니 무엇을 잡고 일어서는 것을 보신 어른들께서 신기해하시며

'애는 똘똘해서 일찍 걸을 것 같다.' 고 기특해 하시며 양팔을 잡고 한 발 한 발 걷게 하시면서 좋아 하셨어요."

"언제 큰 충격을 받으면서 높은 데서 떨어진 것 같은데 그런 일이 있었나요?"

"네.... 어렸을 때 그런 적이 있었는데... 그걸 어떻게 아시나요?"

"저는 골격의 변형을 보고 말씀드리는 겁니다."

너무 일찍 걷는 것이 원인이 된다는 것은 성장이 제대로 이루어지기 이전에 걸어 무게를 받아준 골반은 엉치, 좌골, 무릎관절, 발목의 변형을 가져오게 된다. 인체의 형태가 변해서 문제가 발생했다. 일단 큰 병원에 가서 검사를 받고 오라 했다. 아마 혈액 성분 중 하나가 부족하게 나올 것이라 알려주었다. 병원 검진 결과 철분 수치가 심각하게 부족하다고 나왔다.

화장실에 쓰러지기 직전 증상을 물었다. 심한 두통과 메스꺼움과 함께 많이 어지러웠다고 하였다. 아침 식사 후 라면 급체라고 생각 할 수도 있겠지만 공복상태였고 엄마 역시 이같은 증상으로 고생하면서 이곳저곳을 전전했다. 장항에서 서울까지 찾아 다녔다. 유명 종합병원에서 종합검사 결과가 나오는 날은 아프니 아마도 수술하라고 하겠지, 생각하며 갔는데 결과는 허무하게도 아무 이상이 없다고 하였다. 친지의 권유로 우리 골격원을 찾아오게 되었다. 딸 역시 엄마와 비슷한 증상이었다.

엄마가 아프다고 하면 아빠가 병원 가봐라, 한의원 가봐라, 침술원 가봐라 이렇게 서두르면서 내가 아프다고 말을 하면 애들이 왜 아프냐는 핀잔만 들었고 공부하기 싫으면 그만 두라는 말까지 들었다며 힘들어 하던 차에 화장실에서 쓰러졌다. 화장실에서 쓰러지는 바람에 많이 아팠다는 사실을 인정받았고 압구정 골격원에 관리를 받기 시작했다. 쓰러진 것에 감사해야 하는 게 아닌지 모르겠다고 한다.

나는 엄마를 관리하면서 호전되는 모습에 확신이 있었다. 딸 역시 정상으로 회복시킬 수 있는 자신감이 있었다. 딸의 피부상태는 아토피도 아니고, 피부병도 아니고, 습진도 아닌 눈을 뜨고 볼 수 없는 상황이었다. 살결은 거칠고 흰 각질이 일어나고 동물들의 등에 털이 빠졌을 때 굳은 것처럼 검은 색깔의 굳은 가죽처럼 보였다. 만져 봐도 뻣뻣한 가죽이었다. 임신부 배처럼 살이 터지고 실핏줄은 몸 전체에 돌출되어 있었다.

일단 1회 관리를 받고 집으로 돌아간 아가씨는 머리 아픈 것이 너무 신기할 정도로 아프지 않아 살 것 같다는 말을 하자 부모님은 세상을 다 얻은 듯 기뻐했다.

사랑하는 딸이 밥맛이 없어 밥을 못 먹고 멀미가 나고 밥 냄새, 김치냄새 등 음식냄새를 싫어하여 먹지 못하니 기력도 없었다. 손, 발이 떨리는 증상을 보이자 링거를 맞게 했다. 차도가 없고 하루 식사를 6번에서 8번씩 먹었으나 체중이 2개월 동안 30kg 줄었다. 손에 수포가 생기고 가렵기 시작했다. 수포가 손 전체로 퍼지고 진물도 나며 살이 깨지고 발도 퉁퉁 붓고 갈라지던 증상이 골격원 관리로 터진 것은 아물게 했다. 진물이 흐르던 것을 멈추게 하고 하루에도 몇 번씩 전화 통화를 하면서 증상에 따라 필요한 추출물을 그때그때 제공했다.

관리를 시작하면서 피부과에 갔었는지 물었다. 여러 군데 치료 받으러 갔었는데 이런 증상은 보지도 못했고 고칠 수 없다고 했다고 한다. 그러나 골격원 관리를 받으며 증상이 눈에 뜨이게 좋아지자 모두가 원장님은 대한민국의 국보급 보배라고 난리다.

아가씨는 꾸준한 관리로 하나하나 호전되는 증상들을 경험하며 병원에서 진단받았던 갑상선 항진증 등등 질환들이 호전되는 상황을 경험했다. 한완석 골격원에 살아있는 증인이며 홍보대사를 자칭한다. 병원에서 진단받았던 갑상선 항진증은 모든 수치가 다 정상적으로 되었고 부정맥은 완치 판정을 받았다. 간경화 역시 호전되었고 버섯목 증후군도 거의 볼 수 없다. 우리가 예방의학으로 골격 관리에 많은 비중을 두고 지속적인 연구를 정립해 나간다면 세계적으로 가장 건강한 국민들이 사는 강한 나라가 될 것이다.

손자 문시완

어느 날 오후.

지방에서 귀경하는데 며느리에게서 전화가 왔다.

“어머니, 큰일 났어요.”

“무슨 일인데?”

“카톡 보냈으니 확인 좀 해 보세요.”

사진을 보니 손자 고추에서 고름이 나오는 사진이었다.

평소 강심장인 나였지만 손자의 사진을 보니 놀라지 않을 수 없었다.

중국에서 골격원을 하고 있는 애 아빠한테 사진을 보냈다. 빨리 응급실로 가라고 하더니 일단 병원에 가지 말고 엄마한테 연락을 하라고 했다며 놀란 가슴에 울먹이고 있었다. 나 역시 6살 손자에게 벌어진 일이니 기절할 만큼 가슴이 뛰었다. 내심 원인과 해결 방법을 알고 있어 마음을 진정시키며 며느리에게 거의 다 왔고 내가 바로 너희 집으로 갈 테니 걱정하지 말고 있으라고 진정을 시켰다. 교차로마다 걸리는 신호등이 원망스럽고 막히는 길에 가슴을 몇 번이나 쥐여 짜며 도착했다.

"휴... 휴..."

글을 쓰면서도 순간을 생각하니 숨이 막힌다. 손자 고추에서 고름이지 질질 나오는 것을 보면 누구나 하늘이 노랗게 변할 것이다. 아들 집에 도착하는 순간까지 손자에게 어떻게 말을 해야 할까 고민했다. 만일 내가 골격관리학을 하지 않았다면, 늘 연구하지 않았다면, 이럴 때 얼마나 당황되었을까. 생각만 해도 아찔하다.

아들 집에 도착해서 반짝 떠오르는 아이디어로 손자를 설득하여 하며 간단히 해결해 냈다. 어떻게, 어떤 방법으로, 어떤 증상이었는지, 모두 궁금해 할 것이다.

손자 이야기를 하는 것이 책을 읽는 독자분들께도 도움이 될 것 같아 중요한 증상 한 가지를 더 첨부하고자 한다. 두 돌이 지난 때 역시 다급한 목소리로 며느리가 손자의 상태를 전했다. 손자가 침대에서 뛰어 놀다가 휘청하며 넘어졌는데 걷지 못한다고 했다. 엄마한테 오라고 부르니 일어나지를 못하고 엎드려서 기어오고 있는 영상을 보내왔다. 걷지 못하고 이내 주저앉아 기어 다니는 손자를 보니 안타깝기 그지없었다. 며느리에게 오라고 했더니, 어머님도 힘드시고 밤이 많이 늦었는데 내일 가겠다고 했다.

다리가 골절인지 아닌지 확인도 하고 치료를 해야지 상태를 보고 잠이 오냐, 며 나는 화를 버럭 냈다.

일단 다리가 골절인지 아닌지 확인을 해야 했다. 작은 아들과 함께 손자한테 갔다. 가서 살펴보니 골절은 아니었다. 즉시 관리를 해 주고 걷는 것을 확인하고 돌아왔다.

어느 가정에서나 일어날 수 있는 일 중에 아이들이 스프링 매트 위에서 심하게 움직이다 보면 잠시 중심을 잃을 수 있다. 이런 경우 무릎 고관절 요추 흉추 견갑골까지 문제가 발생되기도 한다. 이후 아이의 관리보다 우선은 잘 걸으니 안심하고 평상의 스케줄을 소화하고 있었다. 나 역시 골격원 운영관리에 바쁨으로 무심코 잊혀졌다

8개월 된 아기

"원장님. 애기가 열이 나서 잠을 못자고 먹지도 않고 심각합니다."

"병원에 가봤어?"

"예! 병원에서는 귀에 물이 찼다고 해서 며칠 다녔다. 열도 그대로 있고 잠을 안자고 먹지도 않고 보채기만 해요."

"그럼 핸드폰으로 애기 사진 찍어서 보내."

잠시 후 도착한 사진을 보니 문제가 있었다.

"얼른 데리고 와."
아기를 보니 잠자리에서 문제가 생겼다. 우선 관리를 해주고 비상 제품을 먹이고 집에 가서 죽을 끓여 먹이고 한숨 재워라. 깨면 사진 찍어서 보내라고 했다.
몇 시간 지나자 전화가 왔다.
"원장님. 감사합니다. 애기가 보채지도 않고 푹 잤는데 열도 떨어지고 죽을 먹고 잘 놀아요."
"감사하면 지금 사진 찍어서 보내."
사진을 보니 관리하기 전 사진과 관리 후 사진이 깜짝 놀랄 만큼 많이 변해 있었다. 이 책을 읽으시는 분들은 무슨 말인지 상상이 안가겠지만 사실 그대로다. 사진들은 지금도 가족분들의 핸드폰 속에 저장 되어 있다. 정말 보고 싶은 분이 계시다면 신청 받겠다. 이 외에도 어린아이들의 사례들은 수없이 많다. 재미있고 감동적인 실전의 임상사례들이다.
아래는 아기의 부모가 보낸 수기가 있어 그대로 옮겨 보았다.
"아이를 낳아 키우며 예상하지 못했던 어려운 시간들이 많이 있었지만, 그 중에서도 가장 막막하게 느껴졌던 순간은 아이가 아팠을 때입니다. 아이가 8개월이 되었을 무렵입니다. 콧물과 열이 나기 시작해서 동네 소아과를 다녔고, 처방받은 약을 일주일 정도 먹였습니다. 그런데 약을 먹이는 동안 콧물은 오히려 더 많이 나기 시작했고, 기침소리가 더 커졌습니다. 밤마다 아이는 잠을 편히 자지 못하고, 자주 깨고 울며 보챘습니다.

다시 병원에 데리고 가니, 아이 귓속을 확인하고 나서 중이염이 생겼다며 항생제를 처방해서 먹여야 할 것 같다고 이야기했습니다. 감기가 오면 중이염이 오기도 한다는 이야기는 들었는데 우리 아이가 중이염이라니 당황스러웠습니다. 그래도 처방받은 약 먹으면 괜찮겠지 싶어서 약을 때맞춰 먹였는데 10일 가까이 되도 귓속 염증이 사라지지 않고 계속 남아있자 의사가 이렇게 중이염이 오래가는 경우는 흔하지 않다며 항생제를 바꿔서 먹여보고 이번에도 차도가 없으면 큰 병원을 가야 할 것 같다고 이야기 하였습니다.

그 말을 듣는 순간 가슴이 철렁하고 당황스럽고 막막했던 것 같습니다. 이렇게 어린 아이를 큰 병원에 가서 검사하고 고생시키고 싶지 않아 혹시나 하는 마음에 원장님께 연락을 드렸습니다. 그때까지는 중이염과 골격이 관련이 있을 거란 생각을 전혀 하지 못해서 지푸라기라도 잡는 심정으로 연락을 드렸던 기억이 납니다.

전화로 사정을 들은 원장님께서 사진을 보내라 하셨고, 사진을 보시더니 당장 아이를 데려오라 하셨습니다.

아이를 데리고 가니 원장님께서 바로 관리를 해주셨고, 아이 입 속에 무언가를 넣어주셨습니다. 그리고 집에 가서 재우고 깨면 사진을 찍어 보내라 하였습니다. 아이가 보채는 데 잘 잘까 싶었지만 집으로 돌아가는 길에 잠이 들고는 도착해서도 한참을 자고 일어나서, 밥도 잘 먹고 잘 놀았습니다. 그래서 사진을 찍어 원장님께 보내드렸습니다. 치료받기 전후 사진을 보고 달라진 것을 확인해 보라고 하셨고, 제가 봐도 아이의 얼굴 형태와 혈색이 달라진 것을 확인할 수 있었습니다.

두 번 정도 더 관리를 받으니 아이가 콧물과 기침이 줄었고 좋아졌습니다. 중이염은 어떤 상태인지 확인 차 소아과에 다시 가니 귓속 염증이 사라졌다고 하였습니다. 병원에서 큰 병원으로 가야 할 수도 있을 것 같다는 말을 들은 지 1주일도 안 지나서 염증이 없어진 것입니다. 아이는 콧물, 기침으로 간혹 중이염이 생겨도 이제는 일주일 정도면 염증이 사라질 정도로 호전되었습니다.

동네 소아과 의사가 자신은 더 이상 해줄 수 있는 게 없으니 큰 병원을 가보란 말을 들을 때 막막한 상황에서, 원장님께 연락드려서 조치를 받을 수 있었던 상황을 다시 돌이켜보면 정말로 감사하고 행복한 순간이었습니다."

사모님 약 드시는 것 있나요?

사모님의 증상은 저혈압과 원기 부족에 빈혈 증상까지 겹친 심각한 수준으로 보였기에 물었다.

"예. 혈압이 높다고 해서 혈압약을 먹고 있어요."

"네? 웬 혈압약 입니까? 저혈압이신데요."

"맞아요. 원래 저혈압입니다. 저혈압인데 몸이 점점 나빠져서 가끔 반 알씩만 먹어요."

"몸이 안 좋으면 먹지 말아야지요."

"병원에서 먹으라고 하고 안 먹으면 안 좋을까봐 억지로 먹고 있어요."

"이젠 드시지 마세요."

저혈압 환자는 심장도 약하고 예민하기 때문에 무엇이든 조심해야 한다. 건강이 안 좋으면 마음이 약해져서 무엇이든 하려고 한다. 오히려 건강을 해치기도 한다. 평생을 사용한 사모님의 척추는 진단해 보니 여러 군데 문제가 있었다.

하나하나 관리를 시작한 사모님은 현재 혈압약을 복용하지 않고 정상적인 일상생활로 고통 없이 잘 지내신다.

의인 찾아 방방곡곡 다닌 어느 회장님

만일 어떤 사람에게 이런 일이 생겼다면 얼마나 견디기 힘들고 괴로울까. 한번 생각해 보자. 몸이 아주 심하게 아픈데 서 있어도 아프고, 앉아 있어도 아프고, 누워 있어도 아프고, 잠을 자도 아프고, 진통제를 먹어도 아픈데, 아무리 병원에 다녀도 낫지를 않고 계속 아프다면 얼마나 괴로울까.

그런데 실제로 이런 분이 계셨다. 젊은 시절부터 목에 불편함을 느꼈는데 시간이 갈수록 목이 더 뻣뻣해지고 심한 편두통 까지 생겼다고 하셨다. 그러다가 점점 더 심해지더니 하루는 자고 일어나서 앉았다. 목이 툭하고 숙여진 상태로 틀어져서는 목을 정상으로 움직이지도 못하고 극심한 통증이 시작되었다. 수년간 전국 방방곡곡을 찾아다니시며 수술을 제외한 할 수 있는 모든 방법을 다 받아 보았다. 잠시 호전되는 듯하다 다시 증상이 재발되었다. 오히려 시간이 지날수록 심해졌다. 머리가 본인 의지로 제어가 되지 않고 심하게 떨리는 정도까지 이르렀다.

이분이 오죽 괴롭고 힘들었으면 이대로 죽겠구나! 생각했고 극심한 통증을 견디기 힘들어 차라리 누가 총으로 쏴서 죽여 줬으면 좋겠다는 생각을 했다. 얼마나 끔찍한 일인가.

이분이 병원에서 받은 병명은 '연축성 사경'이다. '사경斜頸'이란 한자 뜻 그대로 목이 기울어진 상태를 말한다. 정상인 사람은 목을 측면으로 기울인 채로 수초도 유지하기가 힘들 뿐만 아니라 계속 지속하는 것은 불가능한 일이다. 그러니 병명대로 목이 한쪽으로 완전히 치우친 자세로 생활을 해야 하니 얼마나 괴로운 병인가.

해당 병명은 있으나 정확한 원인은 밝혀진 바 없고 돌출된 증상에 따라 크게 두 가지로 구별한다. 목의 근육에 문제가 있으니 근긴장이상증으로 보거나 통제가 되지 않는 떨림을 동반하면 신경성으로 구별하고 있다.

갓난 애기부터 어른까지 남녀와 노소 구분이 없이 나타날 수 있고 발병하면 뾰족한 해결책이 없는 현실이다. 근육과 신경에 국부적인 자극 등을 통해 보존적인 방법은 알려져 있으나 세계적으로 치료가 불가능한 불치병으로 알려져 있다.

목이 기울고 나서 7년 동안 온갖 방법을 다 시도해 보시고 더 이상 시도라도 해볼 수 있는 방법이 없었다. 낙담하며 지내시던 차에 골격이라고 적혀 있는 간판이 우연히 사모님 눈에 보여서 알게 되셨다고 했다. 지푸라기라도 잡는 심정으로 찾아오셨다. 다른 관점으로 시도라도 해볼 수 있어서 기쁘다고 하셨단다.

개정판에 회장님의 사례를 추가해도 괜찮겠냐고 여쭤보았더니 그동안 시도해 보셨다는 각종 병원 및 방식을 종이 한장에 빼곡이 적어 주셨다. 이 회장님은 가족들 중에 의사도 여럿 계시고 지인들을 통해서 유명한 곳은 다 다녀 보셨다. 적힌 내용을 보니 아마 이분보다 더 많은 방법을 시도해 보신 분이 있을까 싶을 정도다.

– K대 병원 정형외과 : 병명을 찾지 못해 신경외과나 이비인후과를 추천

– S병원 : 연축성 사경이라는 병명을 들음

– K병원 : 목근육 문제로 근육봉합 수술 권유

– Y대 병원 신경외과 : 뇌심부 자극술 권유, 약처방만 받음

– S병원 재활의학과 : 보톡스 치료

– P병원 : 지인소개로 갔으나 뚜렷한 치료방법이 없었음

– Y 한의원 : 턱관절치료

– S 한의원 : 척추견인치료

– M한의원 : 침, 부황

– J한의원 : 침

– 카이로프랙틱

– 대전 지인 소개로 침과 사혈

– 춘천지역 사혈

– 남양주 스님 : 사혈

– N의원 : 신경치료 (장침)

– 기(氣)치료

– K대 : 이혈요법

– 강남 P약국 : 약 처방

– C스포츠 마사지 : 5회

골격원에 처음 방문했을 때 이분의 상태는 빨래를 손으로 비틀어 짜 놓은 것 같은 상태였다. 경추의 배열이 심각하게 어긋나 있었다. 고개는 완전히 비틀어져 있었고 심한 통증과 고통으로 잠도 이룰 수 없었다. 일상생활이 전혀 되지 않는 상태여서 모든 업무를 중단할 수밖에 없을 정도였다.

경추의 전체적인 구조가 무너져 주변의 연부 조직과 근육, 사이사이의 신경과 혈관들이 제 기능을 할 수 없는 것이 당연했다. 뼈가 짊어져야 할 무게를 주변의 근육들이 감당하려니 팔뚝 근육만큼이나 두꺼워지고 굳어야 했고, 신호를 제대로 전달 못하니 머리가 떨어질 듯이 흔들려야 했다. 안면의 혈색이나 얼굴의 근육들은 말할 것도 없었다.

관리를 시작한 이후로 틀어져 굳어 있던 목이 부드럽게 움직이며 비틀어 짜는 듯한 통증의 고통에서 벗어났다. 살 것 같다며 의인 찾는 방랑 생활은 이제 그만이라고 힘차게 선언하신다.

환우들의 애절함과 고통 받는 모습을 눈으로 보고 있어야 하는 가족들의 마음은 얼마나 힘든 일이겠는가.

“건강이 좋아지니 사는 맛이 나고 하루하루가 기쁨이며 통쾌한 마음으로 살아갑니다.”

“아무리 외치고 외쳐도 지루하지 않은 말을 오늘도 외쳐봅니다.”

"한완석 원장님! 감사합니다."

코로나 시대가 선물한 위기 아닌 기회

〈이 옥화(여, 63세) 중국 북경에 사는 사람인데 책을 낸다는 소식을 듣고 본인의 사례를 직접 작성해서 보내왔다. 보내 온 원본 그대로 올린다. 한국식 발음이 아닌 곳이 몇 군데 있다. 독자님들의 양해를 구한다.〉

2020년 12월 25일에 갑작스러운 뇌졸중 뇌 중풍(가족 전체 고혈압)으로 쓰러지게 됐습니다. 다시 헤아려보면 이미 세 번째였습니다. 당년 9월에, 그리고 10월 당시에는 입이 기울며 얼굴이 돌아가며 길을 잃어버리는 난색증이였었는데 빠른 회복으로 등한히 하였기에 이로 인해 이번 발병은 입만 돌아간 것이 아니고 혀가 돌지 않아 말이 잘 안되며 침까지 흘리면서 건망증(기억상실증)까지 나타났습니다. 왼팔과 왼쪽 다리가 갑자기 기가 풀리고 중심을 잡을 수 없어 혼자 다닐 수가 없었습니다. 기본 자체 생활능력을 잃게 된 상황이었습니다.

다급한 상황으로 한국골격원 한완석 원장님께 연락을 하여 부탁을 드렸습니다. 원장님께서는 상세한 설명을 듣고 안면 사진을 바로 찍어 보내라 하셔서, 즉시 SNS로 전송하니 확인한 후 환자 상황이 매우 위급

한 것으로 반드시 현황에 맞는 조치를 해야 한다고 하시면서,

첫째, 전통 침을 맞아서 우선 급한 불을 끄고

둘째, 현지에서 제일 잘한다는 골격원을 찾아가서 척추지골 교정을 해 보라고 하고

셋째, 뇌졸증과 중풍으로 인한 혈맥 경락을 풀고 혈맥을 수달하여 막힌 혈이 통할 수 있는 한약을 써야 한다고 하셨습니다.

일단 원장님의 말씀에 따라 중의中醫 수지침 및 머리침을 맞아서 급한 불을 끄게 되었으나 아무런 효험이 되지 않아 10일간의 침구치료로 우선 급한 상황을 해결한 것에 만족하고 한완석 원장님 말씀대로 제일 큰 종합병원에서 좀 더 세밀한 검진을 받게 되었습니다.

종합병원에서는 빨리 입원하라고 재촉하였으며, 수시로 발작할 수 있는 상황이라고 경고하였습니다. 그러나 치료 방안은 현대 의사들의 처방이자 치료 방식이었습니다. 일단 병원 지시를 따르면 병원과 신약에 의지할 수밖에 없고 점점 더 심해지는 것이 사실이기 때문에 주변 사람들과 같은 방식을 따르고 싶지 않아 치료 방식을 검토 후 최종 한완석 원장님의 제안을 받아들이기로 하였으며, 원장님의 방안만이 근치에 가능한 방안일 것임을 재차 확신하였습니다.

와중에 가장 어려웠던 것은 2021년 1월부터 시작된 코로나 사태였습니다. 한국으로 나갈 수도 한국에서 들어올 수도 없던, 하물며 우편 전달까지 어렵게 됐던 상황 하에서 한완석 원장님께서 종합적인 방안에 따

른 식이요법과 8종의 제품을 특별 우편으로 무상으로 보내 주셔서 크나큰 역전의 보상이 되었습니다. 원장님께선 바쁘신 와중에도 매일매일 SNS 사진 체크를 하시면서 환자의 상황을 파악하시고 그에 따른 제품 사용법을 알려주셨습니다. 그러므로, 환자의 상황은 날로 날로 회복이 되었으며 원기를 되찾고 건강의 신심을 찾게 되었습니다.

뇌졸중과 중풍은 불치병으로 3차 발병 시에는 회복이 불가능한 질환이라는 것은 어느 나라에서든 의심치 않는 병입니다. 한완석 원장님만 믿고 따른 현재 원격으로 보여지는 사진 상태만으로 믿기 어려울 정도로 완치라고 할 상태입니다. 삐뚤어진 입은 원상태로 돌아왔고 돌아가지 않던 혀도 완전 회복되어 표준 강의도 가능하게 돌아왔으며 기억력이 이전보다 더 좋아졌습니다.

현대 문화대혁명 시기이기도 했고 조선족이라고 배우지 못했던 논어와 도덕경을 1년간 자습하므로 주변 사람들을 놀라게 하고 있습니다. 쓰러지기 전에 하던 업무로 복귀를 했고 생활도 기쁘고 활기차게 하고 있습니다.

일단 병원의 약과 치료 없이 한 원장님의 조리 방안으로 노년기에 들어선 노인 질환 환자를 완전히 건강 상태로 돌려세웠다는 것은 경험을 해보지 못한 이상 믿기 힘든 것입니다. 나 역시 항상 건강을 일삼아 주업으로 노력하고 실천하던 한 사람 이었기에 한완석 원장님과 인연을 맺을 수 있었던 것이 행운입니다.

한완석 원장님, 감사합니다.
민간요법의 골격 전문가로서 병원에서 치료 불가한 환자들에게 새로운 삶과 건강을 가져다주시고 있습니다. 평생을 하루같이 연구 임상 또 실전으로 한 사람 한 사람, 한 가정, 한 나라를 넘어 국제무대로 향하고 있습니다.
존경스럽고 경이롭습니다. 부디 만수 무강하시기를 중국 땅에서 기원합니다.
중국에서 또 한국에서 병원에서 해결되지 않아 고통스러워하는 지인들에겐 또 저의 경험을 지켜본 주변인들에게 대한민국 서울의 압구정에 있는 한완석 골격원을 적극 추천하고 있습니다. 그것이 제가 원장님께 보답할 수 있는 길이라 생각합니다.
한완석 원장님 감사합니다.

강원도에서 시작하여 30년 치료 방랑 생활 사장님

“건강이 너무 안 좋은데요. 지인의 소개로 몇 년 전 방문했었습니다. 거리가 너무 멀어서 가까운 여러 곳을 방문했지만, 도저히 차도가 없고요. 생활이 아예 안 됩니다.”

사연을 들어보니 이미 30년 전에 젊은 시절에도 병원에서 디스크 수술을 권유받을 정도로 허리가 아파서 고생을 하고 있었다. 허리도 허리지만 체하기도 자주 체했다. 한번 체하면 속이 다 뒤집히도록 여러 번 구토하고 굶기를 반복했다. 심한 두통까지 동반하기를 며칠은 고생을 해야 겨우 진정이 되었다.

양방, 한방, 지압, 카이로프랙틱, 도수치료 등등 본인이 접할 수 있는 모든 방법을 다 시도해 보았다. 혹시나 했다가 역시나로 끝나기를 반복했다. 마지막으로 개인병원에서 고주파 감압술을 받고 폐혈증이 발생하여 대학병원 응급실까지 다녀온 뒤 처방받은 항생제를 복용했다. 1여 년간 설사를 반복해 몸이 더 만신창이가 되었다는 안타까운 내용이었다.

그전부터 지인들과 아내를 통해서 골격원을 권유받았으나 선뜻 오질 못했다. 이제 더 이상 다른 방법이 없다고 생각이 들어 지푸라기라도 잡는 심정으로 나를 찾아왔다.

"어릴 때 크게 넘어지거나 하신 적이 있지요?"

"네! 어렸을 때 높은 곳에서 떨어진 적도 있고 놀다가 넘어져서 기절한 적도 있었습니다."

"사장님의 문제가 있는 척추는 큰 충격으로 변화가 생긴데다가 오랫동안 누적이 되어 골격의 전반적인 형태가 뒤집히다시피 변했어요. 지금 상태로 보아선 절대 안정이 필요하고 꾸준한 관리가 절대적으로 필요합니다."

"그러면 이 주변에 기거할 곳을 찾겠습니다. 고통의 시간이 반복하기를 거듭하다 답답한 마음에 병원에 가도 원인도 없다하고 치료방법도 없다하여 지금까지 30여 년을 헤매었습니다. 원장님 관리가 마지막 선택이라고 생각하니까 잘 부탁드립니다. 지금은 통증 횟수가 줄어들고 완화되니 골격 관리가 마지막 선택이라고 생각하니까 최선을 다해 주십시오."

"저는 더 드릴 말씀이 없습니다. 물론 최선을 다하는 것이 저의 일이고 더 중요한 것이 있다면 반드시 안전수칙을 잘 지켜내야 합니다.

"저는 더 드릴 말씀이 없습니다. 물론 최선을 다하는 것이 저의 일이고 더 중요한 것이 있다면 반드시 안전수칙을 잘 지켜내야 합니다."

예약이 며칠 뒤 오후 두 시였다. 예약 시간보다 세 시간 정도 지나서야 도착했다. 시간 개념이 그렇게 없느냐고 핀잔을 주었다. 늦게 된 사연인즉 오는 도중에 죽을 만큼 힘들어 휴게소에서 쉬엄쉬엄 안정을 취하며 간신히 달래가며 왔다. 목통증과 오십견, 만성두통 및 만성 소화불량은 물론 팔다리는 힘이 들어가질 않고 몸도 스스로 지지할 수 없는 상태였다. 걸음도 억지로 걸어야 했고 침대에도 다리가 들려지질 않아서 올라가지 못했다.

"지금 상태로 보아선 절대 안정이 필요하고 꾸준한 관리가 절대적으로 필요합니다."

이렇게 시작한 건강관리는 나날이 좋아져 현재는 건강한 생활로 삶의 질을 높이고 있다. 가끔 한 번씩 관리하고 계신다. 매번 말씀하신다.

“살려주셔서 감사하고 골격 문제가 이렇게 중요한 것을 새삼 알게 되었습니다. 정말 신기합니다.”

더 이상 벗어날 곳이 없는 척추들이 굳기까지 해 몸 전체가 빨래 짜듯이 꽉 틀어져 있었다. 죽지 않을 만큼만 겨우 기능을 하면서 살아왔다. 건강관리를 시작하고 나날이 변해서 현재는 건강한 생활로 삶의 질을 높이고 있다. 30년을 괴롭힌 허리통증과 체하는 증상을 잊어버리고 산지도 꽤 되었다. 요즘에도 가끔 한번 씩 방문하셔서 관리하고 계신다. 나로서는 내 관리를 잘 따라주고 건강해지셔서 감사할 따름이다.

아이 병원 검진 받아보라는 선생님의 권유

이 아이는 어렸을 때 증상이 있는 상태로 첫돌 이전에 골격원에 온 적이 있었다. 아이 상태를 점검한 후 당시에 분명히 말을 해주었다.

“이 아기는 골격관리를 해주지 않으면 안 됩니다. 꼭 관리 받도록 하세요.”

이미 어른들은 문제 있을 때 마다 골격관리 관리를 받고 있는 중이었다. 가끔 허리 삐끗, 다리 삐끗해서 관리 받으러 오면 아이의 건강을 물었다. 잘 크고 있다고 했다. 가끔 어른들이 관리 받으러 오면서 아이를 데리고 오는데 그때마다 걱정이 되어 아기는 관리를 받아야 한다고 말을 해 주었다.

그럴 때 마다 가족들은 아이가 아프지 않고 잘 크고 있다고 생각을 했을 테고 형편 상 부모는 직장 관계로 바빴고 아이를 어린이집에 맡겼는데 멀쩡한 아이를 괜히 그런다고도 생각했을 수도 있을 것이다.

그러던 중 아이가 7살 중반 쯤 되었을 학원 선생님께서 이 아이를 병원 검사를 받아보라고 권유를 했다.

"선생님이 왜? 병원 검사를 받아보라고 했나요?"

"아이가 글씨를 잘 못쓰는데 팔에 힘이 안 들어가는 것 같답니다. 글씨가 기러기 모양이라고 합니다."

"그래서 병원에 가 보았나요?"

"예! 깜짝 놀라서 동네 병원에 갔는데 아무 이상이 없다고 합니다. 그래서 이번에는 큰 종합병원 소아병동에 갔는데 이런 저런 검사 후 역시 아무 이상이 없다고 합니다."

"그래서 어떻게 하실 겁니까?"

"골격원에 데리고 가려고 연락 드렸습니다. 예약 좀 잡아주세요."

그렇게 관리를 받으라고 말을 했는데 듣는 둥 마는 둥 하더니 결국 아이를 이렇게 최악의 상태가 돼서야 온다고 하니 갑자기 화가 치밀어 고함을 쳤다.

"아니, 그동안 몇 번이나 말을 했잖아! 관리해야 한다고 할 때는 들은 척도 안 하고 꼭 이렇게 매운 맛을 보아야만 알겠어?"

"죄송합니다."

"죄송은 집어 치우고 예약이고 뭐고 빨리 데리고 와."

도착 한 아이를 보았다. 아이를 보고 깜짝 놀랐다. 흘러간 6년이란 세월이 아이를 엄청나게 나쁜 상황으로 변해 있었다.

"아이 팔에 이렇게 힘이 없고 흐느적거리고 힘이 실리지 않는데 병원에서 이상이 없다고 했어요?"

"입원이라도 해야 할 줄 알고 준비해 갔는데 검사 결과가 아무 이상이 없다고 하며 가라고 했어요."

아이를 자세히 살펴본 결과 아이 코에 문제가 있고 팔, 다리에 힘이 없고 소화력이 떨어져 있어 성장에도 문제가 되고 있었다. 아이가 코를 목으로 넘기지 못하여 어른들이 가래침 뱉는 것처럼 휴지를 옆에 놓고 연속 뱉어내고 있었다. 이비인후과에 다니며 콧속 살을 잘라냈는지, 긁어냈는지, 콧속은 상처가 심하고 딱지가 앉을 때면 땡겨 손가락으로 후벼 파서 피와 상처가 뒤엉겨 있어 보기만 해도 기가 막힐 일이었다.

"이 아이 치료를 시작할 건데 오늘부터 이비인후과는 가지 말고 내게 맡기세요. 코에 상처도 그렇고 팔다리 힘이 없는 것도 성장도, 식욕도 다 책임지겠습니다."

"정말 병원 안 가고 나을 수 있을까요?"

"그럼요. 책임지겠습니다."

아기한테 병명을 붙일 수 있는 증상이 아니어서 생략하겠다. 말 못하는 어린아이일수록 세심한 관리가 필요하다. 어른들은 문제가 있으면 어디가 어떻게 아프다고 표현을 한다. 표현을 못하는 어린 아이에게는 간과하고 넘어가는 바람에 너무나 가혹한 시간들이 무참히 흘러가고 만다.

하루하루 관리를 하면서 첫 번째 코를 뱉지 않고 목으로 삼켰고, 두 번째 콧속에 엉망진창인 상처도 말끔히 없어졌다. 위장기능이 좋아져 소화력이 좋아져서 키도 컸고, 팔다리의 힘도 정상이 되어 글씨도 또박또박 잘 쓴다. 지금은 관리 차원에서 주 1회씩 오고 있고 제품도 챙겨주고 있다.

전국의 어린이 보호자들이 관심을 가져야 한다고 생각한다. 건강하게 무럭무럭 잘 자라야 할 아이에게 건강 상 어떤 문제가 생겼는데, 원인이 없다든지 치료가 불가능하다든지 하면 골격원에서 어린이 종합검진을 받아봐야 한다. 건강검진이라고 해도 병원처럼 밥을 굶거나 피를 뽑거나 엑스레이 MRI사진을 찍지 않는다. 망진, 촉진, 문진으로 완벽한 건강상태를 파악 할 수 있다. 즉 눈으로 보고 척추를 만져보고 몇 마디 질문으로 간단하지만 정확한 진단을 한다.

가끔 점보는 무속인으로 오인을 받기도 한다. 이유는 생면부지 처음 보는 원장님인데 어디가 어떻게 아프고 어디가 어떻다고 구체적으로 족집게처럼 정확히 말을 하니 너무나 놀라는 사람들이 있는 것이다.

뇌진탕에 걸린 잠자리

"원장님, 그 잠자리 어떻게 되었어요?"

골격원을 찾은 한 여성이 잠자리의 안부부터 물었다. 그녀는 4대째 한의원을 하고 있는 한의사의 맏며느리다, 시동생도 한방병원을 하고 있지만 어깨 통증이 고쳐지지 않아 고생을 하자 안타까워하던 동생이 나를 찾아가라고 해서 관리를 받게 되었다.

"저희 시아버님이 네 병을 고칠 수 있는 곳은 거기밖에 없다고 하셨어요. 시아버님께서 '나도 인체의 혈자리를 모두 알고 있지만 뼈에 대하여 잘 모릅니다. 뼈를 아신다니 그분은 의술을 완성하신 진짜 의인醫人이다.'라고 하시며 조금만 더 젊었어도 원장님 밑에서 인술을 배우고 싶다고 항상 말씀하셔요."

"그래요?"

"네. 처음에 시아버님은 원장님 나이가 많으신 줄 알고 그 분 더 늙어서 돌아가시기 전에 자주 다녀서 부지런히 관리 받으라고 하셨어요."

그렇게 말씀해 주시는 한의사님의 열린 생각이 정말 고마웠다. 당신도 환자를 돌보는 분이기에 다른 의사를 칭찬한다는 것은 쉽지 않은 일이다. 그럼에도 내게서 인술을 배우고 싶다고 하시며 최고 의인으로 인정하셨다는 사실에 가슴이 뿌듯했다. 그녀는 어깨 통증만이 문제가 아니었다.

"양쪽 손가락의 크기와 굵기가 다르다는 것을 알고 있나요?"

"네. 알고 있습니다, 원장님."

"그건 풍風이 올 수 있는 징조라는 것도 알고 있나요?"

"예! 그래서 시아버님이 고쳐 주시려고 여러 가지 방법으로 애를 많이 쓰셨는데 안 되니 이리로 보내신 거예요"

"풍이라는 것은 무섭고 큰 병이지만 방법을 아는 사람에게는 하나도 무섭지 않습니다."

사실 그렇다. 멀쩡하던 사람이 어느 날 풍을 맞아 반신불수가 되거나 아예 드러누우면 그것처럼 무서운 병이 없다고들 한다. 모든 병이 다 그렇듯이 풍 역시 미리 알고 방법이 있을 때는 조금도 무섭지 않은 병이다.

그녀가 골격원에 올 때마다 잠자리의 안부부터 묻는 것은 잠자리에 얽힌 재미있는 사연 때문이다. 어느 날 외출을 하고 골격원으로 돌아오는데 사무실 앞마당에서 잠자리 한 마리가 날아오다 급회전을 하는 승합차 앞 유리에 충돌해 땅에 떨어지는 모습을 보았다.

"아이구, 저걸 어떡하나?"

땅에 떨어져 파닥이는 잠자리의 모습이 측은하기도 하고 그대로 두면 사람들의 발에 밟혀 죽을 것 같아 조심스레 들고 골격원으로 왔다. 그때 골격원 안에는 이 여성과 몇몇 회원들이 나를 기다리고 있었다.

사람들은 나에게,

"그 잠자리 뭐예요?"

라며 물었다.

"방금 들어오다가 주워 왔는데 차에 부딪쳐 땅에 떨어진 잠자리예요. 이 잠자리는 필경 뇌진탕으로 떨어진 것인데 뇌진탕은 골든타임 안에는 얼마든지 회복시킬 수 있으니 이 잠자리가 어찌 되는지 한 번 보세요."

사람들이 와하하 웃으면서 말했다.

"원장님, 정말 그 잠자리를 고칠 수 있어요?"

"지금부터 한번 보시자구요."

잠자리를 바닥에 놓아두자 파르르 떨며 날지 못했다. 나는 잠자리의 목을 바로 잡아주고 내가 만든 제품을 솜에 묻혀 잠자리 얼굴에 묻힌 다음, 배와 꼬리 부분에 침을 살짝 놓아주었다. 그러자 기운을 차린 잠자리는 힘찬 날개짓으로 골격원 안을 붕붕 날아다녔다.

"어머머! 저 잠자리 좀 봐!"

"우와! 잠자리가 살아났네요!"

사람들이 놀라와 어쩔 줄 몰라 했다. 나 역시 혹여 하는 마음이 없진 않았는데 잠자리가 살아나 붕붕 나는 것을 보니 기분이 너무 좋았다.

"원장님, 집에 가서 시아버님께 그 잠자리 얘기를 했더니 정말이냐고 너무나 신기해 하셨어요."

그녀는 골격원에 올 때마다 잠자리의 안부부터 물어보곤 했다. 그 잠자리는 내게 곤충이든 동물이든 생명을 지닌 모든 것은 구조나 원리가 다 똑같다는 것을 확인시켜 주었다.

동물병원에서 포기한 강아지

골격원에서 관리를 받으시던 회장님이 어느 날 오시더니,

"아유 우리 집 강아지 불쌍해서 어디 버릴 수도 없고 큰일입니다."

"강아지가 어떤데요?"

"강아지가 앞으로 걸어가야 되는데 머리를 바닥에 부딪치며 걸어가지도 못하고 있는데 그렇다고 버릴 수 도 없고 불쌍해서 죽겠어요."

"병원에는 가봤어요?"

"동물병원 갔다 왔는데 병명도 모르겠고, 정확히 어디가 문제인지 모르겠데요."

나는 강아지도 뼈에 문제가 있을 것 같다고 판단이 되어 고쳐보고 싶었다.

"그럼 여기 오실 때 한번 데려와 보세요."

"아니 강아지도 고치세요?"

"강아지도 사람처럼 척추를 비롯하여 골격이 있으니 한번 봅시다."

다음날 회장님 가족들이 강아지를 데리고 방문하였다. 가만히 살펴보니 강아지가 놀라, 생긴 문제였다.

"강아지가 심하게 놀란 적 있나요?"

"네! 강아지가 놀란 걸 봤어요."

"어디서 떨어졌나요?"

"그건 아니고 강아지가 주인이 나갔다 오면, 보통 꼬리치며 반기는데 그날은 코를 골고 자고 있는 겁니다. 그래서 깨우겠다고 집에 있는 나팔을 강아지 귀에 대고 왕, 하고 크게 불었더니 깜짝 놀라 벌떡 일어나면서 머리가 바닥에 부딪쳤어요. 그 후로 앞다리에 힘을 못 쓰고 계속 안 좋아요"

"검사는 해보았나요?"

"예, 엑스레이를 찍으라고 해서 찍었어요."

"병원에서는 엑스레이를 보고 뭐라고 그래요?"

"엑스레이를 보고는 아무 이상이 없다고 했어요."

"그럼 강아지가 이렇게 걷지도 못하는데 아무이상이 없는 게 맞냐고 물어 보지 그랬어요?"

"했지요! 그랬더니 본인들이 배운 걸로는 모르겠다는 거예요."

"엑스레이를 가져왔나요?"

"반출은 되지 않는다고 해서 핸드폰으로 찍어왔어요"

엑스레이를 확인해 보니 앞다리와 목에 문제가 있었다.

강아지는 앞다리와 목에 문제가 있는 상태로 걷기 위해 안간힘을 쓴 흔적으로 발가락들이 상처가 심했다. 인대가 손상되어서 관절도 문제가 생겨있었다. 작은 막대로 발가락 전부에 부목을 대려고 했더니 강아지가 물려고 하면서 심하게 반항했다.

주인이 강아지를 부여잡고 있는 동안 앞발과 목을 관리를 하고 부목을 댔다. 한참 후 강아지 주인이 관리를 받는 동안 강아지가 심하게 버둥대는 바람에 부목을 댄 것이 빠졌다.

재차 부목을 할 때는 강아지도 처음과는 달리 얌전히 있었다. 부목을 대고 편해진 것을 느낀 듯했다. 강아지의 지능도 세 살짜리 아이정도는 되지 않나 싶다. 관리를 마치고 돌아가는 주인에게 주의사항을 주었다.

"앞으로 3일 동안은 절대 걷지 말게 하고 움직이고 싶어 하면 안고서 산책을 하세요. 절대 안정이 필요합니다."

며칠 후 회장님이 관리를 받으러 오셔서 하시는 말씀이,

"원장님 간판을 하나 더 추가 하셔야겠습니다."

"왜요? 간판이 뭐가 부족한 게 있어요?"

"그게 아니고 동물병원 간판 하나 더 붙이시라고요!"

"아참, 그 강아지는 어떻게 되었어요?"

"강아지도 뭔가를 알아 들은 건가 싶을 정도로 3일 동안은 꼼짝도 하지 않더니 이후에 뛰고 놀고 건강할 때처럼 생활을 잘하고 있습니다."

뼈가 있는 한 동물도 관리가 된다는 것에 그날 강아지 모습을 본 골격원 사람들 모두는 신기함과 기쁨을 함께 나눴다.

몇 년 후 그 회장님 딸이 출산 후 관리를 받으러 왔는데,

"강아지 어떻게 됐어?"

"그 이후로 지금까지 잘 지내고 있어요. 원장님!"

동물일지라도 골격 구조를 연구해 보면 너무 늦지 않은 시기에 척추이상을 발견했을 경우 바로 해결 할 수 있는 사실이 증명 되었다.

현대의학의 상식으로는 신비하다.

하지만 척추의 변위와 변형이 있는 사람들은

대부분이 간 기능에 문제가 있음을 발견했다.

인체의 모든 장기는 척추에 연결돼 있다.

척추가 틀어지니 장기에도 변형이 와

문제가 생겨 장기의 기능이 약해진다.

수십 년 이상 많은 실전 경험을 통해 사실을 확신하고 있다.

여러 장기 중에서도 척추에 가장 많은 영향을 받는 장기가

‘간肝’이라는 것을 깨달았다.

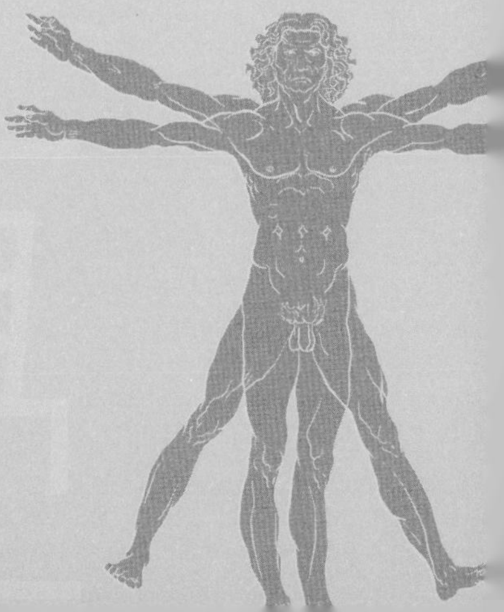

제4장 병을 이기는 약, 사람을 이기는 약

약藥이지만 약이 아닌 '제품'

골격인술에 대한 연구와 함께 특별한 관심을 가지고 심혈을 기울여 만드는 제품들이 있다. 병이나 상처 따위를 고치거나 예방하기 위해 사용하는 물질이 사전적 의미로 '약품藥品'이라 한다면 그러한 기능을 하는 것들이다.

실정법은 개인이 허가 없이 약을 만든다거나 약을 아픈 사람들에게 복용하게 하는 것을 금지하고 있다. 현실이 이러하니 대단한 효능을 가진 제품이 약의 효능을 뛰어 넘는다 하더라도 약이라 칭할 수 없는 것이다.

약도 약 나름이다. 먹으면 일시적으로 통증을 완화하고 특정부위의 치병효과가 금방 나타나기도 하지만 사람을 서서히 더 병들게 하는 경우가 적지 않다. 다시 말하면 병을 고치는 약이 필요한데 병을 고치는 약이 아니라 증상을 없애주는 대증요법 약들만 있다. 이런 약으로는 결코 병을 근본적으로 낫게 할 수 없다.

약물의 오남용과 피해의 심각성은 이루 말로 다 할 수 없다. 오늘날 세계 경제를 지배하는 거대한 산업군이 무기, 석유에 이어 제약이라고 한다. 세계 유수의 제약회사들은 신약을 개발해 로열티를 받으며 전 세계를 상대로 판매하고 포화상태가 되면, 또 다른 신약을 만들어 엄청난 효과가 있다고 홍보해 아픈 사람들의 판단을 흐려지게 하기도 한다.

대부분의 사람들은 좋든 싫든 평생토록 약의 굴레에서 벗어나지 못한다. 온갖 약을 밥 먹듯이 먹고 몸에 좋다는 이러저러한 기능식품들로 밥을 대신하기도 하면서 살아가는 것이 현대인들의 모습이다.

진실로 사람에게 좋은 약은, 병은 이기고 사람에게는 해가 없는 약이어야 한다. 반대로 사람을 이기고 병에게 지는 약은 독이나 다름없다. 또 아무리 병을 이기는 약이라고 할지라도 단기간의 복용으로 끝나야 한다. 그렇지 않고 좋은 약도 장기간 복용하게 되면 목표로 했던 병은 이겨낼지 몰라도 몸의 내성을 만들어 약효를 떨어뜨리며 또 다른 병을 불러올 수 있다.

내가 만든 제품은 병은 이기고 사람에게는 해가 없는 약이다. 엄밀히 따지면 사실 약도 아니다. 왜냐하면 내가 만드는 것은 모두 산과 들에서 자생하는 약초를 달이거나 농축시킨 것이다. 말 그대로 '식품食品' 이다. 식품이 치병에 효과가 있다고 해서 '약'이라고 표현하면 돌팔이 약장수라고 잡아갈까 봐 나는 회원들에게 '제품' 이라고 표현한다. 혹시 이 책에 내가 약이라고 표현하였다 하더라도 그것은 '제품'을 뜻한다.

우리 인간에게 필요한 약은 자연 속에 있다. 신은 인간이 아플 때 필요한 약을 모두 자연 속에 준비해 두셨다. 아쉽게 사람들이 더 빨리 병을 낫게 하고 또 대량으로 만들기 위해 화학 성분의 물질로 약을 만들면서부터 인체는 더욱 내성耐性이 생기게 되었고 이런 약을 먹으면 계속, 더 많이 먹어야 하는 악순환이 되풀이되고 있다.

자연과 가까이하면 병과 멀어지고 자연을 멀리하면 병과 가까워진다는 말은 약의 성분에도 똑같이 적용된다. 그래서 자연 성분의 생약이 좋은 것이다.

어떤 천연성분에 특효가 있음을 확인하고 특허를 받은 물질도 있지만 개인의 역량으로 더 이상 나아가지 못하는 안타까운 마음을 그 누가 알리요. 특허를 받은 제품 중에 '암식혜'가 있다. 이 식혜는 암환자에게 탁월한 효능이 있다. 건강한 사람이 먹으면 암을 예방도 할 수 있는 우수한 식품이다.

뒤에 자세히 서술 할 예정이라 이만 줄이겠지만 나는 현대인들의 건강을 위해서 앞으로도 끊임없는 연구와 개발에 노력을 다할 것이다.

약초에 미친 여자

어렸을 때 할아버님을 따라 산에 가서 약초의 생김을 배우고 또 약초를 따거나 캐다가 약으로 조제하는 방법을 눈으로 보고 자란 내가 약에 대해 본격적으로 관심을 갖게 된 것은 골격을 관리하면서부터였다.

몸에 이상이 있는 회원의 뼈를 관리하면 그 자리에서는 뼈가 제 위치로 돌아가 정상이 되는데 집에 갔다가 이튿날 찾아오면 다시 어긋나 있는 경우가 많았다. 이것을 막기 위해 연구하고 개발한 것이 베개 등의 기구도 있지만, 문제는 뼈가 어긋날 때 손상된 세포의 기능을 살려주는 것이 중요하다는 것을 절실히 느꼈다.

한 예로 무릎이 아픈 사람의 경우만 본다 해도 사람마다 무릎의 색깔이 다르다. 어떤 사람은 검푸르고, 어떤 사람은 자주색을 띠는가 하면, 누르딩딩한 사람도 있다. 또 어떤 사람은 무릎의 부위가 차갑고, 어떤 사람은 열이 나면서 후끈하기도 하다. 똑같은 한 몸이라도 손은 차고 발은 뜨겁고, 각각의 부위에 따라 체온이 다르다. 또한 무릎이 부을 수가 있고, 물이 찰 수도 있으며, 잘 구부러지지 않고 무거울 때가 있다. 부위 별로 증상이 유발된 원인부터 해결하지 않으면 뼈를 관리하여도 효과가 크지 않아 증상을 해결해 주는데 도움이 되는 것이 바로 제품이다.

손상된 세포는 약을 피부에 바르거나 붙여서 되는 것이 아니라 먼저 먹어서 피를 공급하는 장기를 보상시켜 줘야 한다. 피가 맑으면 세포가 살아나기 때문이다. 또 다른 예로 발목이 삐어서 오는 사람들은 먼저 발목 부위가 부어오르면서 부종이 생긴다. 부종을 없애는 방법도 해당 부위만 조치해서는 안 된다. 인체는 유기체이기 때문에 모든 장기臟器들은 부종을 일으키는 원인을 제거하기 위해 하나가 돼야 한다.

특히, 나는 척추의 변위와 변형이 있는 사람들은 대부분이 간 기능에 문제가 있음을 발견했다. 인체의 모든 장기는 척추에 연결돼 있다. 척추가 틀어지니 장기에도 변형이 와서 문제가 생겨 장기의 기능이 약해진다. 수십 년 이상 많은 실전 경험을 통해 사실을 확신하고 있다. 여러 장기 중에서도 척추에 가장 많은 영향을 받는 장기가 '간肝'이라는 것을 깨달았다.

척추가 틀어진 사람들은 대부분 배에 가스가 찬다거나, 속이 더부룩하고 식욕이 없어지며 눈이 침침해지는 증상이 나타난다. 간이 제 기능을 다하지 못하는 데서 온다. 이런 사람은 먼저 척추만 바로 관리해도 뱃속이 시원해지면서 답답한 공기가 가득 찬 방안의 창문을 여는 것처럼 눈이 환해진다.

우선은 척추를 관리하고 제품을 먹어 간을 해독시키며 기능이 활성화되도록 도와주면 관리효과가 매우 클 수밖에 없다. 관리를 위한 제품의 본격적인 연구는 바로 여기서부터 시작되었다.

어릴 적 할아버님이 가르쳐 주신 약초들은 산이나 들에 가면 다 보였다. 시간이 없어 직접 채취하지는 못했다. 알지 못했던 약초가 많았다. 나는 5일장이 서는 산골지방에 가서 약초를 직접 구입한다. 지방의 5일장에서 구입하는 약초들은 그야말로 신토불이 약초다. 시골에는 내 할아버님처럼 이름 없는 의인醫人으로 평생 침이나 약초를 다루면서 살아가시는 분이 적지 않다.

약초만 캐거나 뜯어다 파는 사람들, 그런 노인들 가운데는 약초 박사가 많다. 그래서 처음 보는 약초나 색다른 약초에 대해 꼬치꼬치 물어보며 배웠다. 이 분들이 모두 나의 스승이시다.

일단 약초를 구입한 뒤에 하나하나 직접 검증을 했다. 끓여도 보고 달여도 보고, 할아버님처럼 쪄서 말리기를 반복해 보기도 하고, 동물들에게 실험을 해 본 후 직접 먹여 보기를 셀 수 없이 되풀이했다. 조금 미심쩍다 싶은 경우엔 거미나 개미, 바그미, 지렁이에게 먹여보고 다음으로 닭에게도 먹였다. 약초 실험을 할 때는 집에 병아리를 사다 키우며 며칠씩 먹여보는 등 시도 때도 없이 실험을 했다.

효과를 체험해 보기 위해 수없는 과정을 거치면서 점점 약초가 가진 신비로운 효능에 매료되어 갔다. 실험과 체험을 통해 습득할 수 있었던 것은 약초는 어느 한 가지만으로는 원하는 효능을 얻기가 힘들다. 두세 가지나 예닐곱 가지, 많은 것은 삼 사십여 가지 이상을 함께 고아서 농축액으로 만들기도 한다. 증상에 따라 약초의 재료가 다른 것은 물론이다.

이렇게 해서 만든 각각의 제품들을 처음에는 속이 냉한 사람, 열이 꽉 찬 사람, 배에 숙변이 가득 찬 사람, 설사하는 사람들에게 주었다. 효과가 너무 놀라웠다.

"세상에나! 이렇게 효과가 있다니?"

나는 약초의 신비에 감탄했다. 산과 들에서 피고 지는 단순한 약초로 이렇게 병을 호전시킬 수 있다는 사실이 너무 통쾌하여 세상이 모두 내 것만 같았다. 약초에 미치지 않을 수 없었다. 나는 완전히 토종약초에 미쳐버렸다.

"집에 오면 잠을 자야 하는데 제발 잠 좀 자게 해 줘! 당신 밤 귀신이야 뭐야?"

남편은 나를 밤 귀신이라고 불렀다.

매일 밤마다 집안에서 약초를 이리 달여보고 저리 달여보고 연구하느라 밤이 새도록 덜거덕거리는 아내를 이해한다는 것이 오히려 이상할 것이다. 이런 과정으로 완성된 제품을 제일 먼저 아들들에게 음용시켜 되돌아오는 반응을 확인하고 또 실험하기를 거듭할 때마다 우리가 무슨 실험 대상 쥐냐고 항의하는 아들들의 불만도 보람으로 느끼며 행복으로 여겼다.

내가 연구해 만드는 것은 사람을 살리는 기적의 제품들

나는 제품을 시가媤家가 있는 경남 진주의 심산유곡 깊은 산속에 자리한 시댁 큰집 마을에서 만든다. 공기 좋고 물 맑고, 아무도 간섭하는 사람이 없는 곳이다.

필요한 약초는 내가 직접 구입하기도 하지만 믿을 수 있는 사람들에게 필요한 만큼 구해놓으라고 미리 부탁을 해 언제든 제품이 떨어지면 내려가서 만든다. 제품을 만드는 광경은 참으로 볼만하다. 커다란 가마솥을 걸어놓고 온갖 약재를 달이기 시작하면 무슨 볼거리라도 생긴 것처럼 동네 사람들이 구경한다.

한번 달일 것과 두세 번 달일 것, 몇 번이나 달이고 달여서 농축액으로 만들 것 등 수북이 쌓인 약재를 온종일 달이고 또 달이며 며칠을 달이는 경우도 있다. 만든 약이 아닌 '제품'을 차에 싣고 서울로 올라온다.

이렇게 만들어진 제품은 여러 가지가 있다. 증상이 악화되어 빠른 관리가 필요한 사람에게 주는 비상제품에서부터 뇌수막을 비롯해 복수, 복막염, 늑막염 등 인체 어느 곳이든 물이 찬 사람들이 복용하는 제품, 감기와 편도선, 폐암말기 복수가 차서 호흡이 곤란한 사람을 비롯해 암에 걸린 사람들에게 좋은 제품 등등 종류도 다양하다.

이 중에서 '비상제품'에는 쑥, 감초, 우엉을 비롯하여 모두 여덟 가지의 재료가 들어간다. 가짓수가 많은 약초는 부피가 많기 때문에 재료를 모두 가마솥에 넣고 푹 고아서 농축액을 만들고 그것을 환으로 만든다. 여덟 가지의 재료를 고아서 농축액으로 만드는 일은 좀처럼 쉽지 않다. 무엇보다 커다란 가마솥에 약초를 넣고 액이 농축될 때까지 쉬지 않고 저어야 하는 일이 참 힘들다. 제품을 만드는 날은 내 몸골이 말이 아니다. 제품을 만드는 시설이 있으면 좋겠다는 생각을 수도 없이 해 보지만 안타까워도 어쩔 수가 없다. 이렇게 만들면 만드는 사람의 노력과 정성이 들어가 더 크게 효과가 있는 것 같다.

비상제품은 피부암이나 급성 아토피, 만성 건백선, 대상포진, 급성 두드러기는 물론 주부습진과 여드름에도 효과가 있다. 또 당귀를 비롯하여 네 가지의 약재를 혼합해 피부에 바르는 스킨도 만들었다. 스킨은 무색무취로 세안 후에 바르면 너무 보송보송한 습윤 효과가 있으며 여드름과 아토피에 좋다.

또한, 마시면 몸속의 중금속과 독극물, 유해물질을 해독하는 차도 개발했다. 역시 네 가지의 나무뿌리로 만든 차는 음료수나 국, 숭늉으로 대용할 수 있도록 티백으로 만들었으며 마시는 즉시 효과를 체험할 수 있다.

모든 제품은 하나 같이 화학적인 성분이 전혀 들어있지 않다. 사람에게 해가 없고 이롭게 만드는 제품이지만 나는 약이라 부르지 못한다. 그래서 건강기능식품으로 허가를 낼까도 생각해 봤다. 내가 만든 제품들은 성분을 밝혀내기가 힘들고 절차도 복잡해서 포기했다.

내가 만든 제품은 특허로 출원된 것도 있다. 특히 암에 좋은 식혜는 '암 예방 기능성 한방 식혜'라는 이름으로 제조방법 자체를 특허로 출원했다. 이 제품은 병이 이미 진행된 사람들에게도 좋지만 사전에 먹으면 확실한 예방이 된다. 우리 한국인들은 지금까지 사전 예방과 관리라는 개념이 별로 없다. 몸에 이상이 와서 아파야 병원을 찾고 그때부터 관리에 들어가는 것이다. 병은 오기 전에 예방하는 것이 가장 좋다.

예를 들어 손발이 차고 저리거나 손발에 식은땀이 나는 사람, 식욕이 없고 두통이 오며 다리에 쥐가 난다거나 이명耳鳴현상이 생긴 사람이라면 이미 병이 진행되고 있는 상태라는 것을 알아야 한다. 증상이 있어서 병원을 찾아도 병원에서는 병명이 드러나지 않는다. 그래서 신경성이나 스트레스에서 오는 것이라고 진단하는 경우가 대부분이다.

분명 몸에 이상이 와서 병원을 찾았는데 명확한 병명이 없다는 것, 아무런 치료 방법이 없다는 것 자체가 큰 문제라고 생각한다. 이것이 현대의학의 한계다. 그러는 사이 몸 안의 질병은 빠르게 진행되고 결국은 최악의 말기 상태가 돼서야 병명이 밝혀진다. 어떤 방법이든 환자들이 건강을 되찾기 위해 갈 곳이 있어야 한다. 이것이 가장 시급한 문제이다.

사람에게 이로운 것이라면 뭐든 만든다.

병을 미리 예방할 수 있고 관리에 도움이 된다면, 더욱이 사람에게 이로운 것이라면 어떤 어려움이 있어도 만들기를 주저하지 않는 것은 나의 사명이라고 생각해서다.

내가 가장 중요하게 생각하는 것이 소금이다. 내가 소금을 만드는 이유가 있다. 인체 건강에 있어서 필수적인 요소가 탄수화물과 소금이라는 것을 일찍부터 깨달았다. 특히 죽염의 뛰어난 항 산화력은 만병의 근원인 활성산소를 없애주고 죽은 세포의 교체를 촉진한다. 소금에 대한 연구를 많이 한 끝에 죽염을 비롯해 소금에 약재를 가미한 한방소금 등을 직접 만들기 시작했다.

질병으로 고통 받는 이들을 상대하다 보면 물을 충분히 먹어야 하는데 찔끔찔끔 마시고 심지어는 죽지 않을 만큼만 마시는 사람도 만나게 된다. 이것이 문제다. 우리 인체는 물이 70%를 차지하고 있다. 따라서 항상 적당한 양의 수분을 수시로 보충해줘야 한다. 물은 신진대사를 촉진하고 몸속의 노폐물을 씻어내 주기 때문이다. 물을 많이 마시지 않으면 어떤 병도 고치기가 힘들다. 나는 당뇨가 있는 사람에게도 음식을 짜게 먹으라고 해서 물을 많이 마시도록 유도한다. 음식을 싱겁게 먹으면 물이 들어가지 않는다. 천일염은 그냥 먹기에 비위생적이며 몸속에 들어가면 단백질을 굳게 만드는 간수가 들어있다. 그래서 한방소금을 만들게 되었다.

지난 1990년부터 큰아들, 작은아들과 함께 간수를 뺀 천일염을 트럭으로 가져가서 진주 시댁 큰집 동네 산속에서 죽염을 구워 회원들에게 먹을 수 있도록 했다. 소금에 대한 연구를 계속해 약재를 가미한 두 종류의 한방소금도 만들었다. 한방소금의 효능은 나 자신도 믿기 어려울 정도로 효험이 있다.

죽염과 함께 나는 산속에서 백영사白靈砂도 만들었다. 백영사는 수은과 유황을 섭씨 3천도가 넘는 불에 구워서 얻는 것으로 폐암말기 환자나 복수가 찬 환자들에게 좋다. 전통 한방비법으로 만드는 백영사를 약재와 혼합해서 먹으면 복수가 빠지고 호흡이 편해진다.

백영사는 만들기가 엄청나게 어렵고 위험하다. 만들다가 잘못해서 독기를 마시면 앉은뱅이가 되거나 심지어 사망할 수도 있다. 어릴 적 할아버님을 따라다닐 때 할아버님께서 백영사를 만드시는 모습을 보아왔었다. 재현하려고 전국에 백영사를 만드는 분들을 찾아다니며 구체적인 방법을 배웠고 여기에 나름의 방법을 혼합해 직접 만들었다.

특히 백영사는 바람을 등지고 서서 강한 불에 도구를 빙글빙글 돌리면서 만들어야 한다. 독기가 눈에 보이지 않아 자칫하며 큰 화를 입는다. 나의 아들 역시 한 번은 백영사를 만들다 독기를 마셔 큰일 날 뻔한 경험이 있다.

백영사뿐만 아니라 홍영사紅靈砂도 만들었다. 홍영사는 심장질환이나 갓 태어난 아기가 경기를 일으키고 고열에 시달릴 때 특효가 있다. 백영사와 홍영사는 내 목숨을 걸고 양심껏 만들지 않으면 만들 수가 없다. 백영사는 열여덟 번 이상, 홍영사는 아홉 번에서 열 번 이상, 하루 열여덟 시간을 고아야 할 정도로 많은 시간과 노력, 정성 그리고 엄청난 양의 땔감이 들어가기 때문이다.

끊임없이 이런 고생을 마다하지 않고 각종 제품과 죽염, 백영사와 홍영사를 만든 것은 돈을 벌기 위함이 아니다. 내 노력으로 단 한 명의 생명이나 아픈 사람을 더 구하고 싶다는 마음과 어떤 사명감 때문이다.

뇌종양에 걸린 50대 여성의 치유

서울의 유명한 병원에서 뇌종양 판정을 받은 50대 여성이 있었다. 그녀는 어느 날부터 식욕이 없어지면서 속이 메스껍고 어지러우며 머리가 깨질 듯이 아파 병원을 찾았다. 병원에서는 뇌종양이라며 당장 수술해야 한다고 말했다.

눈앞이 캄캄해진 그녀는 어쩔 줄을 모르다가 일단 압구정동을 가야겠다고 생각하고 바로 연락을 해 왔다. 지푸라기라도 잡고 싶어 방문한 그녀에게 두어 군데 더 다른 유명병원에 가서 진찰을 받아본 후 결과를 가지고 다시 오라고 했다. 병원의 오진도 있을 수 있지만 보다 확실하게 하기 위해서였다. 내 말에 그녀는 또 다른 대형병원에 가서 진찰을 받았지만 거기서도 똑같은 진단을 내렸는데 수술 문제는 일단 약을 두어 달 먹어 보고 결정하겠다고 했다.

문제는 집에 돌아온 그녀는 의사가 처방한 약을 받아 두세 번을 먹었는데 갑자기 사람이 멍해지면서 온몸이 마비되는 느낌이 들었다. 그때 집으로 택배가 왔다. 눈이 흐려지고 손이 떨려 수령란에 자기 이름조차 쓸 수가 없어 배달원에게 대신 써달라고 부탁할 정도였다.

"도저히 못 먹겠어요. 먹다가 죽을 것 같으니 압구정동에 가서 받아주겠다고 하면 거기를 다니겠어요."

그녀가 남편에게 이렇게 말하자 남편이 동의했다며 다시 찾아왔다.

나는 그녀에게 말했다.

"나는 그 병을 낫게 할 수 있습니다. 대신 그 전에 남편과 친정식구들까지 데려오세요."

"왜요?"

"의사든 누구든 환자에게 최선을 다하는 것은 당연한 의무입니다. 그러나 만의 하나 잘 못 되었을 때 병원에서 치료를 받았으면 더 살 수 있었을 텐데 여기서 관리 받아서 더 못 살았다고 하면 억울할 수도 있을 겁니다. 그러니 보호자들의 의사가 중요합니다. 그렇지 않고는 관리를 할 수 없습니다."

우선 급한 대로 조치를 하고 그녀를 돌려보냈다. 그랬더니 이튿날 그녀가 혼자 와서 말했다.

"남편 말이 병원에서 시킨 대로 약도 먹고 또 여기서 관리를 받으면 안 되겠냐고 하더군요."

"그것은 안 됩니다. 우리 관리를 받으려면 병원에서 먹으라는 약부터 끊어야 합니다. 그렇게 중복되면 저는 할 수가 없습니다. 그냥 보호자가 원하는 대로 병원 치료를 받으세요."

"싫습니다! 전 여기서 원장님의 치료를 받겠습니다. 약도 끊겠습니다."

"그래도 보호자가 허락하지 않으면 전 할 수 없습니다!"

그녀는 보호자를 데려오지 않고 며칠 동안 계속 찾아왔다. 그런 그녀를 외면할 수가 없어 관리를 해 주면서도 꼭 보호자와 함께 와야 한다고 요구했다. 마침내 며칠 후 남편이 나를 찾아왔다.

"왜 이제 왔습니까?"

"사실 불안해서 그랬습니다. 당장 속이 메스껍다며 밥도 못 먹고 머리가 깨질 듯이 아프다고 하는데 병원 약을 끊으라고 하니 걱정이 많았습니다. 혹시나 하는 마음에 약을 끊고 원장님이 하라는 대로 하니 상태가 좋아져 믿음이 생겨서 왔습니다."

남편의 말은 관리를 받으면 어떻게 되는지 며칠을 더 겪어본 후에 결정하려고 그동안 찾아오지 않았다고 했다. 그런데 며칠 다니면서 병원약을 끊었는데도 두통도 없어지고 밥도 잘 먹는 것을 보고 확신을 하고 찾아온 것이었다.

그녀는 나날이 좋아졌다. 그래서 4개월이 지나 그녀에게 어떻게 달라졌는지 병원에 가서 엑스레이도 찍어보고 진찰도 다시 받아보라고 했다.

"싫어요. 안 아프면 된 것 아녜요?"

"그래도 가족이 원할 텐데요?"

"지금은 전혀 가고 싶은 생각이 없어요."

"그럼 지금 가지 말고 6개월쯤 지나서 가 보세요."

"네, 그렇게 할게요."

만약 병원에서 하자는 대로 덜컥 수술을 했고 또 그 독한 약을 두세 달 먹었더라면 지금 그녀는 어떻게 됐을까.

이 여성에 대한 재미있는 에피소드가 하나 더 있다. 그녀는 예뻐지고 싶어서 눈썹을 모두 밀고 눈썹 모양의 문신을 새겼고, 눈두덩 위의 아이라인도 역시 문신으로 새겨 넣었다. 아무리 봐도 예쁘게 보이지 않았다.

그녀 역시 마음에 들지 않은 듯 하루는 내게 말했다.

"원장님. 이 문신 뺄까요?"

"왜요?"

"마음에 안 들어서요."

나는 이때다 싶어서 그러는 게 좋겠다고 했다. 이튿날 그녀가 찾아왔다. 문신을 뺐더니 눈이 퉁퉁 부었다며 커다란 선글라스 끼고 있었다.

"원장님. 병원에서 약 처방전을 줬는데 저는 약을 사지 않고 그냥 왔어요. 저 잘했죠?"

우리 골격원을 찾아와서 나와 인연을 맺은 사람들은 양약은 웬만하면 잘 먹지 않는다.

"잘 했어요. 어디 안경 벗어 봐요."

그녀의 두 눈덩이는 심하게 부어서 보기가 흉했다.

"내가 이 부기 빼 줄게."

"정말요?"

나는 그녀에게 내가 만든 제품을 먹인 후 간단한 관리를 하고 20분 정도 누워있도록 했다. 그런 다음 일어나 안경을 벗게 했더니 부기가 완전히 가시고 없었다.

"어때?"

"와! 정말 신기하네요. 눈 뜨기가 너무 편해졌어요. 정말 여긴 재미있는 곳이에요."

그녀의 말처럼 우리 골격원은 참 재미있는 곳이다.

말기 피부암에 걸린 약사

지난 2002년 서울 모 대학의 한 교수님이 허리와 머리, 어깨가 아파 골격원을 찾아와 관리를 시작했고 이후에 가족까지 모두 보내 관리를 받게 하셨다. 어느 날 그 교수님이 내게 전화로 상담을 요청해 왔다.

"원장님, 혹시 암도 고치실 수 있습니까?"

교수님은 내가 골격만 다루는지 알아 암까지는 생각을 못하셨던 모양이었다.

"글쎄요. 저는 환자를 보기 전에는 절대 장담을 하지 않습니다. 어떤 암인데요?"

"실은 제 여동생이 피부암을 앓고 있습니다. 그것도 말기라는데 통증 때문에 잠을 못 잡니다. 자기가 약사다 보니 병원에서 처방한 약을 먹어도 통증이 계속되어 본인이 직접 조제해서 먹기도 합니다. 그래도 통증이 가시지 않아 너무 고통스러워 합니다. 거기다 말기라서 가망이 없다는데 방법이 있을까요?"

여동생은 지방에서 약사로 일하고 있었다.

"원장님, 제 여동생 같은 환자도 관리를 받을 수 있을까요?"

"모르지요. 환자의 상태를 제 눈으로 직접 봐야 하니 일단 데리고 오십시오"

이튿날 교수님이 여동생을 데리고 왔다.

환자의 상태를 살펴보니 피부 군데군데 암세포가 퍼져 있었다. 정상 세포는 물렁물렁했지만 암세포는 마룻바닥처럼 딱딱하게 만져졌다. 문제는 이 암세포가 전신으로 퍼져가고 있었다.

"아, 아파요!"

암세포를 만지자 그녀가 비명을 질렀다.

"원장님, 제가 이렇다 보니 사람 사는 게 아닙니다. 사실 죽을 날만 기다리고 있어요."

나는 환자의 상태를 점검한 결과 해결할 수 있다는 자신감이 들었다.

"저는 이 피부암을 해결할 수 있을 것 같습니다. 그런데 저한테 관리를 받으시려면 이곳의 규칙을 꼭 따라주셔야 합니다."

"그게 뭔가요?"

"기존의 병원 처치법과 약을 모두 중지하고 물리적 화학적 치료법 역시 다 중단해야 합니다."

"그건 못 해요, 원장님."

"왜요?'

"다른 건 몰라도 약을 안 먹으면 통증 때문에 견딜 수가 없습니다. 그러니 약만큼은 꼭 먹어야 합니다."

약사인 그녀는 그 상황에서도 약에 대한 믿음이 강했다.

"제가 관리를 시작하면 바로 통증이 줄어듭니다. 관리를 시작한 후에도 통증이 생기면 제가 책임집니다. 내가 주는 제품만 드세요"

"원장님은 모르셔서 그래요. 자다가 통증이 오면 한 마디로 미칩니다. 그러니 약도 먹으면서 원장님의 지시대로 하면 안 될까요?"

그녀는 애원하듯 말했다. 그러나 그건 있을 수 없는 일이었다.

"제가 약을 중지하라고 한 것은 지금보다 덜 아프게 할 자신이 있기 때문에 그런 것입니다. 저의 기준과 원칙을 지킬 수 없다면 해답을 찾을 수 없습니다. 어차피 병원에서 포기한 상태이지 않습니까?"

그러자 그녀는 심각하게 고민하는 모습이 역력했다.

"확실하게 선택하셔야 합니다. 대신 밤 한시도 좋고 두시도 좋고 아프면 바로 전화하세요. 언제라도 확실하게 통증을 해결해 드릴게요."

"알았습니다. 원장님 말씀대로 따르겠습니다. 그런데 제가 지방에서 다녀야 하는데 남편이 알면 싫어할 테니 혹시라도 남편이 모르게 해 주실 수 있으신지요?"

"왜요?"

"남편이 실은… 약대 교수거든요"

"그렇다고 보호자 몰래 할 수는 없지 않나요? 남편 문제는 잘 알아서 하세요."

소개하신 교수님과 함께 한 자리라 그녀에게 굳게 다짐을 받았다. 관리를 한 후에 내가 만든 제품을 먹도록 하고 밤에라도 통증이 유발되면 전화하라고 했다.

그날 밤 행여나 하는 마음에 휴대폰을 머리맡에 두고 잤는데 깨어나니 새벽 다섯 시 반이었다. 그때까지 전화가 없었던 것을 보아 잠을 잘 잔 것이려니 하면서 6시 반에 출근을 했다.

놀랍게도 문을 열고나서 얼마 되지 않아 그녀가 골격원으로 불쑥 들어왔다.

"아니, 이 이른 아침에 어떻게 여기까지 왔어요?"

그녀가 사는 곳에서 여기까지 오려면 두 시간이 족히 걸리는 거리여서 깜짝 놀랐다.

"빨리 치료받고 내려가려고 새벽에 출발 했어요. 약국 문을 열어야 하니까요."

"어젯밤 어땠어요?"

"밤에 두어 번 잠을 살짝 깼지만 그대로 잘 잤습니다. 밤마다 통증이 엄청 났었는데 덜 아프니까 잘 잤어요! 정말 신기한 일이네요"

"약사님이 전에 드신 약은 '병에는 지고 사람을 이기는 약'입니다. 약이 이겨야 할 병에는 지고 져야할 사람을 이기니까 아픔과 통증이 오는 거지만 제가 드린 제품은 '병은 이기고 사람에게 지는 약'이라 통증이 사라진 것이지요."

그녀는 먼 거리임에도 일주일에 두세 번씩 올라와 관리를 받았다. 물론 상태가 갈수록 좋아져 더 이상 통증으로 잠을 못 자거나 괴로워하는 일이 사라졌고 그녀의 상태가 날로 호전되어 가고 있다.

그러던 어느 날 약사인 동생을 소개했던 교수님으로부터 전화가 왔다

"원장님, 며칠 내로 미국에서 제 조카가 찾아갈 테니 잘 부탁합니다."

"미국에서요?"

"제가 몇 달 전 교환교수로 왔어요. 여기 미국입니다."

"잘 되셨네요. 축하드립니다. 제게 보낸다는 조카, 어디가 문제 있나요?"

"네. 미국에 살고 있는 누나 아들인데 얼굴 신경에 문제가 있는 것 같아요. 안면을 자꾸만 찡긋 찡긋거립니다. 병원에 가 봐도 고칠 수가 없고 미국에서 카이로프랙틱Chiropractic도 받아봤지만 소용이 없다고 해서 제가 당장 한국으로 가서 원장님을 찾아뵈라고 했습니다."

그래서 내가 말했다.

"정말 감사합니다, 교수님. 의술이 가장 발달한 미국이라는 그 큰 나라에서 못 고치는 환자를 한국의 나에게로 보내신다니 감개무량합니다. 저도 얼마 후에 미국을 가는데 그때 한 번 찾아뵙겠습니다."

"좋지요. 기다리겠습니다."

서울로 온 청년은 내게 두 달 동안 관리를 받고 안면이 찡긋거리는 증상이 사라졌다. 그리고 미국으로 돌아갔다. 얼마 후 나도 미국에서 일정이 있어서 교수님께 식사라도 한 번 하자고 전화를 했다.

미국에 도착하자 교수님과 아들, 내게 관리 받은 조카가 마중 나와 나를 LA의 레돈도비치Redondo Beach의 바닷게와 가재 요리가 유명한 한 식

당으로 안내했다. 그 자리에서 교수님이 내게 말했다.

"원장님, 감사합니다. 제 여동생은 원장님께서 관리해 주신 그날부터 지금까지 약 한 번 먹지 않고 건강하게 잘 살고 있습니다. 이제 곧 약국을 정리하고 원장님을 찾아뵙고 관리를 좀 더 받겠다고 하더군요."

"아, 그래요?"

그때서야 난 그 약사인 여동생이 건강해졌다는 소식을 들었다. 그녀를 위해서는 정말 다행스러운 일이었다. 자리에 함께 나온 관리 받았던 조카도 증상이 말끔히 없어졌다. 조카의 경우 지금 당장은 괜찮지만 방어하는 차원에서 관리를 좀 더 받는 것이 바람직하다고 말했다.

낙태수술 해야 한다는 태아를 살리다.

30대 여성이 허리가 아프다며 찾아왔다. 그녀는 내게 관리를 받은 아이의 이모였다. 첫눈에 보기에 골반이 무척 많이 변형돼 있었다. 내가 보기에 임신이 불가능한 골반이었다. 그런데 아이가 있다고 해서 나는 깜짝 놀라 물었다.

"아니, 이 골반을 갖고 애기를 낳았어요?"

그러자 그녀가 놀란 얼굴로 말했다.

"어떻게 아세요?"

"그걸 모르면 여기서 있질 말아야지."

"정말 놀랍네요? 사실 저, 처녀 때부터 생리가 없었어요. 결혼하고 나서 딱 한 번 생리가 있었는데 그때 어쩌다 임신을 해서 딸을 낳은 거예요. 할 수만 있다면 애를 하나 더 낳고 싶어요."

"그 골반을 가지고는 안 돼요. 애를 낳고 싶으면 골반부터 관리 받지 않으면 안 돼요."

"네."

하지만 그녀는 몇 번 관리를 받더니 좋아지니 건강해 졌다며 관리를 받지 않았다. 그리고 얼마 동안 소식이 없더니 기쁜 목소리로 임신을 했다는 전화를 걸어왔다.

"정말 다행이네요. 하지만 전에 얘기한 대로 골반이 약하니까 유산되지 않도록 각별히 조심하셔야 합니다. 그러니 지금부터 여덟 달 동안 시장이나 백화점도 다니지 말고, 밖에 나가 친구도 만나지 말고 몸을 잘 간수하세요. 차는 절대 타면 안 됩니다. 알겠지요?"

"네. 꼭 그렇게 할게요."

그로부터 5개월이 지나 울먹이는 목소리로 전화를 걸어왔다. 남편이 휴가를 맞아 함께 자동차를 타고 군산 친정집에 가다가 유산이 되고 말았다는 것이다. 나는 화가 나서 말했다.

"왜 내 말을 안 들은 거야? 차는 절대로 타지 말라고 했는데 왜 벌로 들었어? 그러니 그런 일이 생겼지! 이번에는 제대로 관리 받고 골반을 튼튼히 해야 해요"

"네! 죄송합니다."

나는 너무 속이 상했다. 병원 진료실에서 의사가 가운을 입고 주의를 주었다면 목숨만큼이나 지켜냈을 것이다. 움직여서는 안 되는 사람이 이제는 아기가 제대로 자리를 잡았다고 생각하고 덜컹거리는 자동차를 장시간 탔으니 그런 일이 벌어졌다.

다행히 얼마 안 있어 그녀는 또 임신을 했고 나는 그녀에게 전에 말했던 것처럼 함부로 밖에 나가지 말라고 신신당부를 했다. 그런데 몇 달 후 언니에게서 힘없는 목소리로 전화가 왔다.

"원장님, 동생이 또…"

"이번에는 또 어쩌다가 그랬대요?"

"또 차를 타고 친정에 가다가 유산이 되었나 봐요. 산부인과에 갔더니 내일 아침 열한 시에 와서 수술을 받으라고 해서 예약까지 했나 봐요."

나는 화가 나서 소리를 버럭 질렀다.

"도대체 왜 내 말을 안 듣는 거야?"

"죄송해요. 원장님. 그러니까 동생은 죄송해서 전화도 못하고 제가…"

"수술하지 말고 지금 당장 나한테 오세요. 본인이 오지 말고 누구든 와요. 내가 제품을 줄 테니 갖고 가서 동생한테 먹이세요. 수술은 절대로 하지 말고 나한테 오라고 하세요."

"알았습니다."

잠시 후 사람이 와 제품을 내주었다. 일이 있고 난 후 얼마 안 있어 당사자에게서 전화가 왔다

"원장님. 죄송해요."

"지금은 어때?"

"주신 제품을 먹고 나니 팔다리에 힘이 생기면서 온몸에 온기가 돌아요. 심장이 두근거리지도 않고 너무 편안해요. 맘이 불안하지도 않고요."

"알았어. 그런데 수술 했으면 어떻게 되었겠어? 이제 걱정 말고 몸 조심해! 아기는 괜찮을 거야. 출산 때까지 계속 제품을 가져다 먹어"

"네."

만약 언니가 내게 전화를 하지 않았다면 수술을 했을 것이 뻔하고 아이는 이 세상에 없었을 것이 아닌가. 그녀는 낙태수술을 해야 한다는 애를 잘 낳아 잘 키우고 있다. 그것도 첫째 아이가 딸이어서 그녀 부부가 다음으로 그렇게 원했던 아들이었다.

나는 묻고 싶다. 말로 설명할 수 없는 답답하고 안타까운 증상으로 고통 받고 있는 사람들을 현대의학에서는 어떻게 해결하고 있는가. 원인을 모르는 병 때문에, 현대의학의 사각지대 속에서 방황하는 사람들은 대추나무에 연 걸리듯 많기만 하다. 나는 그 해결방법을 알고 있으면서도 나서지 못하고 제도권이니, 주류니, 양방이니, 한방이니 앞 다퉈 자

신의 분야만을 주장하고 있으니 답답하기 짝이 없다.
임산부에게는 놀라는 것이 절대 좋지 않다. 엄마가 놀라면 뱃속의 아기도 함께 놀란다. 생활 속에서 본의 아니게 깜짝깜짝 놀랄 경우가 있다. 만일 임산부가 자주 놀라는 경험을 하게 되면 태아가 심장이 약해지거나 호흡장애를 겪을 수 있다. 이것 역시 사전에 방지할 수 있는 방법들이 있다.

약을 너무 맹신하는 현대인들

교통사고로 온몸에 타박상과 어혈이 있는 젊은 여성이 찾아왔다. 친구들과 승용차를 타고 지방을 여행했다. 두 친구는 앞좌석에 타고 자신은 뒷좌석에 누워 잠을 자고 있었다. 달리던 차가 갑자기 급브레이크를 밟는 바람에 차 바닥으로 굴러 처박혔다. 다행히 뼈가 부러지지 않았고 겉으로 보기에는 문제가 없어 보였지만 속으로 골병이 들어있었다.
사고가 나자마자 곧바로 나를 찾아왔으면 좋았을 것이다. 그 몸으로 일행들과 며칠을 돌아다니다가 찾아왔다. 그녀는 온 몸에 타박상이 어찌나 심하고 어혈이 맺혀있는지 손만 닿아도 아프다 하고 관리를 시작하자 골격원이 떠나갈 것처럼 비명을 질러댔다. 관리 후 어혈과 타박상에 좋은 제품을 먹도록 했다.

이튿날 방문해서는 말했다.

"원장님. 이 제품에 뭐가 들었어요?"

"왜?"

"몸이 하나도 안 아프고 너무나 멀쩡해요. 혹시 약에 진통제나 안정제가 들어있는 거예요?"

"나는 진통제나 안정제가 어떻게 생겼는지, 뭐가 들었는지도 몰라요. 내가 만약 그런 것을 쓴다면 다른 사람하고 다를 게 뭐가 있겠어요?"

환자들은 물론 의사나 약사들도 약을 너무 맹신한다고 본다. 항생제나 진통제, 감기약 등의 약을 너무 쉽게 생각하고 처방하고 판매하며 환자들 역시 아무 생각 없이 주는 대로 먹는다.

앞서 '우리나라 의료계에 혁명이 일어나고 개혁이 일어나야 한다.'고 했던 약사님이 내가 만든 제품을 먹고 난 후 이렇게 말했다.

"원장님, 저는 제가 파는 약만이 전부인 줄 알았고 진짜인 줄 알았거든요. 그런데 제 약국에서 파는 약을 먹었을 때도 환자였고 병원에서 주는 약을 먹었을 때도 환자였어요. 그런데 여기 와서 진짜 약이 어떤 것인 줄을 알게 되었습니다."

이 약사님이 골격원에 있을 때의 일이다. 저녁 무렵 한 젊은 여성 환자가 나를 찾아왔다. 자신의 아픈 부위를 내보였는데 곪기 직전이었다.

이런 상태는 내가 만든 제품으로 쉽게 풀린다. 하필이면 그날따라 골격원에는 제품이 떨어지고 없었다. 임시방편을 써야 했다.

“지금 약국에 가서 소염제를 사 오세요. 그 부위를 보여주면 마이신까지 주니까 보여주지 말고 소염제만 달라고 해서 먹고 내일 다시 오세요.”

그 말을 듣고 있던 약사님이 말했다.

“아니 원장님, 마이신을 함께 먹어야지, 왜 소염제만 먹으라고 하세요?”

“상처가 곪았다면 소염제와 마이신을 함께 먹는 것이 맞겠지요. 그러나 이 분은 아직 곪지 않은 상태입니다. 이 상태에서 마이신을 먹으면 오히려 잘 풀리지 않을 수 있어요. 그래서 소염제만 사 먹고 오라는 거예요.”

내 말을 듣더니 약사님이 깜짝 놀라며 무릎을 쳤다.

“듣고 보니 맞네요. 아니 원장님은 약사인 저도 생각하지 못하는 것을 어떻게 아셨어요? 저라도 당장 소염제하고 마이신을 같이 줬을 거예요.”

지극히 단순한 원리다. 곪았을 경우는 마이신을 쓸 수도 있지만, 곪지 않았을 때는 소염제만 먹어도 풀릴 수가 있다. 그럼에도 소염제뿐만 아니라 항생제까지 먹게 만들어서 곪지 않은 부위를 더 풀리지 않게 만들어버리는 일이 있을 수도 있다.

그러면서 약사님은 덧붙여 말했다.

"솔직히 저도 감기환자가 오면 일주일치 약을 주고 호전되지 않으면 또 일주일치 약을 주고 그랬어요. 그런데 여기 와서 보니 상상하기 힘든 일이 벌어지고 있어요. 약이 너무 훌륭하고 신통방통해서 제가 건강만 하면 전국에 독점적으로 공급하고 싶어요. 그리고 약 제조법을 배울 수만 있다면 꼭 배우고 싶어요."

제발 1월 8일까지만 살게 해 주세요.

"저는 아무 욕심 없습니더. 어떻게 하든 내년 1월 8일까지만 살게 해 주이소."

여성 환자는 나를 찾아오자마자 대뜸 이 말부터 했다.

"왜 내년 1월 8일이에요?"

"그날 내 아들이 결혼식을 하거든예. 하나뿐인 아들 결혼하는 거 보고 죽었으면 원이 없겠어요."

하지만 그때가 10월 초였다. 나는 어이가 없어 말했다.

"아니. 아들 결혼하는 거 보는 게 소원이면 빨리 결혼을 시키면 될 거 아녜요?"

"그것이 지 맘대로 안 됩니더. 아파트를 한 개 사둔 게 있는데 지금 살고 있는 사람들이 그때 나가예. 그래서 1월 8일로 결혼 날짜를 받은 깁니더."

나는 답답했다.

"그게 무슨 상관이에요? 일단 결혼하고 원룸 하나 얻어서 살다가 그때 들어가면 되지."

"아무튼 그기 안 됩니더. 그러니 1월 8일 그날까지만 살게 해 주이소."

나이가 59살인 그녀는 서울의 일류병원에서 자궁암, 폐암… 본인의 말로는 몇 개의 암 수술을 받았다고 했다. 그렇게 많은 수술을 받고 살아있는 것만으로도 기적이었다. 그녀가 나를 찾아왔다는 자체가 병원에서 더 이상 치료하는 것을 포기했다는 것을 의미하는 것으로 그녀가 더 잘 알고 있었다.

그녀는 대장암을 수술하면서 배에 구멍을 뚫어 인공항문을 단 상태였고 계속 하혈을 했다. 팔다리 온몸이 쑤시고 아파 몸을 제대로 가누지 못하는 상태였다.

"원장님, 1월 8일까지 살 수 있겠어요?"

"죽고 사는 것은 하늘이 정할 문제고, 호전될 수 있는 확신이 있으니까 시키는 대로 할 의향이 있어요?"

"예. 뭐든 시키는 대로 하겠심더."

처음에 자궁암 수술로 인해 하혈을 하는 줄 알고 자궁암에 좋은 제품을 먹였지만 하혈이 멈추지 않았다. 가만히 살펴보니 암이 방광으로 퍼져 나가고 있는 것을 알 수 있었다. 내진을 한 것도 아닌데 환자에게 그렇게 말을 할 수 없고 방광에 문제가 있어 보이니 일단 산부인과에 가서 진찰을 받아보라고 했다. 아니나 다를까 산부인과에 다녀온 그녀는 방광에서 출혈이 있다고 했다.

며칠 동안 관리를 했더니 하혈이 멈추고 통증도 몰라보게 줄어들었다. 환자의 근력이 떨어져 힘이 없고 저혈압이 왔다. 오랫동안 하혈을 너무 많이 했기 때문이다. 병원에 가서 링거를 한 대 맞고 오도록 했더니 어렵다고 했다. 자기 상태를 보면 깜짝 놀라 링거를 놔 줄 병원이 하나도 없다는 것이었다.

"지는 어느 병원에 가도 받아주지 않고 아예 손도 안 댑니더. 겁이 나서 그런가 봐요."

참으로 기가 막혔다.

"그럼 당신을 수술한 병원에 가서 링거를 놔달라고 하세요."

"지가 거기 가면예, 대번에 붙잡고 호스피스 병동으로 보내 버릴 깁니더. 그라면 나올 수가 없어예."

그러더니 갑자기 무릎을 치며 말했다.

"맞다! 내 조카며느리가 내과의원을 하고 있는데 거기 가서 놔 달라면 되겠네예"

"그럼 거기 가서 맞고 오세요."

"알았심더. 금방 다녀올게예."

이렇게 말하고 간 후 두어 시간 정도 지났을까. 그녀의 딸아이로부터 다급한 목소리로 전화가 왔다.

"원장님, 엄마가 앰뷸런스에 실려 큰 병원 응급실로 실려 가고 있어요."

갑작스러운 전화에 깜짝 놀랐다.

"엄마가? 왜?"

"언니가 링거보다 알부민이 좋다고 알부민을 맞게 했는데 쇼크가 왔대요."

"뭐라구?"

알부민이란 피를 많이 흘려 쇼크 상태에 빠졌을 때나 혈액 내에 단백질이 부족할 때 투여하는 비싼 링거다 그런데 링거를 놔달라니 무조건 비싼 게 좋은 줄 알고 알부민을 놓아버린 것이다.

"어쩌면 좋아요? 이대로 돌아가시는 거 아녜요?"

딸아이는 울면서 나더러 병원으로 가서 돌봐줄 수 없겠냐고 사정을 했다. 며칠 동안 관리를 받아 많이 호전된 상태에서 이렇게 되니까 내게 더 매달리게 되는 것이다.

"세상에 한 번 물어보기라도 할 것이지."

링거가 필요한 환자가 있고 알부민이 필요한 환자가 있다. 무조건 비싸고 좋다며 알부민을 놓은 조카며느리가 원망스럽고 답답하기 짝이 없었다. 환자가 구급차에 실려 갔다는데 모른 체 할 수 없어 병원으로 찾아갔다. 응급실에 누워있는 그녀는 폐와 배에 물이 차서 호흡하기가 힘들어 산소 호흡기를 꽂고 있었다. 얼굴은 새하얀 백지장 같았다. 그녀는 힘겹게 눈을 떠서 나를 보더니 '1월 8일… 1월 8일…'이라는 말만 하고 눈을 감아버렸다. 어이가 없었다. 그렇게 말하는 그녀가 너무 측은하기도 했다.

"그래. 병원에서는 뭐라고 해요?"

보호자들이 낮은 소리로 대답했다.

"내일 2시까지 살기가 힘드니까 장례준비를 하라고… 흐흐흑."

"그래요 그럼 다 죽은 목숨이네요. 이 제품을 먹어보실 의향이 있으세요?"

그러면서 가지고 간 액체로 된 제품을 내밀며 말했다.

"의사가 그렇게 가망이 없다고 말했다니 이 제품을 먹어보세요."

그리고 마음을 담아 말했다.

"이 제품은 독성이 전혀 없으니 한 병을 다 먹어도 괜찮습니다. 그러나 만일 병원의 말처럼 죽는다고 하더라도 저를 절대 원망하지는 마세요. 의사나 저나 사람을 살리기 위해 일하지, 죽이려고 일하지는 않습니다. 혹시 더 살지도 모르는데 이것 먹고 죽었다는 아쉬움을 가지려면 먹이지 마세요."

내 말을 들은 보호자들은 이미 마음속으로 포기해 버린 탓인지 표정이 무덤덤했다. 병원에서 장례 치를 준비를 하라고 해 내 말이 귀에 들어오지도 않는 것 같았다. 특히, 폐와 배에 물이 가득 찬 환자에게 2리터나 되는 액체로 된 제품을 먹이라고 하니 어이가 없었을지도 모른다. 나는 그들이 무식하면 이 제품을 환자에게 먹일 것이고 똑똑하면 먹이지 않을 것이라고 생각 하며 돌아왔다.

 다음날 아침 환자 본인의 목소리로 전화가 왔다.

"원장님, 살았심더! 살았심더!"

폐에 물이 가득 찬 폐수종 환자에게 2리터나 되는 제품을 먹도록 한다는 것은 의사들로서도 상상도 할 수 없는 일일 것이다. 그러나 보호자들은 나를 믿고 그 제품을 먹였고 환자는 회생을 했다.

문제가 생겼다. 환자의 상태가 회복되자 병원에서는 부어서 물이 찼으니 신장을 수술해야 한다고 했다. 보호자는 지금까지 고통을 겪을 만큼 겪었다. 수술이 너무 지겨워서 반대를 했고 환자 본인도 반대했다.

그녀에게 알부민을 투여한 의사 조카며느리도 좋아졌으면 되었지 왜 수술을 하느냐고 반대했는데 어찌된 일인지 병원에서 그만 수술을 해버리고 말았다.

"세상에, 그런 법이 어디 있어요? 환자가 일단 좋아졌으면 며칠을 지켜보고 난 후 검사해 보고 수술을 하든지 말든지 하는 거 아녜요?"

하룻밤 사이에 폐에 찬 물이 빠졌는데도 불구하고 신장이 나쁘다고 내린 진단에 의해 병원에서는 일정대로 수술을 해버렸다.

나는 지금도 이 대형병원의 처사를 이해할 수가 없다. 세상에 어쩌면 이런 법이 있을 수 있단 말인가. 그것도 등에 구멍까지 뚫어 가면서 말이다. 수술이 끝나고 나서 네 시간 정도가 지나 딸에게서 전화가 왔다. 엄마가 자꾸 가물가물 힘이 없어져 가고 있다고 했다.

나는 이상했다. 그 시간이면 어느 정도 회복이 됐어야 했다.

"소변을 줄줄 흐르게 해 놨는지, 아니면 한두 시간 만에 빼주게 해 놨는지 보세요."

딸은 줄줄 흐르게 해 놓았다고 말했다. 이렇게 할 경우 환자의 몸에서 수분이 계속 빠져나가 탈수가 심해 죽을 수도 있다.

"간호사를 불러 소변을 한두 시간 만에 빼는 걸로 해달라고 하세요."

딸은 내 말대로 간호사를 불러 조치를 했고 40~ 50분 쯤 지나자 딸에게서 엄마가 생기가 도는 것 같다는 전화가 왔다.

수술 후 그녀는 나에게 더 이상 올 수 없었다. 배와 등, 온 몸에 꽂아 놓은 것이 많아 집에서 간병인의 도움을 받으며 투병생활을 해야 했다. 물론 그녀는 내가 만든 제품을 계속 가져다 먹으면서 자주 전화를 주고 받았다.

그녀는 자신이 그토록 원했던 이듬해 1월 8일 아들의 결혼식 날짜를 훨씬 넘겨 6월까지 살다가 세상을 떠났다. 생각하면 생각 할수록 아쉬움이 남는 환자다.

왜 무릎에 물이 차는가

골격의 이상은 남녀노소가 없다. 유아에서 80세 노인까지 다 똑같다. 예를 들어 유아의 다리 골격에 변형이 생겼다 하면 골격은 어른과 똑같은 증상과 진행과정을 겪는다. 따라서 유아에게 골격의 이상으로 생긴 증상은 유아들만의 병이 아닌 성인병의 범주에 든다. 요즘 대형 병원에 가면 소아당뇨, 소아고혈압, 소아암 병동이 있는 것도 그런 이유에서다.

골격의 이상으로 인한 통증 가운데 가장 참기 힘들고 고통스러운 곳이 무릎과 발목이다. 어느 날부터 인가 무릎에 통증이 시작됐다고 하면 인체의 골격이 40% 이상 이미 변형됐다는 증거나 다름없다.

무릎관절에 이상이 생기면 처음에는 시큰거리다가 점차 붓고, 차갑고 시리며 다음에는 반대로 열이 난다. 그러면서 벌겋거나 푸르딩딩하게 색깔이 변하고 뻣뻣해지면서 통증이 시작된다. 통증이 온 순간부터 전체 건강상태가 급속도로 나빠지기 시작해서 악화일로를 걷게 된다. 이후 무릎에는 물이 차고 다리가 잘 안 구부러져 계단을 오르내리는데 불편하게 된다. 그러면서 점차 다리가 펴진 상태로 생활할 수밖에 없어 '뻣장다리'가 된다. 이 증상까지 가면 밤에 잠을 제대로 잘 수 없을 만큼 아프다.

매우 중요한 것은 무릎 통증은 남성보다 여성에게 많이 온다는 점이다.

특히 출산 경험이 있는 여성의 70% 이상은 무릎 통증이 온다. 이유는 여성이 임신을 하면 태아가 자람에 따라 골반도 자연스럽게 커지면서 변형이 오게 돼 있다.

임신 중에는 골반 바로 위에 있는 요추가 압박돼 요통이 오고 허리가 시큰거리게 된다. 바로 어른들이 말하는 '환도가 시리다'라는 증상이다. 특히 아기를 출산할 때 골반이 70%에서 80%나 엄청나게 변형된다. 한 번 변형된 골반은 스스로 원위치로 돌아가지 않는다.

오래된 유골을 조사하는 원리에서도 증명된다. 2008년 겨울 인천에서 발굴된 2천 년 된 유골을 전문가들이 조사하여 두세 차례의 출산 경험이 있는 것으로 추정했다. 어떠한 근거로 2천 년 전 유골을 보고 두세 차례 출산 경험이 있다고 판단했는지 궁금하지 않는가. 바로 아기를 출산할 때 골반이 변형되는데 이러한 판단으로 출산 경험이 있는 것으로 추정하게 된 것이다. 2천 년 전 유골을 보고 출산 경험을 밝힌 것을 보면 출산으로 인한 골반의 변형은 회복되지 않는다는 사실이 여실히 증명되었다.

아기를 출산한 여성은 일단 팔자걸음을 걷게 된다. 상체의 주춧돌이나 다름없는 골반이 상체를 받치지 못하겠다는 신호를 주는 것과 같다. 기둥의 주춧돌이 힘을 받쳐주지 못하면 주저앉거나 벽에 금이 가듯이 사람은 허리가 자꾸 묵지끈하고 뼈가 시큰거리며 아픈 증상으로 나타난다. 출산 경험이 있는 여성들은 대부분이 이럴 수 있다.

골반과 요추에 변형이 오면 체중의 무게 중심이 어느 한쪽으로 쏠릴 수 밖에 없다. 이때 자칫하면 쉽게 발목을 삐끗하기도 한다. 인체의 골격 밸런스가 무너지고 있다는 신호다. 변형된 골반과 요추가 상체를 제대로 받쳐주지 못하고 받쳐주는 중심에 문제가 생겨 어쩔 수 없이 무릎이 무게를 감수해서 지탱해야 한다. 허리의 이상이 무릎에 여파를 미친다.

남성들의 경우, 과도한 운동이나 사고에 의해서 골반이 변형돼 무릎에 통증이 오고 물이 차는 경우가 많다. 평소 잘하지 않던 닭싸움을 한다든가 기마전, 철봉, 뜀틀, 나무 위에 올라갔다가 떨어진다든가, 넘어지고 미끄러져서 엉덩방아를 찧는 일, 갑자기 어떤 물체나 모서리에 옆구리를 강하게 부딪치거나 하는 일 등으로 골반에 변형이 오면 자연히 무릎에 문제가 생긴다. 이렇게 변형이 생겼을 때는 즉시 조치를 하고 제대로 된 관리를 받는다면 증상을 없앨 수가 있다.

여성의 경우, 출산을 한 후에 아기에게 이상이 없는지 반드시 골격 확인을 받아야 하고 산모 역시 골격을 바로 잡아주어 생식 기능을 출산 전의 상태로 되돌려 놓아야 한다. 관리라는 인식이 없었기 때문에 괜찮은 줄 알고 몸이 좀 아파도 산후통이라 가볍게 생각하고 그대로 방치할 수 밖에 없는 현실이기에 문제가 생긴다.

사람에 따라 심각한 후유증이 생길 수 있다. 여성은 생식기능의 변화가 와서 불임과 냉증, 냉대하, 생리불순, 생리통은 심할 경우 하반신의 마비까지 올 수 있다.

또 남성의 경우, 전립선에 이상이 오며 스태미나가 떨어진다든가 발기부전, 발기는 되지만 수축이 안 되는 증상 등이 오기도 한다. 골반과 요추 등의 변형으로 인해 무릎에 통증이 오고 결국 물이 차게 되면 병원에서는 물리치료나 적외선치료 등을 하고 파스 등의 외포제를 붙인다. 이것은 일시적으로 증상을 완화하는 대증요법으로 봐야 한다. 또 수술을 하거나 주사기로 물을 빼내기도 한다. 물리적인 방법으로 물을 빼내면 물은 다시 차고 만다. 하수구가 막혀있으니 물은 다시 찰 수밖에 없고 물이 차면 또 빼내야 하는 것이다.

중요한 것은 무릎에 물이 차면 왜 물이 찼는지 원인을 찾아서 문제를 해결해야만 막힌 하수구가 뚫리듯 자연스럽게 물이 빠진다. 나의 방식에 근거하면 무릎이 붓고 물이 차는 이유는 뼈에 있어 문제를 일으키는 뼈의 위치를 확인하고, 뼈와 연골을 관리하면 부기와 물이 점점 빠지기 시작한다. 물이 찬 부위의 연골은 뼈에 붙어있어 뼈를 잘 관리하면 통증이 없어지면서 증상도 자연히 사라지게 된다.

이런 환자들은 내가 관리만 하면 바로 통증이 사라지고 10분 이내에 걸어 나간다. 하지만 직접 체험해 보지 않은 사람은 믿지를 않는다. 그래서 효과를 직접 확인한 사람들이 스스로 친인척 등의 아픈 가족들을 데려오는 것이다.

항상 강조하듯이 한 번 관리로도 통증이 줄고 기분 좋게 걸을 수 있다. 변형된 뼈가 제자리를 잡을 수 있기 위해서는 일정기간 반복해서 관리해야 한다. 이와 함께 부기와 물이 잘 빠지도록, 막힌 하수구가 잘 뚫릴 수 있게 도와주는 제품도 함께 사용한다. 이 제품 역시 진주의 시댁 큰집에서 너덧 가지의 약초를 쪄서 말린 후 태워서 만드는 것으로 제조 과정이 무척 까다롭다.

무릎에 물이 찬 60대 여성

누구나 적당한 운동은 필요하지만 너무 지나쳐도 안 된다. 특히 무릎에 문제가 발생한 사람일수록 가급적 운동은 삼가 해야 한다. 운동이란 아침 일찍부터 일어나 저녁 늦게까지 부산하게 움직이는 사람에게는 필요가 없다고 생각한다. 아니 실제로 그렇다. 그 정도로 걷고 일하는 사람에게 별도의 운동은 불필요하다. 무릎이 약하면서도 운동을 해야 더 건강해지는 줄 알고 유별나게 운동을 하는 사람들이 있다. 이런 사람들은 언젠가는 문제가 생긴다.

가끔 골격원에 와서 관리를 받는 60대 초반의 여성이 있었다. 그녀는 무릎이 약한 데도 불구하고 운동을 무척 좋아하는 것 같았다. 무릎이 갈수록 나빠지고 있는 것이 내 눈에 보이는데도 그녀는 그것을 전혀 느끼지 못하고 있었다. 하루는 내가 주의를 주었다.

"여사님, 그냥 생활만 하셔도 되는데 무릎을 왜 이렇게 많이 쓰십니까?"

그러자 그녀는 다소 아니꼽다는 말투로 말했다

"아니, 무릎이라는 게 걷고 달리라고 붙어있는 것인데 그럼 머리에 이고 다녀요?"

"제 말은 그게 아니고요. 지금 무릎이 좋지 않은데 무리하지 말고 필요한 만큼만 쓰시라는 거예요. 운동을 특별히 하시는 이유가 있어요?"

"아이구. 보지도 않고 기막히게 맞춰버리네요. 운동이라고 해봤자 산에도 안 가고 저녁에 동네 학교운동장만 도는데 그것도 운동이에요?"

그녀가 핀잔하듯이 퉁명스럽게 말해서 나는 더 긴말을 할 수 없었다.

"그 다리는 여사님 거니까 내가 기분 나쁜 소리를 들으면서까지 더 말하지 않겠습니다만 몸을 아끼셔야 할 나이입니다. 아침부터 잠자리에 들어갈 때가지 쓰는데."

"그래도 지금 잘 걷고 잘 뛰는데, 왜요?"

"어쨌든 무릎에 무리가 와 있으니 듣고 안 듣고는 본인이 판단하세요."

나름대로는 생각해서 한 얘기였는데 그렇게 나오니 기분이 좋지 않았다. 그녀도 역시 마찬가지였을 것이다. 한동안 그녀는 나를 찾아오지 않았다.

그리고 두어 달 정도 지났을까. 거의 기어들어 오다시피 골격원으로 온 그녀를 보고 모른 척 하며 물었다.

"다리 다쳤어요?"

그러자 그녀는 한숨을 내쉬며 말했다.

"내가 원장님 말씀을 들어야 했는데… 한 달 전부터 갑자기 무릎이 붓고 물이 차기에 병원에 가서 몇 번을 뺐는데 통증이 심해 살 수가 없어요. 그래서 이렇게…"

"그래서 그렇게 주의를 주지 않았어요. 계속 병원에 가시지 여긴 왜 왔어요?"

나도 그때 내 말을 믿지 않은 것에 대한 서운함이 남아 이렇게 말하자 그녀가 애교를 떨며 대답했다.

"병원에서 안 되니까 원장님 찾아왔지요. 호호호. 그럼 여기 말고 어디로 가요? 그러지 마시고…"

나는 그녀가 얄밉기는 했지만 아파서 찾아온 사람을 더 이상 냉정하게 대할 수는 없었다. 무릎에 찬 물을 제거하기 위해 우선 물길을 열어주고 10분 정도 발목관리를 한 후 제품을 먹도록 했다. 잠시 후 보니 그녀가 보이지 않았다. 어딜 갔을까, 기분이 나빠서 갔을까. 궁금하게 생각하는데 한참 후 그녀가 삶은 옥수수를 한 봉지 사들고 들어왔다.

"아니. 무릎 아픈 사람이 어딜 갔다 와요?"

"원장님 드리려고 옥수수 사오는 길이에요. 한 정거장 정도는 걸었네요."

세상에, 조금 전까지만 해도 기다시피 들어온 사람이 한 정거장을 걸어가 옥수수를 사오다니! 나는 기가 막혔다.

그녀는 4일 정도를 더 와서 관리 받으며 제품을 먹었다. 증상이 호전되었고 지금도 성성한 다리로 가끔 놀러 오고 있다.

무릎에 물이 차면 문제는 무릎에서만 끝나는 것이 아니다. 온몸이 붓고 숨이 차며 머리가 무겁고, 손발도 저리고, 시력이 떨어지고, 힘이 없고, 몸도 무겁다. 신장이 물을 걸러내지 못하니 신장이 나빠지고 각종 장기에도 문제가 생긴다. 이러니 얼마나 큰 병인가.

골격을 바로잡는 것이 왜 중요한지, 독자분들도 어렴풋이나마 이해하게 되었을 거라 믿는다.

의인醫人은 약명藥名을 알리지 않는다.

앞서 내게 병원을 하나 사서 같이 하자고 했다가 현실의 제약을 절감하고 미국으로 가라고 했던 회장님과 함께 관리를 받은 분이 있다. 이분 역시 우리나라에서 내놓으라하는 유명 제약회사 회장님이다. 지금도 골프를 치다 어깨가 아프다는 사람이 있으면 '압구정동으로 가 보라, 나는 거기서 나았다' 고 권하는 분이다.

골격원에 다니면서 자신이 몸소 큰 효과를 보고 또 어른, 아이 할 것 없이 병원에서 고치지 못하거나 약으로 고치지 못하는 병을 낫게 만드는 모습을 보았다. 회장님은 어느 날 손자 넷과 며느리를 데리고 오셨다. 아이들이 들어오자마자 골격원 안이 갑자기 후끈후끈해졌다 아이들의 몸에서 열이 많이 났다. 나는 회장님이 말씀하시지 않아도 손자들을 데리고 온 이유를 금방 알 수 있었다.

"병원에 다녔나 봐요?"

내가 묻자 며느리가 대답했다.

"네. 아이들 모두 후두염을 앓고 있어요."

감기에 잘 걸리고 편도선이 서서히 붓고 후두가 좋지 않은 사람은 어른이나 아이나 골격에 문제가 있다. 네 아이의 흉추 관리를 하고 난 후, 돌아가서 죽과 새우젓을 먹이도록 하고 제약회사 회장님 앞에서 감히 제품 얘기를 하기 어려워 며느리를 쿡 찌르며 말했다.

"내가 만든 제품 좀 줘 볼까?"

그러자 며느리가 기다렸다는 듯이 말했다.

"네. 그래요. 주세요."

저녁과 이튿날 아침, 그리고 학교 다녀와서 먹게끔 각각 세 알씩의 제품을 주었다. 다음 날 골격원을 방문한 며느리가 와서 말했다.

"애들이 날마다 병원에 다니는데 어제 여기서 원장님이 관리해주신 후로 그 제품을 먹고 병원에 갔더니 갑자기 좋아졌다고, 뭘 먹였느냐고 묻더군요. 그 제품 좀 더 주실 수 없어요? 비상약으로 필요할 것 같아요."

큰 제약회사 회장님 며느리가 좋다는 약 다 놔두고 내가 만든 제품을 찾으니 은근히 기분이 좋았다. 며칠 후에 회장님 딸에게서 전화가 왔다.

"원장님, 아버지가 내일 외국 출장을 가시는데 감기에 걸리셨어요. 원장님이 언니한테 주신 약, 조금 남아있는데 잡숴도 되나요?"

"그럼요."

이후에 추가적인 요청이 있어 회장님이 몇 번 드실 제품을 더 보내드렸다. 내 앞에서 말씀은 안 하셨지만 제품의 효능을 회장님은 알고 계셨다.

"한원장, 참 신통방통해요."

"왜요?"

"이 약, 뭘로 만든 거요? 내가 한 원장을 도와주려고 우리 회사 연구소에 성분을 조사하라고 했더니 맛도 없고, 향도 없고, 기존 성분은 하나도 안 나온대요."

"그래요?"

"이것을 약으로 만들려면 성분검사하고 제품화하는 데만 몇 년이 걸리고 비용도 엄청나게 많이 든대요. 이렇게 되면 한 원장 세대에는 빛도 못 보고 끝나니 굳이 약으로 만들 생각하지 말고 잘 연구해서 식품으로 판매를 하는 것이 좋겠소."

그러면서 회장님은 말했다.

"앞으로 특허도 내지 마시오. 기득권 뺏기고 노하우 다 빼갑니다. 알았습니까?"

옛말에 '의인은 약명을 말하지 않는다.'고 했다. 나는 내가 만드는 제품의 재료를 남에게 말하지 않는다. 특히 희귀한 약재로 만드는 비상약의 약명은 알리면 안 된다. 사람들은 어떤 약재가 좋다고 하면 그것이 자기 몸에 맞는지, 안 맞는지, 병에 좋은지, 안 좋은지도 모르고 막무가내로 구해서 먹는다. 너도 나도 그 원료를 찾아 헤매기에 금방 멸종이 된다.

오가피가 좋다고 하면 오가피가 동이 나고, 차가버섯이 좋다고 하면 차가버섯이 동이 난다. 왜 좋은지도 모른 채 무턱대고 사서 먹는다. 특정 과일농축액이나 진하게 달여서 먹는 식품 중에서도 사람에 따라 독이 되는 것이 있다.

건강식품이나 음료도 마찬가지다. 현재 내 몸에 어떤 것이 맞고 필요한지 따져보기에 앞서 남들이 좋다고 하면 덩달아 사먹는다. 신문이나 텔레비전, 인터넷에서 선전하고 광고하는 것이면 무조건 다 좋은 줄 안다. 예로부터 옥수수수염을 달인 물은 이뇨작용에 효과가 큰 것으로 알려져 있다. 최근 많은 각광을 받고 있다. 문제는 이뇨작용이 원활한 사람들마저 마시고 있다는 점이다. 이것이 왜, 문제가 되는지 아는가. 우리 몸이 건강하기 위해서 적당한 양의 수분을 항상 유지해야 한다. 평소 이뇨가 원활한 사람이 마시면 수분이 과다 배설돼 몸 전체의 균형을 떨어뜨려 문제를 가져올 수 있다.

우리가 먹는 약이나 건강식품이 자신의 몸에 어떤 영향을 미치는지 제대로 알지 못한 채 무분별하게 오남용誤濫用 하는 것이 현실이다. 어떤 것이 내 몸에 좋고 나쁜지 분별하는 분별력과 그럴 의지가 없는 것이 안타깝다. 값비싼 산삼도 몸에 맞는 사람이 있고 그렇지 않은 사람이 있으며, 뱀도 마찬가지다. 뱀의 경우 호사가들이 좋다 하니 너나 나나 다 좋은 줄 알고 마구 남획하는 바람에 포획이 금지돼 안타깝다.

옛말에 '뱀을 많이 먹으면 약발이 안 받아 죽을 때 고생한다'고 했다. 사실 맞지 않다. 병을 치료하는데 뱀이 꼭 필요한 환자가 있고, 반면에 먹으면 오히려 몸을 망치는 사람이 있다. 다들 몸에 다 좋은지 알고 마구잡이로 먹는 것을 경계해서 의인들이 남기신 명언이다. 오늘날과 같은 현상을 미리 대비한 의인들의 선견지명이었다.

나는 뱀도 특정 병에 걸린 환자들을 살리는데 있어서 꼭 필요한 약재의 하나라고 본다. 약용으로 사용하기 위해 사육이라도 해야 한다고 생각한다.

음식 재료의 가짓수는 적을수록 좋다.

재료를 많이 넣어 만드는 것은

음식이 지닌 고유의 맛을 잃고

특히 위에 부담을 주어 올바른 방법이 아니다.

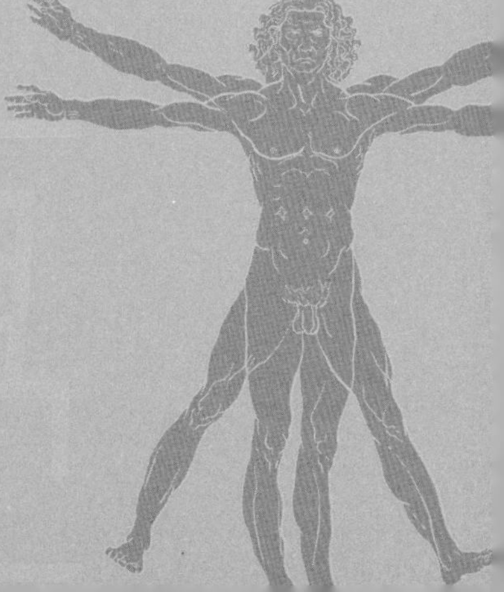

제5장 살아가는 방식과 생각을 바꾸자.

잡곡밥이 과연 우리 몸에 좋을까

요즘 건강식을 한다며 현미와 보리밥, 콩, 조 등 각종 혼합곡으로 밥을 지어먹는 사람이 늘고 있다. 특히 당뇨 등의 성인병에 걸린 환자와 아토피에 걸린 아이들까지도 현미를 중심으로 다양한 잡곡을 많이 넣어 먹고 있는데 5곡 6곡을 넘어 무려 12곡까지 밥으로 지어먹는 사람도 있다.

다양한 잡곡을 넣어 지은 밥이 왜 좋은지 이유를 잘 모른다. 물론 현미 껍질에는 중금속을 배출하는 성분도 있고 또 각각의 잡곡이 지닌 영양소가 다르다. 백미 한 가지로 짓는 밥보다 영양분이 많은 것은 사실이다. 이렇게 5곡, 6곡, 12곡까지 꾸준히 먹고 있음에도 불구하고 아프지 않은 사람이 없다는 점이다.

“집에서 어떤 밥을 해 드세요?”

“현미에 좋다는 것은 다 넣어서 먹어요.”

“그래요? 그럼 ‘로마에 가면 로마법을 따르라.’는 말이 있지요. 로마에 왔다고 생각하시고 오늘부터 여기 방식대로 하세요.”

“어떻게 하면 되는데요?”

“지금 드시는 현미 잡곡밥을 끊으시고 백미에 현미든 보리쌀이든 콩이든 한 가지만 섞어서 2곡으로 밥을 해서 드세요.”

“예?”

대부분 이해 할 수 없다는 표정을 짓는다. 백미 한 가지에 현미든 보리쌀이든 콩이든 한 가지씩만 섞어 먹으라고 권하는 이유는 명백하다. 소화가 잘되기 때문이다.

백미에 보리쌀 한 가지만 섞어서 밥을 지어먹으면 소화가 잘되어 속이 편하다. 5곡이나 6곡, 12곡을 먹으면 소화가 더디고 속이 더부룩하다는 것을 느낄 수 있다. 물론 사람에 따라 다르지만 거의 대부분이 그렇다.

현미는 백미보다 영양분이 많은 건 사실이지만 소화흡수가 잘 안 된다. 거기다 요즘 현미찹쌀을 많이 먹는다. 일반 쌀과 찹쌀을 비교해 보면 찹쌀이 백미보다 소화가 잘 안 되는 것은 확실하다. 예를 들어 찹쌀떡을 먹으면 속이 든든하고 포만감이 오래 간다. 이것은 소화의 진행과정이 늦어져서다.

아토피 환자에게 어떤 밥을 먹느냐고 물으면 현미 혼합곡에 현미떡까지 해 먹는다고 자랑스럽게 얘기한다. 그렇게 먹는다고 해도 아토피는 사라지지 않는다. 이런 사람들에게 내가 혼합곡을 먹지 말고 백미에 한 가지 잡곡만 섞어 먹으라고 말하면 다들 울상이 된다.

"원장님, 지금까지 좋다는 것만 다 먹었는데 그러다 영양부족에 걸리면 어떡해요?"

"원장님은 무조건 많이 먹으라고 하시면 살이 찌잖아요."

나는 가능하면 회원들에게 밥을 많이 먹으라고 한다. 나도 대식가여서 매끼 밥을 두 공기씩, 하루 여섯 공기까지도 먹는다. 반찬은 김치와 시래기 된장국을 좋아하며 고기는 거의 먹지 않는다. 또 김치도 칼로 썰지 않고 죽죽 찢어서 밥 위에 걸쳐 먹는다.

당뇨병 환자에게 뭐가 가장 하고 싶은지 물어보면 하얀 쌀밥을 실컷 먹고 싶다고 한다. 그래서 나는 당뇨병 환자에게도 나처럼 백미와 김치를 많이 먹으라고 권한다. 아이가 열이 나고 눈물 콧물을 흘리며 기침을 하면 엄마들은 대부분 당황해서 어쩔 줄을 모른다.

이럴 때 무조건 밥을 억지로 먹이려 하기보다는 이유부터 알아야 한다. 병원을 찾으면 의사들은 인플루엔자 바이러스 감기라며 며칠씩 아이에게 감기약을 먹이라고 한다. 아무리 먹여도 감기는 바로 낫지 않는다. 그리고 아이가 밥을 안 먹으니 대신 우유나 과일을 먹이는 엄마도 많다. 아기가 밥을 먹으려 하지 않는 이유는 소화가 되지 않아 속이 더부룩하며 어른들이 밥 생각 없는 것과 똑 같고 기침에 콧물 눈물 흘리는 것은 영양이 부족한 신호로 본다. 이때는 따듯한 물을 떠먹이면서 흰밥과 김치만 많이 먹이면 감기가 쉽게 떨어진다.

만성 위장병을 가진 사람들의 경우, 소화가 잘 안 되어 뱃속에 항상 가스가 가득 차 있다. 이런 사람은 원래 음식이 소화가 되기 전에 가스부터 찬다. 만성 위장병은 약으로 고칠 수 없다. 오로지 척추를 바로 잡아야 위장이 제 기능을 다하면서 위장병이 사라진다. 위장병 환자에게 소화가 잘되지 않는 현미나 혼합곡을 먹으라고 하는 말에는 정말 동의하기 싫다.

현미나 잡곡밥을 먹는 사람들은 소화가 더디고 배가 항상 벙벙한 느낌이 든다. 한두 끼 거르는 것을 예사로 생각한다. 특히 자연식을 한다면서 떡 한 조각이나 감자, 고구마, 옥수수 한두 개로 끼니를 때우는 사람도 있다. 나는 극구 반대다. 이처럼 간단한 음식으로 끼니를 때우는 사람들은 절대 건강할 수가 없고 오히려 영양부족이 되기가 쉽다.

실제로 백미에 한 가지 잡곡만 섞은 밥을 먹으면 금방 소화가 되어 밥도 더 먹히고 또 끼니가 되기 전에 시장기를 느껴 간식까지 먹고 싶은 충동을 느낀다. 이렇게 먹는 것이야 말로 나는 우리 인체가 필요로 하는 영양분을 충분히 섭취할 수 있는 최고의 섭생법이라고 생각한다. 이 방법으로 밥을 먹으면 끼니가 되기 전에 배가 고파 못 견디며 밥을 먹고 또 먹어도 맛있다.

영양분은 김치나 된장국을 비롯한 반찬에서 다양하게 섭취할 수 있다. 백미와 한 가지의 잡곡만 먹는다고 해서 영양의 불균형을 가져오지 않는다. 따라서 현미와 5곡, 6곡, 12곡 등의 혼합곡을 먹는 사람들은 영양분이 가장 풍부한 밥을 먹는다고 생각할지 모른다. 적게 먹고, 끼니를 거를 때가 많고, 소화흡수가 잘 안 되어 오히려 영양부족이 올 수 있다.

영양이 부족해지면 가장 먼저 부종浮腫이 온다. 현대의학에서 어떻게 보는지 몰라도 살이 쪘다고 보이는 사람들 가운데는 부종이 많다. 부종이란 심장이나 신장 또는 골격의 이상으로 혈액 순환 장애로 몸이 붓는 증상이다.

부종이 발생하면 일단 피부가 부풀어 올라 푸석푸석하게 보인다. 또 이런 피부는 손가락으로 누르면 일시 적으로 움푹 들어가기도 한다. 살이 찐 게 아니고 부었다. 배에 가스가 차면 얼굴이나 피부가 부을 수밖에 없다. 부종 환자는 가장 먼저 몸 에 가득 찬 가스부터 빼내야 한다. 환자들은 내가 관리를 하는 동안 방귀를 붕붕 뀌며 부끄러워한다. 자연현상을 통해 나는 나의 존재감을 느낀다.

영양이 부족한 사람들은 건강에 필요한 칼로리가 모자라 힘이 없고 위가 소화를 제대로 못 시켜 배에 가스가 찬다. 이런 사람일수록 얼굴에 혈색이 없고 잠자리에서 일어나면 온몸이 붓는다. 또 몸이 붓는 이유로 신장의 문제를 들 수 있다. 이것도 영양과 원기부족으로 인해 신장이 제 기능을 못해 시작된다.

배가 안 고프다는 것은 소화가 더디다는 것

옛날 보릿고개처럼 배고픈 시절에 어쩌다 소고기나 돼지고기, 닭고기 등의 고깃국을 한 그릇 먹으면 속이 든든했다. 뱃심이 생겨 배고픈 줄을 모르겠다고 했다. 사실은 고기를 먹어서 힘이 생긴 것이 절대 아니다. 고기를 먹으면 소화가 더뎌 다음 끼니가 돼도 배고픈 줄을 잘 모를 뿐이다.

고기는 소화가 잘 안 되는 것 외에 먹어서 안 될 치명적인 이유가 있다. 사람들은 힘없고 기운이 없으면 소뼈를 고아 먹거나 보약을 먹는다. 보약을 먹었다고 해서 힘과 기운이 생기는 것이 아니라 반대다. 소뼈 고운 것이나 보약을 먹게 되면 소화가 잘 안 돼 일단 밥 생각이 나지 않는다. 특히 동물성 지방을 먹으면 간이 엄청 힘들어 한다. 우리 피를 한 번 보라. 선홍색에다 기름기 하나 없고 뽀송뽀송하다. 동물성 지방을 먹으면 위에서 분해한 후 소장으로 보내져 영양분과 지방은 간으로 보내진다. 찌꺼기는 대장을 통해 밖으로 배설된다. 영양분을 정제해 핏속으로 보내는 간의 모습을 한 번 상상해 보자. 간은 스펀지가 물을 빨아들이듯이 영양분을 빨아들인다. 지방은 어떻게 될까. 물론 지방은 소장에서 약간 다른 형태로 바뀌어 간으로 간다. 지방성분 역시 간에 온통 달라붙는다. 간은 지방을 분해하기 위해 무진 애를 쓸 것이 틀림없다.

예를 들어 고기나 생선을 맨손으로 한 번 주물러 보라. 손에 지방이 달라붙어 비눗물로 몇 번을 씻어야 지방과 냄새가 떨어져 나간다. 이런 지방을 해결하기 위해 간은 얼마나 많은 애를 쓸 것인가.

흔히 기름진 고기를 많이 먹으면 설사를 하곤 한다. 지방이 너무 많아 간이 도무지 해결을 못해서다. 간을 활성화시키기 위해서 배에 찬 가스부터 빼내야 한다. 가스를 빼내는데 좋은 식품이 '무우'이다.

10월 중순 경부터 서리 맞은 '무 한 쪽', 그리고 '사과 반쪽'을 하루 세 번씩 구정 전까지만 먹으면 가스가 빠져나간다.'무'를 먹으면 반드시 트림이 나온다. 무가 뱃속의 가스를 배출시켜서이다.

일본 속담에서는 흔히 '무'가 나오는 철이면 병원이 문을 닫는다는 말이 있다. 그만큼 무는 건강에 좋다는 얘기다. 우리가 먹는 채소 가운데 배추도 독이 있고, 생강도 독이 있다. 여기에 무를 넣으면 각종 채소가 지닌 독을 해독시키는 효과가 있다.

큰 물건을 썰어서 작게 만드는 작두는 작두의 역할이 있고 낫은 낫의 역할이 있다. 또 칼과 믹서기도 각각 나름의 역할이 있다. 우리 위胃도 마찬가지다. 사람의 위는 고기보다도 쌀과 잡곡, 야채 등을 다루는데 적합하게 만들어진 기계라고 할 수 있다.

고기는 노아의 홍수 이후부터 먹을 것이 없어 먹기 시작하면서부터 인간의 수명이 단축되었다고 한다. 육식음식을 많이 섭취하는 서양인의 장의 길이는 9~10m, 야채를 주로 먹는 동양인의 장의 길이는 11~12m이다. 장이 긴 동양인들 특히 한국인들은 탄수화물과 야채류 등이 적합한 체질이다. 야채는 우리 몸에 맞는 최고의 에너지원임을 부정할 수 없다. 육고기를 먹은 후와 밥을 먹은 후의 위에서 소화시키는 상태를 비교해 보면 확실한 차이가 난다. 고기를 먹으면 위는 잘 활동하지 못하고 밥을 먹으면 매우 활발하게 움직이는 것을 알 수 있다.

이것은 무엇을 의미하는가. 지방질이 많은 고기가 들어오면 위는 일단 소화시키는 것이 본래 자신이 해야 할 역할이 아니라고 생각한다. 어쩔 수 없이 소화시키지 않으면 안 되어 마지못해 힘겹게 움직일 수밖에 없다.

이에 비해 밥을 비롯한 탄수화물이나 야채가 들어오면 기다렸다는 듯이 신나게 움직여 소화시킨다. 사람은 식사 때가 되면 배가 고프고 식욕이 나서 입안에 침이 나와야 하는 게 정상이다. 반면 소화가 느린 고기가 위나 장 속에 남아있으면 배가 고프지 않고 식욕도 나질 않는다.

사람들은 탄수화물과 야채를 먹으면 금방 배가 꺼지기 때문에 허기증이 난다고 한다. 하지만 허기증이라는 말도 사람들이 제 멋대로 만들어 붙인 것이다. 그래서 허기증을 달랜다고 고기를 잔뜩 먹는데 이렇게 되면 밥 생각이 나질 않는다. 사람들은 밥 생각이 나질 않는 것을 만족하게 생각한다. 지극히 잘못된 생각이다. 단순한 얘기 같지만 여기에는 매우 심오한 진리가 숨어있다. 결국 먹어야 할 음식을 먹지 않고 위나 간 등의 장기에 무리가 가는 음식을 먹어 장기가 해야 할 본연의 역할 이외의 일을 하게 만들어 우리 몸에 병이 된다.

하루 세 끼 식사가 왜 중요한가.

요즘 조식이나 석식 폐지 등 1일 2식을 하자는 주장도 많이 있다. 하루 세 끼 식사는 반드시 중요하다. 물론 어느 정도 일정기간 단식이나 금식을 해서 장기에 휴식을 주는 것에 대해서는 반대하지 않는다. 살이 찔까봐 적게 먹거나 굶는 것은 절대 반대한다.

60조에서 100조에 이르는 인체의 세포가 끊임없이 신진대사를 하며 생명을 유지하기 위해서 지속적인 에너지의 공급이 필요하다. 아침과 점심, 저녁 하루 세 끼의 식사를 하는 것도 인체가 하루 24시간 동안 활동하는데 필요한 에너지를 지속적으로 공급해 줄 수 있어서다.

우리가 먹는 세 끼의 식사가 아침은 뇌에 필요한 영양분을 공급하고 점심은 골격을 지키는 에너지를 만들며. 저녁은 근육을 만드는데 필요한 영양분을 만든다. 하루 세 끼는 반드시 먹어야 하며 끼니가 되기 전에 시장기가 들어 머릿속에 밥상을 그리며 집으로 발걸음을 재촉하는 사람이 건강한 사람이다.

물론 밥상도 제대로 차려져야 한다. 아침은 기름기가 없고 담백한 국이나 찌개를 먹는 것이 좋다. 점심은 하루 중 활동을 가장 많이 하는 시간대에 있어 고깃국도 좋고 다 좋다. 저녁은 김치찌개나 된장국, 콩나물국 등이 좋다.

낮에 국수 등의 면류를 먹었다면 저녁엔 반드시 밥을 먹어야 한다. 낮에 라면을 먹고 저녁에 국수를 먹는 것은 바람직하지 않다.

음식이란 너무 많이 먹어도 탈이고 너무 적게 먹어도 탈이다. 적당히 먹을 때 보약이 된다. 하루 세 끼 먹는 음식은 위가 하루 세 번 맡는 일감이다. 일감은 제 시간에 정확히 도착해야 한다. 양도 항상 일정해야 무리가 없다.

믹서기는 용기에 맞는 적당한 양의 재료와 거기에 알맞은 양의 물을 부어서 갈아야 입자가 곱게 갈아지는 이치와 같다. 우리들의 위 역시 어느 정도 음식물이 알맞게 차야 신바람이 나서 힘차게 움직이고 고르게 잘 부수며 간肝도 덩달아 음식물을 받아들일 준비를 한다.

음식물이 적게 들어오면 위는 신바람도 나지 않고 덜 움직이게 된다. 위가 이렇게 느려지면 간을 비롯한 모든 장기들이 전부 무기력하게 된다. 밥과 김치를 든든히 먹은 사람들은 위와 간, 장의 운동이 활발해지고 소화와 배설이 잘되어 이튿날 아침 상쾌한 기분이 든다. 화장실에 가면 쾌변이 된다.

고기가 아니더라도 빵이나 우유로 간단히 한 끼를 때운 사람은 위장에 적당한 양의 음식을 채워주지 못해 각종 장기의 활동이 둔화된 나머지 변비가 시작된다.

또 음식물이 너무 많이 들어와도 위는 너무 힘에 겨워 쩔쩔매면서 느릿느릿 움직이게 된다. 이때도 간이 무기력해지는 것은 마찬가지다. 위에 적당한 양의 음식을 채워주는 것과 안 채워주는 것은 하늘과 땅 차이다. 인체의 장기 중에서 가장 큰일을 하는 것이 바로 '위' 다. 음식물은 우리 몸의 피와 살을 만들고 에너지원이 된다. 음식물을 가장 먼저 받아들여 부수는 '위'의 역할이 가장 중요하다. '위' 가 신바람이 나서 열심히 일할 수 있도록 적당한 일감을 규칙적으로 채워주는 것이 건강을 지키는 바로미터라고 할 수 있다.

음식 재료의 가짓수는 적을수록 몸에 좋다.

전북 군산에 있는 한 수양관에서 주부들을 대상으로 강연을 할 때의 일이다.

"지금은 다들 좋은 음식 많이 먹고 좋은 환경에서 잘 사는데 아픈 사람이 많습니다. 어디 아픈 곳이 없는 사람 손 한 번 들어보세요."

라고 질문했다.

모여 있는 주부들 중에 그 누구도 손을 드는 사람이 없었다.

"그럼 아픈 곳이 있는 사람 손들어 보세요."

이 질문에는 70% 정도가 손을 들었다.

"몸이 아프고 병이 드는 것은 우리가 먹는 음식과도 밀접한 관계가 있습니다. 우리가 가장 흔하게 먹는 것이 된장국인데 여러분은 된장국을 끓일 때 된장에 어떤 재료를 넣습니까?"

멸치, 두부, 호박, 버섯, 양파, 돼지고기, 조개 등등 주부들이 말하는 재료가 열 가지를 넘었다.

"한 가지만 더 질문하겠습니다. 여러분 닭도리탕 잘 끓이시죠?"

"네."

"닭도리탕은 어떤 재료를 넣나요?"

감자, 당근, 대파, 양파, 마늘, 버섯, 깻잎, 소금, 간장, 당면, 고춧가루, 후추가루, 설탕, 참기름, 깨 등 마찬가지로 재료가 셀 수 없을 만큼 많았다.

"좋습니다. 그럼 그렇게 많은 재료를 넣어서 조리를 하면 맛이 있어요?"

"맛있죠."

"왜 그렇게 재료를 많이 넣습니까?"

"영양가가 높잖아요. 다 그렇게 넣어서 만드는 거 아네요"

"그럼 소화는 잘 돼요?"

"글쎄요? 잘되는 것 같은데요! 아닌가요?"

주부들의 대답은 자신이 없었다.

"그렇게 만들어 먹고 난 다음 몸에 어떤 표시나 변화가 나타나던 가요?"

"???"

주부들은 의아한 표정을 지으면서 아무 말도 못하고 내가 무슨 말을 하려고 그러는지 내 입만 응시했다.

"된장국이나 닭도리탕이나 재료를 그렇게 많이 넣으면 영양가로 좋을 수 있겠지만 문제는 위가 힘들어 합니다."

"어떤 것이 힘들게 해요? 왜 힘들죠?"

"예를 들어 감자를 쪄서 한 개만 먹어보세요. 소화가 아주 잘될까요, 안 될까요?"

"잘 돼요."

"당근도 마찬가지입니다. 당근 한 가지만 먹어보세요. 얼마나 소화가 잘 되고 몸에 좋은지 알게 될 것입니다."

"그럼. 한 가지만 먹으라구요?"

"꼭 그렇다는 것은 아니지요. 된장은 파와 풋고추 정도만 넣거나 여기에 다른 한 가지만 추가해 끓여보세요. 된장 고유의 맛이 살면서 소화가 잘됩니다. 된장과 고기는 궁합이 맞질 않거든요?"

"그럼 닭도리탕은 어떤 재료를 넣어야 돼요?"

"닭고기를 요리한다면 다섯 가지 이상은 넣으면 안 됩니다."

"그 다섯 가지가 뭔데요?"

"닭고기와 물, 파, 간장입니다."

이게 무슨 맛이 있겠느냐고 반문하는 사람이 있을지 모른다. 하지만 내가 말한 대로 조리를 해서 먹어보면 정말 맛있다고 느낄 것이다.

강의를 마치고 나니 한 여성이 달려와 인사를 한다. 심한 불면증으로 내게 관리를 받았는데 증상이 말끔히 사라져 자신을 내게 소개해 준 사람에게 늘 감사하는 마음으로 살고 있다고 했다

"원장님, 정말 너무 정확하고 예리하십니다."

"뭐가요?"

"원장님 말씀하신 대로 음식을 만들 때마다 재료를 최대한 적게 넣으니까 다 맛있고 소화도 잘 돼요. 이런 걸 모두 어떻게 아셨어요?"

배워서 알 수 있는 방법도 있겠지만 늘 음식을 직접 만들어 먹어보면서 우리 인체와 음식 간의 상관관계를 연구하고 또 연구한 끝에 찾아낸 것이다. 평생을 이런 저런 연구를 하느라 머리숱이 다 빠졌다.

어느 날은 무를 두껍게 썰어 새우젓과 파, 마늘만 넣고 지져 보았다. 식사 시간에 맛본 회원 한 분이 너무 맛있다며 좀 싸달라기에 두 끼 양 정도를 줬다. 너무 맛있어 한 끼에 다 먹었다며 대체 뭘 넣었기에 그렇게 맛있느냐고 물었다.

어떤 음식이든 재료를 많이 넣어 만드는 것은 음식이 지닌 고유의 맛을 잃고 특히 위에 부담을 주어 올바른 방법이 아니다.

어떻게 먹는 것이 지혜로운 섭생법인가

나는 '끼니를 때운다' 라는 말처럼 잘못된 표현이 없다고 생각한다. '끼니'란 때우는 것이 아니라 채우는 것이다. 하루 세 끼는 반드시 채워야 한다. 경험에 의하면 아침을 굶거나 우유와 빵으로 때우고 점심은 그럭저럭 식당에서 먹고 저녁을 과일이나 라면, 튀김류, 술안주 등으로 적당히 때우는 사람들의 경우 분명 몸에 이상이 와 있다.

손발이 차다든지 머리가 아프고 속이 미식거리며 몸에 힘이 없다 등의 이유를 가진 여성들은 하나 같이 눈꺼풀이 축 처진 얼굴을 하고 찾아온다.

"요즘 뭘 먹었어요?"

이렇게 물으면 찔끔한다. 먹지 말라는 것을 먹고 왔다는 증거다. 바른 먹거리를 먹지 않고 방문했을 때 절대 얘기를 안 하려고 하는 것도 특징이다.

"뭘 먹었는지 알아야 관리를 할 거 아냐?"

재촉해서 물어보면 털어놓는 얘기가 한심하기 짝이 없다. 빵이나 피자, 라면, 기름에 튀긴 음식, 정체불명의 스프, 낮에는 고기… 특히 빵은 수입밀가루에 계란, 우유, 설탕, 이스트, 생크림 등 모두 소화가 안 되는 것들이다.

하루하루를 이렇게 먹다 보면 위는 벙벙해지고 무기력에 빠져 덜 움직이게 되는 것은 뻔한 이치다. 이렇게 먹은 것은 음식이 아니라 독약을 먹은 것이나 마찬가지이다. 그래서 소화가 잘 안 되며 피가 잘 돌지도 않아 항상 손발이 차고 속은 더부룩하며 머리도 아픈 것이다.

특히 평소 위와 비장이 약한 사람이 이런 음식을 먹으면 위에 소화를 제대로 못시키니 간도 해독을 잘 못하고, 결과적으로 독소가 피부로 나갈 수밖에 없어 아토피나 두드러기 등의 피부병을 앓게 된다.

사람들은 내 몸에 좋은 것은 남의 몸에도 좋은 것으로 생각한다. 천만의 말씀이다. 우리가 막연히 좋다고 하는 것은 정말 좋은 사람도 많겠지만 반대로 안 좋은 사람도 많다.

거듭 강조하지만 운동도 마찬가지여서 운동을 해야 할 사람이 있고 운동을 하지 않아야 할 사람이 있다. 심장이 나쁜 사람이 달리기를 하다가 갑자기 사망하는 것도 바로 이 때문이다. 어떤 것이 좋다고 하는 것은 감춰진 다른 한 쪽을 보지 못한 일방적인 내용이다. 뭐가 좋다는 것을 함부로 공개하는 것은 위험 할 수 있다.

그동안 세계 유수의 박사들이 연구한 결과에 의하면 등 푸른 생선인 고등어나 꽁치 등에 DHA, 즉 고도의 불포화지방산이 들어 있다. 두뇌작용을 활발하게 하고 혈중 콜레스테롤을 낮추는 작용이 있다고 밝혀져 있다.

물론 정상적인 사람이 먹는다면 그럴 수 있다. 지방이 많아 위나 간의 기능이 저하된 사람이 먹으면 금방 몸에 힘이 없어진다. 소화가 잘 안 된다. 돼지고기나 닭고기, 쇠고기도 지방이 많아서 좋지 않다. 그나마 돼지고기는 쇠고기에 비해 소화가 좀 빨리 되는 편이다.

그래서 난 위와 간의 기능이 저하된 사람에게는 고등어와 꽁치, 쇠고기 등을 먹지 않도록 권유하고 있다.

고기를 먹고 나면 사람들은 후식으로 과일을 많이 찾는다. 공짜로 아이스크림을 제공하는 고기집도 많다. 고기는 물론 빵이나 라면 등을 먹고 사과나 배, 감, 아이스크림 등을 먹으면 몸에 좋지 않고 심한 경우 탈이 난다. 사과와 배, 아이스크림은 냉하며 감은 소화가 잘 안 되는 과일이다.

고기를 먹을 때는 빵이나 과일을 피하고 반드시 따끈한 물을 한 잔 먼저 마시는 게 좋다. 또 주 메뉴인 고기가 나오기 전 여러 음식들이 나온다. 피해야 한다. 사람들은 대부분 고기를 상추 등의 채소에 싸먹는다. 채소보다 김치에 싸서 먹는 게 가장 바람직하다.

고기를 먹고 난 후에 따끈한 물 한 잔을 마셔줘야 하는 것이 상식이다. 속이 더부룩하다고 느껴지면 밥 두어 숟갈을 따뜻한 물에 말아서 김치를 찢어 얹어먹으면 소화가 잘되면서 더부룩한 증상이 없어진다.

식후와 식전에 따끈한 물을 마시면 위를 덥혀주는 효과가 있다. 위는 항상 적정 온도를 유지해야 한다. 냉하고 무기력한 상태에서 지방질이 들어오거나 우유, 치즈, 과일처럼 차가운 것이 들어오면 더 무기력해진다.

이때 간도 일을 못해 열이 나 이것을 식히기 위해 찬물을 요구하게 된다. 찬물을 마시면 위는 더 무기력해지는 악순환이 되풀이된다. 배가 항상 더부룩하고 가스가 차며 몸이 붓는다. 사람들은 대부분 몸이 붓는 것이 살이 찐 것인 줄 알고 음식을 줄인다. 음식을 줄일수록 위도 간도 더 무기력해진다. 밥 생각도 없어져 굶다 보니 만성 위장병에 걸리게 된다. 이런 환자는 약도 필요 없고 그저 따끈한 물에 밥을 말아서 김치를 쭉쭉 찢어 얹어먹는 게 최고다.

일본을 방문했을 때 일행과 함께 횟집을 찾은 적이 있다. 회를 시켰다. 가장 먼저 뜨거운 순두부가 한 공기씩 나오고 조금 후에 회가 나왔다. 양이 매우 적었다. 다음으로 따끈한 정종에 매운 고추가 나왔고 이어서 생선뼈로 만든 순한 맛의 탕과 보리밥이 나왔다. 마지막으로 뜨거운 차를 가져다주었다.

"음식을 이렇게 내놓는 이유가 뭡니까?"

라고 주인에게 물었더니,

"생선회가 주는 부작용을 막고 건강을 지키기 위한 우리들의 식사방법입니다."

참 현명한 식사 방법이다. 고기를 먹든 생선회를 먹든 식전과 식후에 따끈한 물 한 잔을 마시는 것이 내 몸을 위한 길이라는 것을 잘 기억하고 실천하는 것이 좋다

장이란 꼬이는 법이 없다.

"원장님, 딸 아이가 갑자기 배가 심하게 아파서 병원에 갔더니 장이 꼬였다며 수술을 하라는데 어떡하면 좋아요? 수술을 해야 해요?"

나는 어이가 없어 물었다.

"장이 꼬이는 법도 있어요?"

"그러게요? 흔히 장이 꼬여서 수술했다는 사람도 있잖아요? 그래서…"

장이 꼬였다며 수술을 하다니! 참으로 이해할 수 없는 표현이다. 왜 멀쩡하게 배열돼 있는 장이 꼬인단 말인가. 인체해부도를 한 번 보고 각종 장기가 어떻게 척추나 뼈에 고정돼 있는가 살펴보라. 장은 시계추처럼 덜렁거리지 않는다.

"당장 딸아이를 보내세요."

한참 후 창백한 얼굴로 배를 쥐어 잡고 20대 후반의 딸아이가 들어왔다.

"요 며칠 새 뭘 먹었지?"

"글쎄요…"

"식사를 제대로 하지 않았구먼. 혹시 갑자기 식사를 줄이고 우유만 먹었다든가 거른 일이 있어요?"

"네! 요 며칠 동안 식사가 불규칙했어요. 굶은 적도 있고요!"

"그래? 장이 꼬였다는 것은 현대의학에서나 하는 얘기고 우리 장은 꼬일 수가 없어요."

"그래요?"

"내가 설명을 할 테니 잘 판단해 봐요. 우리 장은 둥근 관이 아니고 울퉁불퉁하게 주름이 잡혀 있다는 것은 알고 있지요?"

"예. 알고 있습니다."

"그럼 상상을 한 번 해 봐요. 어려서 긴 막대 풍선 많이 불어봤지요? 풍선을 불 때 바람이 맨 끝에서부터 채워지길 바라면서 불지만 풍선은 중간이 불룩하게 올라오기도 하고, 또 한 쪽은 가늘게 부풀어 오르기도 하는 등 불규칙하게 불어지거든?"

"맞아요!"

"우리가 음식을 먹으면 영양분이 소화된 찌꺼기는 장으로 가는 데 식사를 굶거나 불규칙하게 하면 장도 풍선처럼 찌꺼기가 균일하게 차질 않아서 장의 리듬이 깨어지고 무기력해지면서 장이 가늘어질 수 있는데 찌꺼기가 이 가늘어진 부분을 지나갈 때 심한 통증이 일어나 창자가 꼬인 것처럼 아픈 겁니다."

"어머. 정말 듣고 보니 그런 것 같네요?"

그녀는 내 말을 이해한 것 같았다.

사실 그렇다, 사람이 규칙적인 식사를 하면 장 속이 음식물 찌꺼기로 항상 균일하게 채워지고 자연스러운 연동작용을 통해 찌꺼기가 숙성되면서 순차적으로 배설되는 것이 정상이다. 불규칙한 식사는 찌꺼기가 채워지지 않는 부위에서 정상 균형을 유지하지 못해 마치 장이 꼬이는 듯한 느낌의 심한 통증을 유발한다.

이럴 경우, 일단 창자가 꼬인 것 같은 심한 통증을 완화시켜주고 고비가 지나면 섬유질이 많은 배추김치를 밥과 함께 먹어주면 해결이 된다. 단순한 원리도 모른 채 갑자기 배가 심하게 아파 병원을 찾으면 장이 꼬였다는 말로 불안감을 주고 수술부터 하자고 한다.

말이 쉽지 수술을 한 번 했다 하면 무엇을 어떻게 건드려 어떤 부작용을 가져올지 아무도 모른다. 한 마디로 어떤 수술이든 수술 후의 후유증은 있기 마련이다. 말도 안 되는 일로 배를 열어 수술한다는 것은 참으로 이해 할 수가 없다.

내가 이렇게 말하면 사람들은 놀라 감탄하면서 말한다.

"와, 원장님 ! 이게 어디서 나온 학문입니까?"

현대의학은 죽은 시신의 해부도와 첨단 과학장비를 놓고 공부하지만 나는 살아있는 인체를 놓고 연구했다. 명명백백한 결과다. 병으로 고통받는 환자들을 고치는 사람들은 제발 눈을 뜨고 마음의 문을 열어 서로에게 부족한 부분에 대해 인정하고 배우며 협업하는 구조가 절실하다.

아무리 진수성찬이라고 할지라도 소화가 잘되지 않은 음식은 몸에 나쁘다. 맛이나 영양분보다 중요한 것이 소화다.

한밤 중 휴대폰이 울리면 내용을 들어보지 않아도 십중팔구 아기의 급한 병으로 누군가가 걸어온 전화다. 시계를 보지 않아도 대부분 시간이 새벽 한시 반에서 두시 사이다. 아이는 이미 급체 때문에 온 몸이 불덩이처럼 열이 올라서 병원 응급실로 실려 갈 처지에 있었다.

"아니. 엊저녁 아기한테 뭘 먹였어요?"

"별로 먹인 게 없는데…"

물어보면 틀림없이 안 좋은 것을 먹인 게 빤히 드러난다. 좋지 않은 것을 먹으면 위는 소화시켜야 하느냐, 그냥 내보내야 하느냐 쉽게 판단을 하지 못하고 무기력 해진다. 이것이 바로 체한 것이다. 위에서 떠나야 할 게 떠나지 않으니 배가 아프고 대사에 장애가 생긴다. 몸에서 자연히 열이 날 수밖에 없다. 아기는 일단 데리고 와서 관리를 받게 한 후 잘 먹이도록 하는 것이 최고의 방법이다.

"집에 데려가서 밥하고 김치를 먹이세요."

"예? 체했는데 밥과 김치를 먹여요?"

"내 말대로 해 봐요."

"정말 그래도 돼요?"

내 말대로 설령 아기가 열이 불덩이 같이 올랐을지라도 밥과 김치를 먹이면 놀랍게도 열이 내려가기 시작한다. 물론 밥을 먹을 수 있는 나이의 아기에게 해당되는 얘기다.

아이에게 밥과 김치를 먹이라고 하는 것은 무기력해진 위를 달래기 위한 것이다. 신기하게도 밥과 김치가 들어오면 위는 먼저 들어와 있는 것은 상관 않고 일을 하기 시작한다. 정체돼 있던 것들까지 더불어 소화시켜서 내보낸다.

내 말에 의심을 품지 않길 바란다. 나는 이런 방식으로 해서 단 한 번도 실패한 적이 없다. 음식의 선택이 소중하다. 현대인들은 위가 싫어하는 것을 많이 먹고 있다. 과다한 설탕과 조미료 등 해로운 음식들이 어딜 가나 넘쳐나고 있다.

우리는 달거나 짠 것, 매운 것, 쓴 것 등 몸이 필요로 하는 각각의 양이 있다. 적절히 조절해 주지 못하고 필요로 하는 양 이상을 먹게 되면 몸이 주체를 못하게 된다. 곡물이 자라는데 꼭 필요한 것이 거름이고 비료이지만, 거름과 비료도 너무 많이 주면 정상적으로 자라지 못하고 웃자라거나 주저앉아 버린다. 우리 몸 역시 이와 조금도 다르지 않다.

요즘 사람들은 맛에 대한 개념이 없는 것 같다. 얼마 전 호남지역에 갔다가 이름난 한정식 집을 찾았다. 반찬이 무려 32가지나 나왔다. 많은 반찬의 맛도 서울의 보통 식당에서 먹는 반찬과 별반 다르지 않았다. 하나 같이 달고 싱겁고 시큼한 게 전부였다.

옛날 선조들의 지혜가 담긴 토속의 맛은 모두 어디로 사라져버리고 우리 입맛은 동양도, 서양도 아닌 뒤섞임으로 개성을 잃었다. 우리가 사 먹는 음식은 예전 우리네 어머니나 할머님들의 손맛이 아니라 요리학원에서 신식으로 교육받은 주방장들의 손맛이다.

된장찌개 하나만 해도 가장 구수한 토속음식이었다. 지금은 정체불명의 된장 잡탕으로 변해버렸다. 나는 밖에 나가 음식을 잘 먹지 못한다.

대신 집에 돌아와 고추장에 묻어놓은 장아찌와 풋고추 마늘을 된장에 찍어 밥을 한 사발씩 먹는다.

서울에 올라와서 결혼하기 전까지 음식을 만들어보지 못했다. 결혼해서 할머니가 돌아가시기 전까지 할머니가 만드신 음식을 가져다 먹었다. 할머니가 돌아가신 후부터 내가 직접 만들어야 했다. 배운 적은 없었지만 이상하게도 난 음식을 만드는데 자신이 있었다. 또 처음으로 만들어본 음식이었지만 다들 맛있다고 했다.

항상 할머니가 음식을 만드시는 모습을 날마다 곁에서 지켜보며 자랐다. 음식을 만드는 순서와 어떤 재료를 사용하는지에 대해 잘 알고 있었던 것 같다.

눈썰미로 익힌 음식 만드는 방법을 바탕으로 어떻게 해야 음식을 맛있게 만들 수 있는지 연구와 실험을 계속해 봤다. 결과 나는 음식의 맛이라는 것은 사람의 타고난 재주라기보다 재료의 성분과 농도의 맞춤이 중요하다는 것을 찾아냈다.

본격적으로 된장과 고추장, 간장, 장아찌 등을 담기 시작했다. 먹어본 사람들은 하나 같이 맛있다며 비법을 가르쳐 달라고 했다. 특히 우리 골격원에 와서 장아찌를 맛본 사람들이 하도 성화를 해서 하루는 아예 사람들을 모아놓고 장아찌 담는 방법에 대한 강의까지 하기도 했다. 내가 가르쳐 준 대로 담았지만 맛이 다르다며 다음부터는 아예 포기하고 내게 담아달라고 부탁해 왔다.

집에서 장아찌를 담아 사람들과 나눠 먹다가 솜씨가 아깝다며 하나 같이 제품화하라고 했다. 2002년 장아찌 담그는 법을 특허 등록했다. 진주의 시댁에 항아리를 비치하고 된장과 고추장, 간장, 고추, 깻잎, 마늘잎 등의 장아찌를 담고 있다. 내가 담그는 된장의 경우, 시댁 마을에서 자라난 국산 콩을 사용하고 있으며 식품이란 제각기 나름의 독성이 있어 해독하기 위해 생약재를 넣어 만든다.

욕심이 많다고 할지 모르지만 시간만 주어진다면 나는 음식도 본격적으로 연구하고 개발해 보고 싶다. 이래저래 나는 바쁘다. 시간이 너무 빨리 흘러가는 것이 아쉽고 안타까운 것도 바로 이 때문이다.

지나온 내 인생은 골격인술학의 외길이었다.

끊임없는 공부와 연구, 무수한 경험을 거치면서

나는 병원이 포기한 환자들에게

새로운 희망과 삶의 질을 높였다.

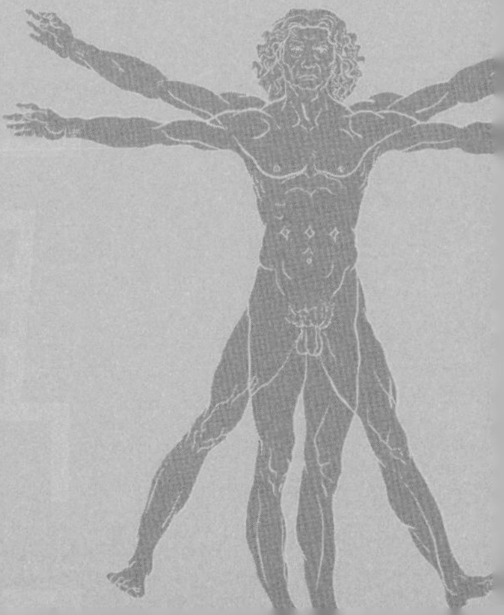

제6장 끝없는 연구자의 길

세계를 지배할 나의 세포재생기술

지나온 내 인생은 골격인술학의 외길이었다. 끊임없는 공부와 연구, 무수한 경험을 거치면서 나는 병원이 포기한 환자들에게 새로운 희망과 삶의 질을 높였고, 또 결과물을 집합해 계속 특허출원을 해왔다.

하나의 특허가 나오기까지 엄청난 시간과 노력 그리고 비용이 들어간다. 나 역시 회원들을 돌보는 시간 외에 모든 것을 여기에 쏟아 부었다고 해도 과언이 아니다. 그래서 식구들조차 난리가 아니었다.

'미쳤다!', '제발 그만 해라!' , '거기에 들어가는 돈 가지고 그냥 편히 살아라.' , '맨날 연구에만 몰두하니까 고생만 하는 것이 아니냐?' 등등 따

가운 질책과 눈총이 끊이지 않았지만 포기하지 않았다. 당장 눈앞에 보이는 결과가 없어도 단 한 번도 실망해 본 적이 없다. 건방진 생각 일지라도 나의 시대가 반드시 올 것이라는 굳건한 믿음이 있었다.

내가 태어났을 때 할아버님이 하셨다는 '이 아이는 세계를 지배할 사람이 될 것이다!' 이 말씀처럼 비록 사람들이 나를 향해 미쳤다고 해도 나는 내가 가진 능력을 바탕으로 세계인 모두 건강을 찾아주는 사람이 되겠다는 꿈은 여전히 변함이 없다.

지금까지 '세포재생 촉진용 봉합사 및 그 제조방법' , '세포 재생 촉진용 의료기구' , '혈액순환 촉진용 건강식품 조성물' , '간장 보호용 건강식품 조성물' , '척추보호용 고정기구' 와 '암 예방 기능성 한방식혜의 제조방법 및 그 식혜' 등 17건의 발명특허를 출원하거나 취득했다.

디자인에 있어서도'의료용 봉합기'와 '척추치료용 보조기기' , '척추 보호용 베개' , '척추보호용 침대' 등 22건, 기타 상표 및 서비스표 상표서비스도 7건을 등록하거나 출원했다.

특히 발명특허 가운데 '세포재생 촉진용 봉합사 및 그 제조방법' , '세포재생 촉진용 의료기구' , '혈액순환 촉진용 건강식품 조성물' , '척추보호용 고정기구' 등의 특허는 미국과 일본, 중국 등 세계 각국에 동시 출원했을 정도로 가치를 인정받고 있는 연구물이다.

내가 발명하거나 고안한 특허는 모두 예일국제특허법률사무소의 이덕록 변리사께서 맡아서 관리해 주고 있다. 이덕록 변리사께서는 일찍이

국비장학생으로 영국에 건너가 생명공학 박사 학위를 취득한 분이다. 생명공학과 관련된 국내 유명 교수나 학자들의 해외 특허등록을 대행해 주고 있는 이 분야의 전문가이시다.

내가 발명한 특허 가운데 지난 2006년과 2007년 세계 각국에 출원한 '세포재생 촉진용 봉합사 및 그 제조방법'과 '세포재생 촉진용 의료기구' 특허에 대해 큰 자긍심을 가지고 있다.

10여 년에 걸쳐 연구개발한 이 세포재생 관련 특허는 죽은 세포, 정상이 아닌 세포들이 활성화되도록 만드는 기술과 약, 그리고 기구에 관한 것이다.

우리 인체를 구성하고 있는 골격 가운데 어떤 부위의 골격에서 변위와 변형이 일어나게 되면 반드시 혈전이 생기게 된다. 혈전이란 사람들이 흔히 말하는 어혈로써 어혈은 피의 흐름에 장애를 주고 주변 신경을 둔화시켜 근육왜소증을 가져온다.

골격의 변위와 변형을 바로 잡았다고 할지라도 이 어혈이 제대로 풀리지 않거나 풀리는 속도가 늦을 수 있다. 골격을 바로잡아도 근육이 제대로 지지해 주지 못하면 괄약근에 힘이 빨리 생기지 않을 경우도 있다.

근육에 힘이 생기도록 세포를 빨리 재생해 주는 기술과 약, 기구가 바로 내가 낸 특허의 핵심이다. 기술을 연구 개발하기까지 시간과 노력, 돈이 정말 많이 들어 엄청나게 힘들었다.

"앞으로 짧으면 5년, 길어도 10년 내에 원장님 전성시대가 옵니다. 생명공학을 이용한 아무리 뛰어난 세포 이식 기술도 원인을 다스리지 않고 증상만 대처하면 정상세포는 얼마 안 가서 다시 죽을 수밖에 없습니다. 그러나 원장님의 세포재생 기술은 원인을 다스리기 때문에 맞는 방법입니다. 답답해도 기다리십시오."

내가 지치고 힘들 때 마다 변리사님은 이렇게 말씀하시면서 지쳐가는 내게 용기를 북돋아주시곤 했다. 이 기술이 필요한 검사를 마치고 전 세계의 환자들에게 본격적으로 응용되고 접목될 날도 이젠 머지않았다.

2005년 가을 어느 날 새벽 두시 경 텔레비전을 보다가 미래학자 앨빈 토플러Alvin Toffler 박사가 한국 경제가 나아갈 길에 대해 전문가들과 토론하는 모습을 보았다.

토플러 박사는 한국의 경제는 주변 국가들이 놀랄만한 큰일을 해야 하며, 그 중 하나로 생명연장을 꾀할 수 있는 기술을 꼽았다. 생명연장을 가져올 수 있는 기술을 개발하는 나라야 말로 앞으로 세계 1위의 경제대국이 될 수 있다는 내용이었다.

생명연장의 기술은 고도의 교육을 받은 제도권 사람들만이 할 수 있는 것만은 아닐 것이다. 오랫동안 연구해 온 골격관리학과 수많은 실전 경험을 토대로 개발한 '세포재생 기술'은 사람이 정상생활을 하는 데에 있어서 장애를 주는 모든 육체적, 정신적 질환을 앓고 있는 사람들에게 꼭 필요한 기술이 될 것이다.

기술을 개발한 동기는 아픈 사람들에 대한 연민이다. 사람이 병에 걸리면 곧바로 죽지 않는다. 병이 들자마자 내일 딱, 죽어버린다면 첨단 의학 장비도 의술도 필요 없다. 사람이 한 번 병에 걸리면 병이 나을 때까지 온갖 고통을 겪어야 한다. 죽을 때까지 평생 병을 안고 살아가는 사람도 있다. 이럴 때 나 자신이라면, 내 가족이라면 얼마나 막막할 것인가.

요즘은 식구가 셋이면 셋, 넷이면 넷, 그 중에 아프지 않은 사람이 없다. 모든 사람들, 지구상의 모든 아픈 사람들을 병으로부터 탈출 시키고 싶다. 과학문명의 눈부신 발전은 우리 인류의 의식주를 풍요롭게 만들고 생활전반에 걸쳐 놀라운 향상을 가져왔다. 그럼에도 과학이 완전히 해결하지 못하고 있는 문제이자 숙제가 바로 건강이다.

건강이라는 크나큰 문제에 대해 제도권에서 미처 찾지 못하고 있는 미궁에 빠진 사람들에 대한 해결책을 알고 있는 한 사람으로서 이 방법을 가르쳐주지 않고서는 결코 죽을 수 없다. 좋은 일을 하기 위해 내게 주어진 달란트를 제대로 활용하지 못하고 죽는다면 나는 천당도 지옥도 갈 수 없을 것 같은 느낌이다. 지옥도 죄를 지은 사람만 간다는데 하고 싶은 일을 못하고 죽으면 지옥에 갈 값어치도 안 될 것 같아 고민이다. 이런 나의 진심을 하늘은 알아줄 것인가?

인체 골격의 시발점은 경추.

내가 발명에 관심을 갖게 된 것은 골격인술에 대한 연구에 따른 필연적인 결과였다. 아픈 사람들이 찾아왔을 때 변위 되거나 변형된 골격을 바로잡아 보내면 이튿날 왔을 때 다시 원상으로 되돌아가는 경우가 종종 있었다. 원인은 뼈에 붙어 있는 근육이 변위 되고 변형된 상태로 오랫동안 굳어져 있어 관리를 받아도 원상태로 되돌아가려는 복원력 때문이다.

더욱이 집에 돌아가서도 변위와 변형을 가져온 잘못된 자세를 답습해 원상으로 되돌아가는 과정의 방어가 필요했다. 안 그러면 관리기간이 길어질 뿐만 아니라 일정 기간이 지나면 재발할 수 있었다. 자칫 평생 고생 할 수도 있다. 고장 난 뼈의 관리를 하면서 뼈에 대해 연구를 하면서 발명에 대한 욕구가 싹트기 시작했다. 기존에 발명된 물건이라고 해도 모양과 성능, 효과 등에서 확실히 차별화가 된다면 얼마든지 새로운 발명품이니 될 수 있음을 알게 되면서 골격 치료에 도움이 되는 제품을 본격적으로 연구하겠다고 마음먹었다.

가장 먼저 어떻게 해야 사람들이 잠자리에서 올바른 자세를 유지시킬 수 있는지와 숙면의 필요성을 생각했다. 사람은 잠자리의 자세가 매우 중요하다. 하루의 삼분의 일이나 되는 무의식의 상태에 어떤 자세로 자느냐에 따라 골격 전체에 미치는 영향이 지대하다.

예를 들어 잠을 자고 일어났을 때 목이 뻐근하다거나 머리가 무겁다든지 하는 느낌은 잠자리의 자세와 절대적인 관계가 있다. 우리의 바른 자세가 건강의 기본이라고 하는 이유다. 바른 자세를 취하지 않으면 경추와 척추에 연결된 근육과 여기서 뻗어나간 각각의 신경이 압박을 받아 근육은 물론 장기까지 각종 장애가 발생하게 된다. 또 바르지 못한 상태가 계속 유지되면 신경장애와 관련된 신체의 기능이 떨어지는 것은 물론 면역기능까지 떨어져 큰 병이 오게 된다.

잠자리에서의 올바른 자세를 연구하다 우리 인체의 골격이 바르지 못해 발생되는 여러 형태의 질병들은 경추가 중요한 역할을 함을 강조한다. 척추라고 주장하는 사람도 있고, 다리라고 주장하는 사람도 있다. 먼저 문제가 된 뼈부터 바르게 자리를 잡아야 다른 뼈들도 제 자리를 잡아갈 수 있다.

경추를 제대로 보호해 줄 수 있는 기구, 즉 올바른 베개의 역할이 무엇보다 중요한 것을 인식하게 되면서 지금까지 우리가 사용하던 여러 종류의 베개를 모아놓고 베개들이 경추에 미치는 영향을 조사, 분석해 본 결과 많은 문제점이 있다는 것을 발견했다.

실제로 목디스크 환자의 경추를 관리해 주었다 하더라도 이튿날 목뼈가 그 각도를 유지하지 못하고 다시 원상으로 돌아온 것 역시 집으로 돌아가서 잠자리에서 여덟 시간 동안 베고 잔 잘못된 베개에 원인이 절대적이었다는 사실을 밝혀냈다.

베개를 연구하면서 느낀 것은 과학이 눈부신 진전을 거듭해 왔지만 어떤 세계적인 과학자도 우리 인체의 건강에 가장 중요한 베개 문제에 관심을 두지 않았다.

우리 주변을 보면 마사지기, 안마의자, 런닝머신 등 건강을 위한 온갖 기계가 많이 나와 있다. 또 푹신푹신하고 값비싼 침대와 고급 베개들도 많다. 그러나 잠자리에서 경추와 척추 보호 등 인체공학을 고려한 베개는 찾기 어려웠다. 베개는 푹신푹신한 것이거나, 라텍스 소재 등을 최고로 치고 또 개인적인 취향에 따라 딱딱한 베개, 네모난 베개, 동그란 형태의 베개 등을 사용하고 있었다. 그리 인체공학적인 것은 아니다. 가장 푹신푹신한 최고의 베개들은 8킬로그램에서 9킬로그램이나 되는 머리의 무게를 생각하지 않는다.

우리 경추와 척추는 일자一字가 아닌 'S' 라인이다. 목 역시 일자로 펴져 있는 것이 아니라 커브 각으로 이뤄져 있다. 목은 후두부後頭部와 경추부가 연결되는 곳으로 베개를 베었을 때 조금이라도 가동점에 무리를 주면 안 된다.

기존의 베개들을 살펴보면 머리 무게로 인해 머리는 가동점을 이탈하게 되고 목이 앞으로 죽 당겨지면서 일자一字 목이 되며 심할 경우 극돌기棘突起 한두 마디가 젖혀지는 증상이 나타날 수 있다. 푹신푹신한 베개를 베고 옆으로 자면 목이 모로 꺾여서 경추 5번과 6번에 디스크가 오기 쉽다.

즉, 일반적으로 사용하고 있는 베개들을 베고 자면 목이 꺾이는 현상으로 밑으로 꺼지고 커브 각이 없어져 일자 목이 된다든가 옆으로 휘게 된다.

베개처럼 중요한 것이 없다. 베개의 생명은 바로 눕든 모로 눕든 머리의 무게를 충분히 받쳐주고 목의 커브, 탄성곡선을 잘 유지시키며 경추의 가동점을 이탈 시키지 않는 것이라야 한다. 즉, 편하면서도 머리에 안정감을 줘야 한다. 최고급 호텔의 푹신푹신한 베개, 세라믹이나 원적외선, 황토로 만든 베개가 중요한 것이 아니라 이 같은 점을 충족시키지 못하는 베개는 진정한 베게라고 할 수가 없다.

가만히 살펴보면 과거 온돌방 일색의 문화일 때는 디스크라는 병이 거의 없었다. 푹신푹신한 베개와 침대, 소파 등 서구식 문화를 받아들이면서 디스크 환자가 급증했다. 예전 우리 조상들은 목침을 많이 베었다. 목침을 베면 머리의 무게로 인해 얇은 두피에 강한 압박이 가해져 혈액의 순환이 제대로 될 수가 없다. 어쩌면 우리 조상들이 단명한 것도 무관하지는 않을 것이다.

요즘 건강을 위해 나무로 된 경침을 사용하는 사람도 있다. 목의 탄성곡선을 살린 것은 좋지만 위와 같은 이유로 좋지 않다. 머리와 닿는 부분이 적어 무게를 제대로 받쳐주지 못하기 때문에 문제가 있다.

지구상에는 과학자가 무수히 많고 과학자마다 나름의 역할이 있겠지만 중요한 것은 인류의 건강과 극히 밀접한 관계에 있는 베개에 대한 연구는 별로 하지 않았다. 사람들은 베개의 중요성을 알 수가 없었고 과학적인 근거에 의해 제대로 가르쳐주는 사람 역시 아무도 없었다. 수천만 원짜리 침대나 소파 등은 스스럼없이 들여놓으면서도 정작 하루 여덟 시간 동안 머리와 목을 받쳐주는 베개는 그저 푹신푹신한 것이나 소재만 좋다면 최고인 줄 알고 사용하게 된다.

나는 인체공학의 빈자리를 발견하면서부터 내 힘으로 이 자리를 채워야 겠다는 확신을 가졌다.

부인 없인 살아도 베게 없이 못살아. '최애베개'

회원들을 관리하면서 여러 경험을 통한 연구를 바탕으로 본격적인 베개 개발을 시작했다. 먼저 반듯이 누웠을 때와 모로 누웠을 때 어떤 형태가 목의 탄성 곡선을 잘 지켜주고 두께와 폭, 넓이, 길이는 물론 강도와 탄력성이 어느 정도가 가장 적합한지 조사했다.

선친께서 강조해 오시던 고침단명高枕短命, 즉 베개가 높은 것을 사용하면 일찍 죽는다는 것에 대해 직접 실감해 낼 수 있었던 수많은 사례들을 보았다. 베개는 너무 높아도 혈관을 압박해 뇌에 대한 산소의 공급을 방해한다는 것 또한 새로운 발견이다. 반대로 너무 낮아도 경추의 탄성곡선을 유지시키지 못해 극돌기가 젖혀지는 등 일자一字 목의 원인이 된다. 또한 너무 푹신하면 경추의 커브각을 제대로 잡아주지 못하며, 너무 딱딱하면 혈행을 방해하고 숙면에 지장을 준다.

시중에 나와 있는 베개 가운데 경추의 탄성곡선을 그대로 살려 만든 베개도 있다. 단순히 모양만 흉내 내서는 곤란하다. 볼링공의 무게만큼이나 무거운 머리의 하중을 감안해서 실제로 베었을 때 'C자' 커브가 나올 수 있는 베개여야 한다.

연구 결과 나는 베개의 형태가 바닥에 닿는 면은 둥글고 머리에 닿는 면은 평평한 베개가 취침시의 인체구조에 가장 적합하다는 것을 발견했다. 위가 둥글고 바닥에 닿는 면은 평평해야 한다는 기존의 고정관념을 180도로 뒤엎은 발견이다.

내가 고안한 형태의 베개는 잠을 잘 때 취침자세가 바뀌어도 신체의 움직임에 따라 베개가 조금씩 회전을 해 경추에 전혀 무리를 주지 않고 편하다.

다음으로 중요한 것이 베갯속이었다. 베갯속으로 어떤 재료를 넣어야 좋은지 솜에서부터 짚, 왕겨, 종이, 숯, 조, 콩, 메밀 껍데기 등 우리 조상들이 사용했던 전통적인 것부터 라텍스와 스펀지에 이르기까지 각종 재료를 넣어 만들고 또 만들기를 거듭했다.

짚이나 왕겨, 종이, 숯, 메밀껍데기, 캐시밀론, 목화 솜 등으로 만든 베개는 처음에는 어느 정도 탄력성을 유지했다. 어느 정도 시간이 지나면 짓물러지고 탄력이 없어져 베개의 재료로서는 적합하지 않았다.

탄력성이 오래도록 유지되는 스펀지가 가장 적합하다는 결론을 내렸다. 스펀지 역시 내가 원하는 탄력성과 강도를 갖춰야 해 수많은 종류의 스펀지들을 다 구해서 실험할 수밖에 없었다.

결과는 머리의 무게를 편하게 받쳐주면서 오래 사용해도 충분한 강도와 탄력성을 유지하고 통풍효과까지 갖춘 스펀지를 찾아 베개를 완성했다. 이 과정에 이르기까지 무려 18년이라는 세월이 걸렸다. 가장 이상적인 커브각과 높낮이와 폭, 크기 등을 갖춘 베개를 만들기 위해 108개의 시제품을 만든 끝에 현재의 제품을 탄생시켰다.

베개를 완성하기까지의 고충은 이루 말로 다할 수 없다. 시제품을 만드는 과정에서도 대량의 물량이 아닌 소량생산이어서 비용이 엄청 많이 들었고 쉽게 양산해 주려는 업체도 없었다.

당시에는 소재의 구입처에서부터 가공공장, 베갯잇을 만드는 공장도 114 안내전화에 문의해서 일일이 찾아다니며 하나하나 내가 직접 감리해야만 했다.

최종적으로 베개를 완성한 후 나는 수십여 명의 회원들에게 직접 사용해 보도록 했다. 모두 하나같이 잠을 잘 잤고, 두통과 이명이 없어지며 머리가 맑아졌다.수험생들은 집중력이 높아져 공부가 잘된다고 이구동성으로 입을 모았다.

베개에 대해 소문을 들은 물리치료사들의 요청으로 베개에 대해 설명하고 사용을 해보도록 권한 결과도 마찬가지였다. 수면을 깊이 취할 수 있고 자고 나니 머리가 맑아졌다. 목과 어깨 아픈 데가 없어지고 집중력이 높아졌고 컨디션이 좋다고 했다.

나는 베개의 명칭도 회원들에게 공모를 했다. '잠 솔솔이', "팔팔이', '단잠', '잠꾸러개', '한완석 베개'등의 이름이 나왔다. 베개가 남편과 부인, 자식보다 더 낫다며 '내 사랑 반쪽이'라고 응모한 사람도 있었다. 많은 의료계 사람들이 내 이름을 딴 '한완석 베개'가 가장 좋겠다고 해 그 명칭으로 확정하고 특허를 취득했다.

베개는 사람들의 입소문을 타고 찾는 사람이 많아지기 시작했다. 그리고 한 번 사용해 본 사람이면 효과를 당장 실감할 수 있다. 가족 단위로 구입하는 사람도 늘어났다. 어느 틈엔가 내 베개는 '압구정동 한원장님 베개' 라는 이름으로 유명세까지 타게 되었다.

심장 거치대의 개발.

베개를 만든 다음 나는 기둥 형상의 인체 척추보호용 고정기구인 심장거치대, 즉 전신베개도 개발하기 시작했다.

심장이 약한 사람들은 거의 다 폐가 약해서 호흡에 문제가 있다. 잠자리의 자세와도 아주 밀접한 관계가 있다. 사람은 바로 누워서 깰 때까지 자세를 유지하며 잠을 자는 사람도 있지만 대부분 이쪽저쪽으로 모로 누워 자는 시간이 전체 수면 시간의 60퍼센트 정도를 차지한다고 한다.

모로 누워서 자게 되면 심폐가 항상 압박을 당한 상태가 되어 편하지가 않다. 심장에 무리가 갈 수 있고 한쪽 발을 다른 발로 엇갈리게 하고 잘 경우 척추는 휘어있는 상태가 된다.

그리고 목뼈와 마찬가지로 이런 사람들의 경우, 심장과 관련된 뼈를 관리해주고 다음날 보면 요추가 나빠져 있고, 또 요추를 바로잡아 주면 다음날 심장과 관련된 뼈에 문제가 있는 것을 자주 목격했다.

특히 척추 디스크 환자들이나 허리, 엉치가 아픈 사람들이 모로 누우면 요추가 어긋날 수 있다. 때문에 척추디스크 환자들도 관리를 하고 이튿날 보면 원상으로 돌아와 있는 때가 많다.

이렇게 만들어진 심장거치대인 전신베개는 예전 우리 조상들이 무더운 여름에 안고 잤던 죽부인과 형태는 비슷하다. 전신베개도 역시 앞서 '한완석 베개'와 같은 강도와 탄력을 지닌 재료에 원형기둥에서 부터 사각, 육각, 팔각 등 다양한 형태로 시제품을 만들어 사람들에게 사용하게 했다. 결과 전신베개는 사람에 따라 원형과 사각, 육각이 필요한 사람 등 각각이었다.

또한 손발이 차고 입술이 파랗거나 하얗고, 숨이 차며, 손끝 발끝에 감각이 없는 사람들이 전신베개를 사용하면 몸이 따뜻해지는 등 증상이 호전되고 편안해지는 사례들이 나타났다.

전신베개와 함께 다리베개도 개발했다. 다리베개는 잠을 잘 때 다리 밑에 받치거나 앉아서 책을 볼 때 배와 무릎 사이에 두고 사용할 수도 있다.

사람이 아침에 집을 나갔다가 저녁에 돌아오면 온몸이 피곤하고 눕고만 싶어진다. 하루 종일 서서 하는 활동들이 많아 무거운 상체로 인해 피곤이 몰려서이다. 하체가 특히 발에는 피가 당연히 몰릴 수밖에 없고 피의 순환이 원활치 않아 붓게 돼 있다. 그래서 몸은 자꾸 눕고 싶어지며 5분에서 10분만 누워서 자도 피로가 많이 풀리는 이유다.

특히 다리베개에 다리를 얹고 잠을 자면 피의 순환이 원활해져 부은 다리가 그렇게 편할 수가 없다. 또 다리베개는 골격의 관점으로 본다면 엉치를 편하게 만들어 준다. 또 바닥에 앉아서 책이나 신문을 보면 자신도 모르게 자세가 앞으로든 옆으로든 기울어지는데 다리베개를 무릎위에 올려놓고 있으면 항상 바른 자세가 유지되어 척추에 무리를 주지 않게 된다.

베개의 효능을 인정한 일부 물리치료사들은 병원으로 가져가고 또 한의원 등에서 환자들에게 공급하기도 했다. 문제는 소량제작이어서 값이 비싸다. 한의사와 물리치료사들은 환자들이 베개를 베는 순간부터 병원이나 한의원을 예전처럼 잘 찾지 않는다고 애교를 부릴 만큼 인정해 주는 것이 은근히 내겐 커다란 보람이었다.

실제로 한 한의사는 침을 놓아주고 베개를 사용하도록 하면 효과가 뛰어나다며 침 치료와 베개를 패키지로 묶어 판매한다고 했다, 지난 2008년 9월경의 일이다. 대한침구사협회의 한 간부에게서 전화가 왔다. 전화를 받자마자 그 분은 대뜸 내게 이렇게 말했다.

“죄송합니다. 원장님.”

나는 영문을 몰라 그 분에게 물었다.

“왜요?”

“전에 협회에 오셔서 베개에 대하여 강연을 하실 때 이런저런 사람들이 자기 물건을 알리려고 하니까 원장님도 장삿속으로 그러는 사람인 줄 알았습니다.”

“그런데요?”

“하지만 제가 막상 베개와 심장거치대를 사용해 보니까 너무 편했습니다. 불면증이 있고 목과 허리에 약간의 디스크 증상이 있었는데 아주 좋아졌지요. 연구에 전혀 도움 드리지도 못했던 사람이 그때 비웃었던

점을 용서해 주십시오. 사과드리려고 전화를 했습니다."

"괜찮습니다. 그럴 수도 있지요. 도움이 되셨다니 저도 기쁩니다."

"아닙니다. 이것을 개발하시느라 정말 많이 고생하셨을 텐데 아낌없는 찬사를 보냅니다. 이 베개는 우리 국민들의 건강을 위해서 꼭 널리 보급해야 할 것입니다. 그리고 침구사협회를 빛나게 하는 차원에서도 필요합니다. 최대한 원가를 줄여 전 국민이 사용할 수 있게 합시다."

그러면서 제작 단가를 낮출 수 있도록 대량보급을 돕겠다는 말을 잊지 않았다. 얼마 후 침구사협회 회장님으로부터 연락이 왔다. 내게 감사패를 수여한다는 내용이었다.

회장님은 부부가 함께 이 베개를 사용해 보니 아프던 목이 아프지 않고 너무 편하다며 많은 사람이 사용할 수 있도록 국민 건강 사업의 일환으로 최대한 널리 보급하자는 말씀을 아끼지 않았다.

목숨은 책임질 수 없어도 병은 책임진다.

베개와 심장거치대를 사용해 본 회원들의 반응은 '신기하다', '잘 만들었다', '어떻게 연구해서 찾아냈느냐' 등 한결같았다.

한 예로 좌골신경통이 있는 회원들의 경우, 골격의 변위와 변형 상태에 따라 허리가 먼저 아플 수 있고 좌골이 먼저 아플 수가 있다. 좌골신경통은 병원에 가도 뚜렷한 치료법이 없는 보편화된 증상이다. 골격을 관리해 베개와 심장거치대를 사용하면 개선효과가 뚜렷해진다.

사실 어떤 치료도 100% 완벽할 수가 없다. 또 환자에게 100% 만족을 주기는 어려운 일이다. 부족한 부분을 집에서 베개와 심장거치대가 충족시켜주면 신체적 통증은 물론 정신적으로 보상효과가 매우 크다.

우리는 여행을 떠난다든지 다른 집에서 잠을 자면 이튿날 몸이 개운치가 않다. 사람들은 일반적으로 잠자리가 바뀌어서 그렇다고 한다. 환경의 변화 탓도 있지만 가장 큰 원인은 베개다. 항상 자신이 베고 잤던 베개가 아닌 높낮이와 탄력이 다른 베개를 베고 자 평소 유지했던 균형이 깨어져 잠도 잘 못 자고 온몸이 찌뿌둥하다.

평소 우울증을 앓는 사람이 경치 좋은 곳으로 여행을 가서 며칠 쉬고 왔는데 돌아와서 우울증이 더 깊어졌다면 그 원인 역시 베개로 인한 문제라 볼 수 있다. 사람이 여행을 가서 베었던 베개는 평소 자신이 베던 베개와 높낮이가 같을 수가 없고 여기서 우울증과 깊은 관련이 있는 뇌척수액의 흐름이 달라져 증상이 더 악화 될 수 있다.

어느 날 내가 만든 베개를 사용하던 한 회장님이 외국으로 출장을 갔다가 베개가 달라 밤새 잠을 한숨도 못 잤다며 여행용 베개를 만들 수는 없냐고 부탁했다. 이 회장님뿐만 아니라 출장이나 골프를 위해 자주 지방으로 다닌다는 회장님들도 똑같은 부탁을 해서 특별히 여행용 가방에 들어갈 수 있도록 길이가 짧은 베개를 만들어 드렸다. 여행용 베개를 부탁하신 회장께서 해외 출장 시 가지고 가셨다. 귀국 후에 호텔에 두고 온 것을 알고는 바로 여행사에 연락하여 호텔로부터 소포로 다시 전달 받았다고 하셨다.

"아니, 회장님 여기서 하나 더 사시면 될 것을 베개 장사를 하라고 하시면서, 하라는 거예요? 말라는 거예요?"

"원장님, 그 호텔에서는 이렇게 소중한 베개인 줄 모를 텐데 그냥 버린다면 얼마나 아깝습니까?"

이렇게 말씀하시며 나를 완전히 감동의 도가니로 넣어 버렸다. 돈으로 환산 할 수 없는 나의 가치에 대한 아주 귀한 평가로 느껴졌다. 그러면서 이 베개만 있으면 세상에서 부러울 것이 없다며 아이들처럼 기뻐하고 여행을 떠날 때면 다들 꼭 베개부터 챙긴다고 했다.

매우 깐깐하고 까다롭게 보이는 80대 중반의 한 회장님이 골격원을 찾아왔다. 서울에서 큰 사업체를 운영하시며 모 대학병원 재단의 고문으로 일하고 있는 분이었다. 다리의 통증으로 인해 병원에 두 달 동안 입원해서 치료를 받았는데 별 차도가 없었다. 무엇이 문제냐고 물어도 병원에서는 속 시원히 대답을 해주지 않고 결국 퇴원하라고 했던 모양이었다.

사람이 아파 죽겠는데 병도 고쳐주지 않고 퇴원하라니 가가 막혀 따졌다. 병원에서는 더 이상 해드릴 것이 없으니 퇴원하라는 말만 했다. 그럼 지금까지 내가 무슨 병으로 치료를 받았는지 알고 싶다며 진료카드와 처방전을 달라고 하자 병명이 없어 일반치료를 했다며 처방전도 주지 않더라는 것이 아닌가.

가만히 살펴보니 그분이 앓고 있는 다리의 통증은 고관절 대퇴부에 문제가 생긴 것으로 충분히 관리 할 수가 있었다. 거기다 이분은 심한 당뇨까지 앓고 있었다. 당뇨도 물론 잡아줄 수 있었다. 당뇨를 앓는 사람들이 대부분 그렇듯이 이분도 성격이 급하고 까다로울 것 같아서 회원 접수를 해야 할지 말아야 할지를 망설이다가 물었다.

"회장님. 이곳에서 관리를 받으시려면 이곳의 관리수칙을 철저히 따라주셔야 하는데 그럴 수 있겠어요?"

"그게 뭐요?"

"첫째, 결석을 하지 않으실 것. 둘째, 흰밥과 식사를 많이 하시되 운동은 하지 마셔야 합니다."

그러자 아니나 다를까 그 분은 화를 벌컥 내면서 말했다.

"이보시오! 내가 팔십 평생을 살아오면서 육십 평생 당뇨를 달고 살았소. 그런데 흰밥을 많이 먹고 운동을 하지 말라니 내 목숨을 책임질 수 있소? 뭐 말도 안 되는 소리하고 있어요?"

한 마디로 불신하는 눈빛이 역력했다. 그래서 나는 단호하게 말했다.

"저는 회장님의 목숨은 책임질 수 없어도 회장님의 병은 책임질 수 있습니다. 병을 고치고 싶으시면 이제부터는 저의 관리 방법을 따르셔야 합니다."

"지금까지 몸에 좋다는 것은 다 골라 먹고 있는데 그럼 뭘 먹으라는 거요?"

"회장님이 드신 것은 불로초였지 치료제는 아니었던 것 같네요."

그러자 그 분은 고개를 갸우뚱하며 말했다.

"거, 말 되네"

그러면서 그 분은 이해가 잘 안 간다는 얼굴로 말했다.

"좋소! 당신 하라는 대로 하긴 하겠는데 하나 물어봅시다. 내가 당뇨 때문에 평생 밥 적게 먹고 운동하며 산 사람이오. 그런 나한테 그렇게 단도직입적으로 밥 많이 먹고 운동하지 말라고 말할 자신이 있소?"

"회장님 여태 60년 동안 그렇게 하셨는데도 병을 해결하지 못했다면 이제 그 방법에서 이탈해 다른 방법과 해결책을 찾아야 하지 않겠습니까. 지금 그 시기가 온 것입니다."

그러자 그 분은 또 고개를 갸우뚱하더니 말했다.

"거참, 그것도 말 되네."

회장님은 생각보다 이해가 빠른 분이었다. 덧붙여 내가 말했다.

"여기에 제가 만든 베개하고 심장거치대가 있습니다. 회장님이 꼭 사용해야 할 제품이지만 이것을 제 물건을 팔기 위한 상술이라고 생각하신다면 안 드리겠습니다."

"아니오. 주시오."

"그리고 집에서 침대를 사용하십니까?"

"그렇소."

"푹신푹신한 매트리스인가요?"

"네."

"그럼 당장 매트리스 위에 나무판자를 까십시오. 합판도 좋고 반드시 나무라야 합니다."

"그렇게 하지요"

보통 이렇게 얘기하면 돌로 된 침대로 바꾸는 분이 있는데 이 회장님은 실제로 목공소에 부탁해 침대를 나무판자로 완전히 개조했다. 그리고 그 침대 위에서 내가 드린 베개와 심장거치대를 사용하며 잠을 자기 시작했다.

이 회장님은 내 베개와 심장거치대에 대해 아낌없는 찬사를 보내주셨다.

"한 원장! 천국이 어딘가 했더니 한원장이 만든 베개하고 심장거치대가 바로 천국이오, 천국!"

원래 불면증에다 잠자리 투정이 심했다. 내 베개와 심장거치대를 사용하면서부터 그렇게 편안하게 잠이 잘 오고 잠에서 깨어나도 상쾌하다고 했다. 아울러 그 분의 어긋난 고관절 대퇴부를 관리해 드려서 다리의 통증도 사라졌다.

내게 관리를 받기 시작한지 두어 달쯤 되던 어느 날, 평소에는 열한 시에 오는데 그 날은 정기검진을 받는 날이라서 오후 두 시에 오겠다고 했다. 그리고 그 시간에 와서 들뜬 목소리로 말했다.

"한 원장, 손 좀 내밀어 보시오!"

내가 손을 내밀자 두 손으로 내 손을 꼭 붙잡으며 외쳤다.

"파워맨! 한 원장은 진짜 파워맨이오! 내가 육십평생 당뇨를 관리해 오면서 정기적으로 병원에 가는데 수치가 내려갔다는 말은 오늘 처음 들었소. 담당의사도 깜짝 놀라며 혈당이 많이 떨어졌다며 뭘 먹었느냐고 묻는데 너무 신기합디다. 하하하"

호탕하게 웃으시는 회장님을 보니 가슴속 깊은 곳에서 희열이 솟아올랐다. 그동안 일어났던 수많은 일들이 주마등처럼 스쳐지나가며 더욱 열심히 정진하리라 다짐을 했다.

사실 회장님의 당뇨 수치가 떨어지는 것은 당연한 결과다. 골격 관리를 받아 척추가 제 기능을 다 하니 위胃의 기능이 좋아졌고, 췌장이 분비하는 인슐린의 공급이 원활해지니 당뇨가 잡힐 수밖에 없다. 나중엔 육십평생 달고 살던 회장님의 혈당은 거의 정상수치로 내려갔다.

추운 겨울의 어느 날 골격원에서 관리를 받던 회장님이 내게 물었다.

"한 원장, 집사람이 눈길에 미끄러져 팔을 다쳤는데 고칠 수 있소?"

"상태가 어떤가요?"

"병원에서는 뼈에 아무 이상이 없고 괜찮다고 해요. 그런데 본인은 통증이 심해 잠도 못 자고 팔을 들어 올리지를 못하니 무척 힘들어 해요.

혹시 이런 것도 고칠 수 있소?"

"며칠이나 됐는데요?"

"한 보름 쯤 됐소."

"그럼 진작 오시지. 왜 그 고생을 하고 있어요?"

"허허허. 그럼 오면 되는 거요?"

회장님은 그 자리에서 기사를 시켜 부인을 데려오도록 했다. 얼마 후 도착한 사모님은 아닌 게 아니라 손을 들어보라고 해도 못 들고 구부리라고 해도 아파서 비명만 지를 뿐 구부리지 못했다.

사모님은 내가 손을 댈 필요도 없이 부원장인 막내아들에게 맡겼다. 막내아들이 4~5분 정도 관리했다. 손을 들라고 하면 들고 구부리라면 구부렸고 그것을 지켜 본 회장님이 말했다.

"한 원장, 진짜 신기합니다. 내 나이가 40대만 같아도 한 원장과 손잡고 의술을 국가적인 사업으로 이끌어 가고 싶은데 늙어서 아쉽소. 한 원장의 의술이야말로 정부가 키워서 세계의 상품으로 만들어야 하는데 모두 딴 짓만 하고 있으니 원!"

회장님은 몇 번이나 우리를 강남에서 가장 유명한 식당으로 초대해 값비싼 요리를 사주면서 똑같은 말씀을 되풀이하곤 하셨다. 나는 이 분만 생각하면 '천국이 어딘가 했더니 한원장의 베개와 심장거치대가 천국'이라고 했던 말이 생각난다.

안양에 사는 30대 초반의 여성에게서 전화가 왔다.

"원장님, 저는 멀미가 심해서 차를 못 탑니다. 버스나 택시를 탔다하면 무조건 멀미를 하는 바람에 나들이도 못하는데 저 같은 병도 관리가 될 수 있어요?"

"저는 의사가 아니라서 고친다는 말은 할 수가 없습니다. 단지 몸에 어떤 불편함이 있다면 그것을 덜어드리는 방법을 알고 있을 뿐이지요. 그런데 상태가 어떤지 보지도 않고 무슨 얘기를 할 수 있겠습니까?"

"알겠습니다. 제가 찾아가 뵙겠습니다."

방문한 그녀를 관찰해 보았다. 요추와 흉추, 어깨와 특히 견갑골에 문제가 있었다. 무엇보다 그녀는 뇌압이 매우 높았다. 멀미도 뇌압과 직접적인 관련이 있다.

"혹시 평소 속이 메스껍고 어지럽지 않나요?"

"네! 메스껍고 어지러워요."

"귀에서 이명이 심할 텐데요

"맞아요. 귓속에서 이따금 따다다닥, 딱딱 하는 소리가 나요."

멀미는 뇌압을 잡으면 사라진다. 뇌압은 고혈압에서도 올 수 있고 저혈압에서도 올 수 있다. 신기하게도 이 증상 역시 척추를 관리하면 사라진다.

척추를 관리하면 고혈압과 저혈압으로부터 오는 뇌압이 떨어진다는 말에 대해 믿지 못하겠다는 사람도 많다. 많은 임상사례를 통하여 사실을 밝혀냈고 확고한 신념이다. 만일 과학이나 의학이 밝혀냈다면 치료법도 물론 개발됐을 것이다. 그렇지 못해 특별한 치료법이 없다. 내 말을 뜬구름 잡는 것처럼 막연하게 생각하는 사람이 많을 것이다.

나는 그녀를 관리하여 우선 문제가 있는 척추를 회복하도록 했다. 상태유지를 위해 베개와 심장거치대를 사용하도록 했다. 관리를 받기 시작하면서부터 그녀는 잠을 편하게 잘 잤고 뇌압이 떨어지면서 차멀미 역시 사라졌다. 변위 되거나 변형된 골격을 바로잡는 것은 문제의 근본적인 해결을 의미한다. 근본적인 해결이 없는 처방은 일시적인 방편에 지나지 않는다.

시중에 딱딱한 베개와 푹신푹신한 베개는 척추를 바르게 유지시켜 주는 것에 우선한 것이 아니다. 편안한 느낌을 줄 수 있는 것에 더 중점을 두고 있다. 한완석 필로시스는 인체의 움직임에 따라 각도가 바뀌면서 머리와 경추를 받쳐준다. 척추도 바른 자세가 유지된다. 또 잠잘 때 척추가 불편해서 이불을 둘둘 말아 다리를 얹기도 한다. 역시 효과적이지 못하며 이것을 기능적으로 보완해 개발한 것이 다리베개와 심장거치대다.

서울에서 열린 모임에 왔다가 아는 분으로부터 베개와 심장거치 대를 선물 받은 목사님이 있었다. 처음에 목사님은 부피가 큰데다 거추장스러워 조금도 달갑지 않아했다. 들고 다니기가 귀찮아서 버리고 가고 싶은 마음까지 들었다. 선물한 사람의 성의를 생각해서 꾹 참고 지방으로 가져갔다.

잠자리에 들기 전 설명서를 찬찬히 읽어본 후 베개를 베고 심장거치대를 안고 잤다. 그렇게 편하고 잠이 잘 올 수가 없었다.

"거 참, 신기하네? 여보 당신이 이걸 한 번 사용해 봐요"

목사님은 사모에게 베개와 심장거치대를 사용해 보라고 권했다. 사모는 늘 허리와 어깨, 목이 아파 병원에 다니고 있었다. 아프다는 소리를 자주 한다고 목사님이 하도 싫은 소리를 해서 병원을 몰래 다닐 정도였다.

사모가 며칠을 사용해 보니 목 아픈 것, 허리 어깨 아픈 것이 부드러워지고 불면증이 사라졌다. 놀라 목사님께 말했다.

"여보! 이게 뭔지 몰라도 너무 좋으니까 우리 교회 아픈 사람들 다 사용하게 소개합시다, 네!"

"아니. 어떻게 목사하고 사모가 교인들한테 이것 사라, 저것 사라고 할 수 있단 말이오. 그러다간 장사한다고 소문나요!"

"아니, 누가 장사하자고 그랬나요. 좋으니까 그렇죠. 이런 물건은 몰라서 못 사는 사람이 많단 말예요. 아픈 교인들을 위해서 그런 거예요."

"그러지 말고 우리 부부하고 장모님부터 사서 사용합시다."

목사님은 당장 두 세트를 더 주문했다. 그 후로 장로님을 비롯해 교회 신자 몇 분이 추가하여 30세트를 주문하였다.

각고 끝에 이 베개에 대한 특허를 내기 위해 변리사 사무실을 방문했다.

"변리사님, 제가 이러저러해서 이 베개를 개발했는데 특허 출원을 해 주십시오."
변리사님은 베개를 요리조리 살펴보더니 시큰둥한 반응을 보이셨다.
"원장님. 이게 특허감이 될까요? 좀 더 연구해 보시죠."
"그래요? 그럼 일단 변리사님부터 한 번 사용해 보신 후에 말씀 해 주세요."
그리고 며칠 후 변리사님이 골격원으로 찾아와 놀란 얼굴로 말씀하셨다.
"원장님, 놀랍습니다. 제가 원장님 특허를 등록시켜 드린 것이 많지만 우리 인체에 이것처럼 좋은 것은 없습니다. 최고의 발명품입니다."
"어떻게 좋으시던가요?"
"베개는 물론이고 이 심장거치대를 안고 자니 아내를 쳐다볼 시간이 없습니다. 그래서 아내가 없애버리라고 하면서 감추고 안줍니다. 아내 것으로 하나 더 주십시오."
"하하하…"
"그런데 원장님, 이 심장거치대를 사용하면서 아내를 쳐다보며 잘 수 있는 방법은 없을까요?"
"그거야 두 개를 양쪽에 놓고 이쪽 봤다, 저쪽 봤다 하면서 주무시면 되지 않겠어요? 호호호!"
"그렇군요! 하하하!"
변리사님은 부인이 사용할 베개와 심장거치대 외에 가방에 들어가는 여행용 베개 두 개를 더 구입해 가셨다.

주거와 생활, 근무환경의 변화와 스트레스 등으로 인해 현대인의 척추는 정도의 차이는 있다. 10명 중에 8~9명 정도가 변위되거나 변형돼 있다. 막상 통증이 없으면 이상이 없는 것으로 알고 살아간다. 척추가 더 이상 나빠지지 않게 하고 척추의 이상으로 인해 생기는 각종 문제를 해소시켜 주기 위해 만든 것이 베개와 심장거치대다.

나의 가족들은 없는 시간과 돈을 들여 왜 자꾸 연구하고 기구들을 만드느냐, 이젠 제발 그만하라고 불평이 이만저만이 아니다. 연구를 멈추지 않는 이유는 단 한가지다. 이것만이 몸이 아픈 단 한 사람의 고통이라도 덜어 줄 수 있는 쉽고 편리한 방법이기 때문이다.

이렇게 가슴이 아프기 시작하면 몇 달 동안 고생을 엄청 해요

앞서 30년 동안 허리통증으로 고생하신 사장님이 방문하실 때 같이 오신 사모님도 내 눈에 보인 증상들이 있었다. 관리를 시작하고 사장님이 좋아지시면서 사모님 본인의 증상도 얘기를 했다.

"저는 이렇게 가슴이 아프기 시작하면 몇 달 동안 고생을 엄청 해요. 증상이 지금 또 시작이 됐어요."

"어디 한번 봅시다."

"척추가 이렇게 나빠지기는 어려운데… 혹시 어릴 때 우물에 빠지지 않았나요?"

"어머나! 맞아요! 어떻게 아셨어요?"

"근데 어떻게 안 죽고 살았어요?"

"마침 옆에 있던 동생 덕분에 살았어요."

척추가 충격을 받은 형태가 우물 같은 곳에 떨어져야만 변할 형태였다. 그리 깊은 우물이 아니어 살았겠지만, 아무튼 그때 놀라며 심각한 문제가 생겼고 소화불량, 만성 피로, 두통에 시달리고 있었다.

흉추와 경추를 관리하고 심장과 뇌에 필요한 제품을 주면서,

"지금 한 알 드시고 저녁때 나한테 전화를 하세요. 그때 먹으라고 하면 먹고, 먹지 않아도 되면 먹지 말라고 할게요."

두세 시간이 경과한 후 전화가 왔다

"원장님 살려주셔서 감사하고 정말 신기합니다. 증상이 시작되기만 하면 몇 개월 동안 엄청 고생을 했는데 어제 관리받고 난 뒤 감쪽같아요. 누가 들으면 쇼라고 할지도 모르겠지만, 현실이기에 말씀 드립니다."

이제 좋아졌다니 비상제품을 안 먹어도 된다. 준 제품을 도로 뺏을 수

도 없어서 남은 제품은 항상 가방에 넣고 다니다 이상 증상이 돌발되면 비상용으로 쓰라고 했다.

그후 한 달 정도 지났는데 전화가 왔다.

"원장님. 큰일 났어요."

"또 왜? 무슨 일인데?"

"남편이 토하고 설사를 며칠째 하는데 약을 먹어도 안 되고 병원에 입원을 했는데도 진정이 안 되고 멈추질 않아서 탈수까지 왔어요."

"뭘 먹었는데?"

"조카들이 와서 해물탕을 먹은 뒤부터 그랬어요."

"먼저 번 비상제품 먹고 남은 것 있지?"

"예! 있어요!"

"지금 한 알 드리고 몇 시간 지나 한 알 더 드려요"

그 후 구토와 설사가 멎었다. 지금도 잘 살고 있는 부부에게 나는 가끔 한마디 한다.

"죽지 않고 살아줘서 고맙네."

치과 치료 후 꼭 필요한 예방법

태어나서 누구나 몇 번씩은 치과를 방문하게 된다. 근래에 저자 본인도 치과 치료가 필요하여 치과를 방문하였다. 치아 자체는 잘 치료 되었다. 문제는 턱관절에 생각지 못한 문제가 발생했다. 통증도 통증이지만 턱의 움직임에 제한으로 불편함이 생겨 음식물 섭취가 힘들었다. 덜거덕 거리는 소리와 귀에 물이 들어간 것과 같이 얼얼한 느낌, 쉽게 지치고 피곤이 몰려와 스트레스가 쌓였다. 치과 치료 후 이런 증상을 느끼는 것이 비단 나만의 문제가 아니었다. 의외로 주변에 많은 사람들이 겪었다.

치과에서 근육의 문제로 보고 저작근에 맛사지를 해서 풀어 주거나 따듯한 것을 대고 있으라는 얘기뿐이었다. 위의 증상들은 명백히 턱관절과 경추의 문제이다. 근육이 문제인 경우와 턱관절의 문제는 차이가 있다. 근육의 문제만으로 턱의 움직임에 제한이 생기지 않고 시간이 지나면 자연히 해결 되어야 한다. 치과에서 해준 처방대로 마사지를 하거나 따뜻한 찜질을 하면 근육이 이완되어 해서는 안 되는 처방이다. 냉찜질을 하는 편이 도움을 준다.

치과 치료를 하는 동안 입을 크게 벌리거나 고개와 목을 좌우로 치우친 자세를 적게는 몇 분 많게는 몇 십 분 이상 유지하게 된다. 게다가 마취까지 더해지면 본래 턱관절의 범위를 벗어난 상태가 되어 마취가 풀려도 턱의 가동점을 벗어난 상태 그대로 있다. 고개를 좌우로 돌리고 기울이면서 경추도 같이 문제가 생길 수 있다.

작은 아들의 관리를 받고서 며칠간 나를 괴롭혔던 증상들이 금방 사라지니 정말 살 것 만 같았다. 잠깐이었지만 힘든 고통을 나보다 더 크게 겪는 사람들도 있었다. 치과에서 안전지대와 변형에 문제에 대해서 특히 밝혀져야겠다는 생각에 글을 쓴다.

건강을 위한 최선에 방법을 밝혀낸 현실 앞에 아직도 미궁에 빠진 상태가 있다고 생각하며 입안의 증상은 혀가 깨물리고, 볼을 깨물리고, 입이 벌어지지 않고 음식을 깨물 수가 없고, 머리가 맑지 않고, 정말 며칠간이지만 힘이 들었다.

문제가 없는 것은 행복이지만 특별한 안전관리로 치과 치료 후 미래의 행운을 위해서 필수 안전 점검으로 예방을 해야 한다. 증상이 있는 분들은 반드시 골격치료로 안전 점검해서 삶에 질을 높여야 된다.

치과치료를 하시는 선생님들도 환자의 턱이 움직일 수 있는 범위를 벗어나 크게 벌리지 않도록 하고, 목과 고개가 한쪽으로 돌아가는 자세와 마취를 하고 시술하는 시간이 길어지지 않도록 하신다면 감사하겠다. 두 가지 사항만 잘 지켜져도 턱관절에 발생 할 수 있는 문제를 막을 수 있다. 근래는 강제로 턱을 벌리는 기구 착용도 하지 않고 입도 최소한으로만 벌려서 치료하는 치과도 많아졌다.

〈병원이 포기한 세상의 모든 병들〉이라는 책은

의사인 내게는 엄청난 충격이었다.

책의 저자 한완석 원장님은

병원과 한의원에서 치료하지 못하는

수많은 병을 고쳐내시는 분이다.

우리 인체는 골격이 기반이 되고,

골격으로부터 온몸으로 근육과 신경이 퍼져 나간다.

골격에 문제가 발생하면 갖가지 증세와 병이 나타난다.

누구나 다양한 원인에 의해 골격에

구조적인 문제를 가지고 있다.

한 원장님은 병원이 포기한

모든 증상의 원인을 골격에서 찾으셨다.

-연세소아과 한재혁 원장

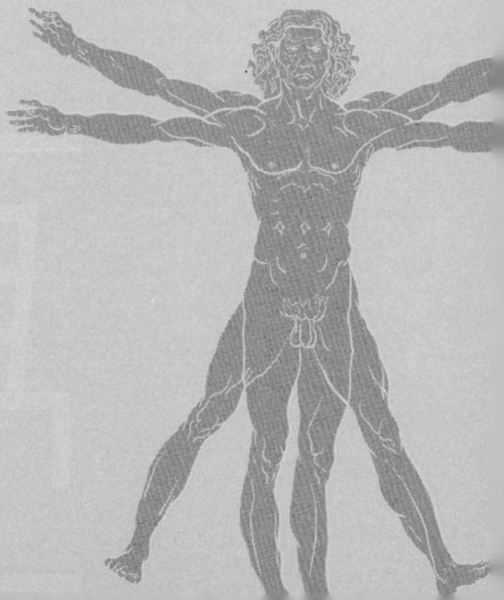

추천사

우리들의 생명은 그 자체가 과학적이고 철학적이며 신학적이다

—연세소아과 원장, 한마음사랑교회 담임목사 한재혁

동서양의 두 의학은 오랜 세월 인류의 질병 퇴치에 크게 공헌해왔다. 그러나 두 의학 모두 완전무결하게 완성된 학문이 아니라 여전히 발전도상에 있다고 할 수 있다. 동서의학 모두 이제는 자기만 제일이라고 뽐내고 자랑하고 주변의 세력을 장악하고자 대립하는 약육강식의 쟁탈전 같은 유아적 사고관과 독선적인 우월감에서 하루속히 탈피해야 한다.

〈병원이 포기한 세상의 모든 병들〉이라는 책은 의사인 내게는 엄청난 충격이었다. 책의 저자 한완석 원장님은 병원과 한의원에서 치료하지 못하는 수많은 병을 고쳐내시는 분이다. 우리 인체는 골격이 기반이 되고, 골격으로부터 온몸으로 근육과 신경이 퍼져 나간다. 골격에 문제가 발생하면 갖가지 증세와 병이 나타난다. 누구나 다양한 원인에 의해 골격에 구조적인 문제를 가지고 있다. 한 원장님은 병원이 포기한 모든 증상의 원인을 골격에서 찾으셨다. 골격뿐만 아니라 먹는 음식과 좋은 생활 습관과 긍정적인 마음 자세를 강조하신다. 그야말로 전인치유의 선봉에 계신 분이다.

영국의 '에드가 드 보노' 박사가 컴퓨터로 인류의 질병을 집계 하였다. 놀랍게도 병명이 20만 가지가 넘었다고 한다. 2/3는 원인불명이고 원인을 알고 있는 것 중에서 2/3는 손도 못쓰고 있다고 한다. 현대 의학은 병명만 양성하는 진단학만 발전해 왔다. 현대의학의 80%가 단지 진단학이라고만 해도 과언이 아니다. 병원에서, 한의원에서 진단명만 붙여놓고 병의 원인을 찾지 못해 치료가 안 되는 수많은 난치병 환자들은 과연 어디로 가란 말인가.

지금 이 순간에도 치료가 안 되는 난치병 환자들을 위해 정성과 열정으로 혼신의 힘을 다해 치료하시는 한 원장님을 보면서 진정한 히포크라테스 정신을 느낄 수가 있었다. 소위 의대, 한의대를 나와 국가자격증을 가진 의료인만이 최고이고, 그렇지 않은 수많은 선생님들과 우리나라 도처에 있는 위대한 스승님들을 의료법 위반으로 몰고 가는 이기적인 밥그릇 싸움은 이제 그만 중단되어야 한다.

각자 자신이 해온 연구만이 최고라고 생각할 때 주관적이 되거나 편협해지기 마련이다. 대형 병원 또는 자격증을 가진 의사, 한의사들만이 병을 고치는 것이 아니다. 오히려 반대로 치료하지 못하는 병이 훨씬 많다. 작은 우주라 표현되는 생명체는 그렇게 단순한 것이 아니다. 우리들의 생명은 그 자체가 과학적이고 철학적이며 신학적이다.

추천사

의료인의 전문적 지식을 뛰어넘는 고도의 의학적 지식을 보여주는 의술인

–연세푸른이비인후과 원장 전희선

골격구조 연구원의 한완석 원장님을 알게 된 것은 의대동창 친구를 통해서였습니다. 오랜 시간 고질적인 허리병으로 고생하던 저는 여기저기서 다양한 치료들을 받아왔었지만 지속적인 큰 효과를 보지 못하고 있던 차에 한완석 원장님과 문민식 부원장님을 만났습니다. 건강을 되돌려 받을 수 있는 탁월한 치료를 받게 되면서 허리의 기나긴 통증으로부터 자유롭게 되었습니다.

목 디스크와 거북목으로 어깨와 목이 불편했던 제 아내도 골격원의 치료를 받으며 체형 전체가 변화되고, 얼굴 피부와 혈색이 바뀌고, 목이 길어지고, 머리가 개운해지고, 예민했던 장도 건강하게 되었습니다. 변별력이 있는 다양한 치료의 효과를 받았습니다. 원장님의 의술과 인술을 겸비한 실력과 인격에 매료되어 열성 팬이 되었습니다. 두 자녀도 정기적으로 내원하여 나쁜 자세와 운동 등의 활동으로 인해 틀어진 골격과 체형을 치료받으며 교정되고 건강관리를 받고 있습니다.

저는 양의학 의사이지만 같은 의료인으로서 한완석 원장님으로부터 아

들인 문민식 부원장님으로 이어지는 30년간의 의술을 보면서 크게 세 가지의 면에서 큰 감동과 도전을 받았습니다.

첫째는 인체의 전반적인 면들 즉 골격에만 국한되지 않고 내부 장기들과 골격을 둘러싼 인대, 근육 등 인체 전반과 응급 상황에 대해 의료인의 전문적 지식을 뛰어넘는 고도의 의학적 지식을 총망라하고 계시다는 것입니다. 아마도 50년 이상의 시간 동안 오직 인체의 골격과 인간의 병에 대해서만 오랜 시간 한 우물만 파시며 열정으로 연구하고 치료해 오신 결실이라 생각합니다.

둘째는 환자의 병을 치료하는 것에 단연코 독보적인 최우선의 가치를 두시며 어떤 것과도 타협하지 않고 시간과 노고를 전혀 아끼지 않으신다는 점입니다. 몸과 시간을 개의치 않으시고 무한한 열정과 정성으로 혼신을 다해 치료하시는 모습에 같은 의료인으로서 고개가 숙여지는 숙연함을 느꼈던 적이 한두 번이 아니었음을 고백합니다.

셋째는 이제껏 정식으로 인정되지 않았던 골격구조학을 통한 골격치료를 의학의 새로운 학문으로 정착시키고 확산시키시려는 사명의식을 가지고 일하신다는 것입니다. 원인 모를 질병으로 고통을 겪는 사람들이 골격치료를 통해 더 많은 치료의 혜택을 받아 질병으로부터 자유롭게 하고 싶으신 한 원장님의 전인간에 대한 사랑이자 치료에 대한 열정이라 확신합니다.

급변하는 시대에 살고 있는 현대인들은 스마트폰의 확산과 다양한 스포츠와 활동들로 인해 골격과 체형이 어느 한 곳 온전하지 못한 채 틀어지고 불균형한 경우가 허다할 것입니다. 부디 전 국민이 골격치료 대상인 시대에 골격구조학을 통한 골격치료가 의료시장과 제도권에서 공식적인 인정을 받아 널리 확산되어 의료의 질과 의료의 지경이 한층 높아지고 넓어지길 간절히 바라며 글을 마칩니다.

추천사

우리 선조들의 전통의술을 지구촌 방방곡곡에

–이재희 교육학 박사 (사)한국창업지도사협회 회장

이름만 대면 누구나 알아주는 유명인사는 아니었지만 나름 한 분야에서 수십 년 일을 해왔다. 한 공간에서 두 시간을 투명인간 취급을 받으며 앉아 있었다. 난생 첫 경험이었다. 어디가 아파서 치료를 위해 찾아간 것도 아니었다. 골격관리학의 큰 비전을 그리기 위해서였다. 업무로 방문했지만 사람이 찾아왔다면 최소한의 기본 인사 정도는 주고받는 것이 예의다.

한완석 원장님의 골격관리를 비즈니스모델로 강남의 차별화된 골격관리 힐링센터를 만들자는 지인의 제안이 있었다. 모든 하드웨어는 다 준비되어 있었지만 당사자인 원장은 아무리 커다란 비전을 제시해도 아예 관심이 없어보였고 소통조차 되지 않았다. 제발 한 번 찾아뵙고 큰 그림을 그려보자고 1년 이상 제안해 오던 지인에게 나 역시도 시큰둥했다.

이유는 만 20년을 평사원에서 CEO로 일해 오면서 하루 24시간 중 19시간을 일과 함께 살아온 일상 덕분에 유일한 쉼이 경락, 스포츠 마사지, 정골요법 등 이었다. 국내외 출장을 비롯한 틈새 시간을 최대한 활용해 찾아 누렸다. 좋다는 곳은 거의 알고 있었고 잘한다는 관리사들의 관리를 많이 받아봤다. 관리 당시의 기분으로만 가뻔했다. 시간이 지나면 마찬가지로 별반 효과가 없었다. 근본 치료가 될 수 없었던 것이다.

특별한 경험이 있었다. 다리가 불편하여 걸음걸이가 부자연스러웠던 지인이 약속장소로 들어올 때 놀랐다. 평소의 걸음걸이와 달리 자유롭고 편안했다. 정상인의 모습이었다.

"다리가, 다리가!"

변화된 모습을 내 두 눈으로 확인하는 순간이었다.

불편한 다리가 정상이었다. 나는 어찌 된 일인지 물었다. 지인이 골격원에서 몸의 변화를 몸소 체험했다고 했다. 정상 시력을 가진 내 두 눈으로 직접 지인의 전후 상태를 확인한 상황이었다.

질병의 고통을 안고 사는 수많은 사람들을 위한 치유센터를 설립하고 싶다는 제안에 무조건 동의했다. 1년 이상 치유센터 설립을 줄기차게 추진하고 싶다고 한 것이었다. 더 이상 망설일 필요가 없었다. 고무된 마음으로 골격센타 방문을 약속했다. 다음날 이른 아침 8시 압구정 소재 골격센타에 갔다.

일반적인 경우 기업의 컨설팅이나 마케팅을 위한 일이라면 상담자와 눈빛 한 번이라도 더 마주치기 위해 얼마나 많은 관심을 쏟는지 모른다. 하지만 두 시간 이상을 관리현장에 있으면서 투명 인간이었다. 사람을 앉혀 놓고 반응이 없었다.

투명인간으로 무시 받은 시간은 관리를 받고 있는 대상자들의 대화나 관리방법에 대해 들을 수 있는 시간이었다. 책의 제목처럼 정말 〈병원에서 포기한 세상의 모든 병들〉이 얼마나 많은지 확인하는 시간이었다. 더 이상 병원에서 할 수 있는 방법이 없다하여 지푸라기라도 잡는 심정으로 찾아 온 사연들의 현장이었다. 눈으로 확인하고 귀로 들을 수 있었다. 사연들이 책 한 권으로 부족했다. 두 시간이 지나자 더 앉아 있을 이유가 없었다. 돌아가겠노라고 인사드리니 왜 가려느냐는 질문도 없이 그러라고 했다. 나는 머쓱했다.

"제가 뭔가 좀 잘못 알고 온 거 같습니다. 나중에 다시 한 번 방문하겠습니다."

나는 자리를 떴다.

내가 알고 있었던 정보는 골격에 관하여 한 치의 의심 없이 대한민국 최고의 명인이라는 사실이었다. 많은 임상 사례들로 입증되고 있었다. 하지만 한완석 원장은 고집불통이었다. 타자들의 수없는 제안엔 아예 관심조차 없었다. 투명인간으로 앉아있던 두 시간 동안 머릿속에는 쥐가 나고 있었다. 카리스마 넘치는 외모에 질병의 사례마다 속 시원한 해결 방법들을 제시하는 한 원장님의 날카롭고 정확한 진단을 바라보는 것으로 지루한 줄 모르고 감탄사만 연발했다. 은근히 뭔가 멋진 프로젝트를 해보고 싶다는 생각이 들었다. 방문 전 조금은 건방진 생각을 가졌던 스스로가 얼마나 초라하고 창피했는지 모른다. 그날 이후 3년 이상 잠자는 시간만 빼고 한완석 원장님과 거의 매일을 골격센타와 집에서 연인 이상으로 밀착 생활을 했다.

대한민국의 자랑스러운 어머니 한완석 원장님, 작은 거인 한완석 원장님. 아픈 사람들의 고통을 온몸으로 함께 느끼며 아주 작은 세밀함까지도 찾아 살핀다. 모두의 소중한 보배이자 대한민국의 진정한 의료인의 표본이라 감히 말하고 싶다.

코로나와 함께 두 번의 수술과 두 번의 장기 입원을 했던 3년의 세월이 있었다. 현대의학에서 해결하지 못한 여러 수술의 후유증이 남아 있었다. 한완석 원장님을 만나 이제는 말끔해졌다. 건강을 다시 찾았다. 20, 30년 전 활발했던 모습을 보는 것 같다는 주변의 부러움을 뒤로하고 무한한 감사와 존경을 보낸다.

세 자녀의 어머니로서 자녀 교육은 물론 우리 선조들의 지혜와 전통의술을 지구촌 방방곡곡에 펼쳐낼 동양 의학의 전통의료인으로서, 그 이름 길이 빛나기를 간절히 소망한다. 건강한 대한민국, 건강한 삶의 질을 보장하는 골격 명장 한완석 원장님과 대한민국이 꽃피울 골격관리학의 무한한 성장을 기대하며 힘찬 응원을 보낸다.

추천사

우리 민족의 전통이 빛나는 골격기능 관리학의 선구자

–동양표준과학원 이사장 동양의학박사 김종성

21세기 국제시장 개방원칙에 따라 골격기능학회 기능 명예박사 한완석 회장님이 〈병원이 포기한 세상의 모든 병들〉 책을 출간하여 우리 민족의 전통이 빛나는 골격기능 관리학의 선구자로서 꾸준한 연구 발전을 해 오신 것에 대하여 진심으로 감사드립니다.

수십 년간 전통 의술이 사라지지 않게 하기 위해 견인 역할을 해 온 것에 보람을 느끼는 순간입니다. 지금 세분화된 의학과 현대 과학의 발전으로 무엇 하나 부족함 없는 세상이 되었으나 사람으로서 누려야 할 행복과 권리의 상실로 삶의 질이 떨어지고 있음이 현실입니다.

이번 기능 명예박사 한완석 회장님의 출간을 통해 우리 '표준과학원'은 구 국민의료법이 의료법으로 전부 개정되면서 의료유사업자령은 이를 폐지한다는 폐지법령을 UNICEF와 WHO가 공동으로 마련했습니다. 사회경제적 발전의 기본 요소로서 제1차 보건의료 복지산업에 적정適正이 사용 될 수 있도록 할당돼야 한다는 취지입니다. 기본적으로 한국표준산업분류를 반영한 기술적·경제적 지원이 지속적으로 제공될 수 있도록 협력을 강구하여야 할 것입니다.

특히 이번 출판은 정부가 한국표준산업분류를 반영하기 위해 도입 시행한 국제 표준화 협력 추진에 따라 표준과학원은 2004.03.25. 인적자원에 대한 '품질경영시스템인증서' 인증범위 '동양의학(침구, 접골, 안마, 추출물 가공)에 대한 전문연수교육 및 자격검정관리' 지정은 세계 각국의 전통 의학에 대한 역사적·학술적·과학적, 교육, 시술, 기능, 평가, 기준을 마련한 것입니다.

그동안 우리의 전통 의술인 접골사자격으로 인한 외화 유출을 방지하고 국가경제 일익을 창출할 수 있도록 한『대학교 산업체 위탁교육 시행지침』(교육부 예규) 또는 직업교육훈련 촉진법 및 지식·인력개발 활성화에 기여할 수 있는 초석이 마련되었다고 할 것입니다.

우리 표준과학원은 한국 표준산업분류를 반영한 인적 자원으로 2004. 03. 25. 품질경영시스템 인증범위 접골사 출제 임상 실습 사례집으로 활용할 수 있도록 추천합니다. 또한 21세기 능력 중심사회에서 진정한 의료인이라면 또는 의료유사업자라고 한다면 누구나 〈병원에 포기한 세상의 모든 병들〉을 통해 뼈가 부러지거나(골절) 삐거나 겹질린 환자의 환부를 조정하는 접골사와 우리 인체의 근간인 골격 관리를 통한 예방의학의 일환으로 응급처치 등의 민족 전통의술인 행위를 하고 있는 분들이나 현대를 살아가는 우리 모두에게 건강한 지침서가 될 것입니다.